临床药物应用速查

Pharmacotherapy Bedside Guide

原　著　Christopher P. Martin
　　　　Robert L. Talbert

主　译　郭　庚

副主译　王晓涛　黄建明

译　者

吴长会　宜都市妇幼保健院
王　业　河北医科大学第一医院
裴丽娟　河北医科大学第一医院
李宇晟　中南大学湘雅医院
闵昱源　西京医院
曲小勇　定西市人民医院
梁海东　大连医科大学附属第二医院
王中亮　成都市第一人民医院
郑　盛　云南省第三人民医院
黄建明　复旦大学附属浦东医院
王晓涛　甘肃省临洮县辛店中心卫生院
龚建华　深圳市罗湖区妇幼保健院
郭　庚　山西医科大学第一医院
药　晨　中国人民解放军第三零九医院

北京大学医学出版社

LINCHUANG YAOWU YINGYONG SUCHA

图书在版编目(CIP)数据

临床药物应用速查/(美)克里斯托弗·P.马丁(Christopher P. Martin),(美)罗伯特·L.塔尔伯特(Robert L. Talbert)著;郭庚译. —北京:北京大学医学出版社,2017.8

书名原文:pharmacotherapy bedside guide

ISBN 978-7-5659-1542-0

Ⅰ.①临… Ⅱ.①克… ②罗… ③郭… Ⅲ.①临床药学 Ⅳ.①R97

中国版本图书馆 CIP 数据核字(2017)第 015286 号

Christopher P. Martin Robert L. Talbert

Pharmacotherapy Bedside Guide

978-0-07-176130-7

北京市版权局著作权合同登记号：图字：01-2016-9241

敬　告

医学是一门瞬息万变的科学。由于崭新的科学研究与临床经验不断拓宽我们对疾病的认识，因此在临床治疗和药物使用中需要进行相应的改变。本书的作者和出版商已与可靠的医疗机构进行确认，以确保书中所提供信息的完整性，并确保这些信息符合出版时的相关标准。然而，鉴于医学中可能存在着人为的错误或者变化，本书作者、出版商以及参与该书筹备及出版的任何一方均无法确保本书各个部分所有信息的准确性和完整性，并对本书的任何错误、遗漏或运用本书信息后导致的结果不予负责。我们鼓励读者对本书所包含的信息与其他机构或来源进行核对确认。例如，特别建议读者对他们计划使用的药物信息进行核对，以确认本书中信息的准确性，并确认药物的推荐剂量和药物使用的禁忌证尚未改变。该建议对于新型药物和不常用的药物尤为重要。

临床药物应用速查

主　　译：郭　庚
出版发行：北京大学医学出版社
地　　址：（100191）北京市海淀区学院路 38 号 北京大学医学部院内
电　　话：发行部　010-82802230；图书邮购　010-82802495
网　　址：http://www.pumpress.com.cn
E- mail：booksale@bjmu.edu.cn
印　　刷：北京瑞达方舟印务有限公司
经　　销：新华书店
责任编辑：陈　奋　　责任校对：金彤文　　责任印制：李　啸
开　　本：889mm×1194mm　1/32　　**印张**：13　　**字数**：349 千字
版　　次：2017 年 8 月第 1 版　　2017 年 8 月第 1 次印刷
书　　号：ISBN 978-7-5659-1542-0
定　　价：68.00 元

内容提要

本书旨在为临床医师提供各种临床状况下的药物选用指南。药物选用作为临床众多复杂抉择中的步骤之一，对患者的疾病治疗及预后发挥着关键性的作用。与传统药物书籍的不同之处在于，本书对药物选用的各种变量均纳入了编写范畴；对所选用的药物疗法的风险、获益以及患者个体因素及相互作用等均进行了罗列；并涵盖了人体各个系统常见疾病的药物疗法。本书内容全面，且具有较强的针对性，其另一个特色在于对表格与流程图的应用，使得在药物选用中的众多复杂变量得以简明而又清晰地展示，更有利于临床医师在医疗实践中更高效地应用本书。

主译简介

郭庚，男，中共党员，副主任医师，副教授，硕士研究生导师，山西医科大学第一医院脑肿瘤 MDT 中心副主任。第四军医大学神经外科学博士，首都医科大学附属北京天坛医院神经外科学博士后，山西省高等学校 131 领军人才，山西省高等学校优秀青年学术带头人。曾赴意大利佛罗伦萨大学 Careggi医院神经外科访问。主要从事脑（脊髓）血管病的手术与介入治疗及颅内肿瘤的手术治疗。目前为中国医药教育学会神经外科学专业委员会委员、中国研究型医院学会神经外科学专业委员会委员、中国医师协会卒中神经修复专业委员会委员、中国研究型医院学会脑血管病专业委员会青年委员、中国医疗保健国际交流促进会神经损伤学分会委员、山西省卒中学会青年理事、山西省老年医学学会神经医学分会常务委员、山西省医学会科学普及专业委员会青年委员。担任 *Chinese Neurosurgical Journal*、《中华神经外科疾病研究杂志》《中国临床神经外科杂志》等 8 种学术期刊审稿专家。主持国家自然科学基金、中国博士后科学基金、北京市博士后工作经费、山西省自然科学基金、山西省高等学校创新人才支持计划、山西省卫计委科研课题共 9 项。参与“十二五”“十三五”国家科技支撑计划 3 项、国家自然科学基金面上项目 2 项。近年来发表学术论文 50 余篇，其中 18 篇被 SCI 收录。主译《神经科学精要》，参编专著 3 部。获山西省科技进步二等奖、三等奖各 1 项。

原著者名单

Andrea L. Coffee, PharmD, MBA, BCPS
Scott & White Healthcare
Temple, Texas
Section 10

Jason M. Cota, PharmD, MSc, BCPS
Assistant Professor
Department of Pharmacy Practice
University of the Incarnate
Word Feik School of Pharmacy
San Antonio, Texas
Chapters 2.1 and 2.2

Nicole L. Cupples, PharmD
Clinical Pharmacy Specialist
Psychiatry, San Antonio State
Supported Living Center
San Antonio, Texas
Section 9

Phillip Lai, PharmD, BCPP
Community Care
Austin, Texas
Section 9

Cynthia Mascarenas, PharmD, MSc, BCPP
Clinical Pharmacy Specialist
South Texas Veterans Health
Care System
San Antonio, Texas
Clinical Assistant Professor
Pharmacy Education and Research Center
The University of Texas Health
Science Center at San Antonio
San Antonio, Texas
Section 9

Troy Moore, PharmD, MSc, BCPS
Assisant Professor
Division of Schizophrenia and
Related Disorders
Department of Psychiatry

University of Texas Health Science Center at San Antonio
Clinical Pharmacy Specialist in Psychiatry
South Texas Veterans Health Care System
San Antonio, Texas
Section 9

Susan J. Rogers, PharmD, BCPS
Assistant Clinical Professor
University of Texas at Austin
Clinical Pharmacy Specialist Neurology
South Texas Healthcare System
Audie L. Murphy Veterans Hospital
San Antonio, Texas
Chapters 4.2, 4.3 and 4.4

Laurajo Ryan, PharmD, MSc, BCPS, CDE
Clinical Associate Professor
University of Texas at Austin
College of Pharmacy
University of Texas Health Science Center
Pharmacotherapy Education Research Center
Department of Medicine
Austin, Texas
Chapters 3.1 and 5.2

Jeffrey S. Stroup, PharmD, BCPS, AAHIVE
Associate Professor of Medicine
Oklahoma State University Center for Health Sciences
Tulsa, Oklahoma
Section 12

John Tovar, PharmD
Associate Professor
Department of Pharmacy Practice
Feik School of Pharmacy
Univeristy of the Incarnate Word
San Antonio, Texas
Chapters 2.1 and 2.2

Nathan P. Wiederhold, PharmD
Associate Professor
University of Texas at Austin
College of Pharmacy
Clinical Assistant Professor
UT Health Science Center San Antonio
San Antonio, Texas
Chapter 2.3

原著前言

阿尔伯特·爱因斯坦曾说过:“若你不能简洁明了地向别人解释一件事情,那么,是因为你还未能透彻理解。”提供优质的医疗服务,绝非易事。药物的选用是临床众多复杂抉择中的一个步骤。作为一名优秀的临床医师,必须将所有的变量纳入考虑范畴。这种药物疗法,相比于它带来的风险,它的获益是否比风险大?支持此种药物疗法的证据是什么?患者的年龄、性别、种族及合并症对药物治疗的选择有什么影响?这种药物可能给患者带来什么损害?是否有药物相互作用的存在?药物的价格对于患者而言是否难以接受等。

在编写本书的过程中,爱因斯坦的这句话我们始终牢记在心。表格与流程图的应用更便于展示众多复杂的变量。编写过程中,我们在囊括信息的时候,更专注与临床相关的信息,按照这种思路编写出来的书籍,虽然并不能涵盖各种医学知识,但在临床应用中,却十分高效。你将会从本书中寻找到许多问题的答案,并将屡屡收获珍宝。我们希望此书能够对您有所帮助,并为您的患者提供最好的医疗服务。我们将十分愿意接受各位读者的反馈,为今后的版本提供更多的改进空间。

原著编者　Chris 和 Bob

谨以此书献给亲爱的珍妮弗、特雷弗与梅森，是你们的关爱与支持，让本书得以由梦成真。——Chris

目　录

第一章　心血管疾病 …………………………… (1)
第二章　感染性疾病 …………………………… (69)
第三章　内分泌疾病 …………………………… (144)
第四章　神经病学 …………………………… (160)
第五章　消化系统疾病 …………………………… (201)
第六章　肺部疾病 …………………………… (215)
第七章　肾疾病 …………………………… (245)
第八章　风湿病 …………………………… (251)
第九章　精神疾病 …………………………… (262)
第十章　妇科疾病 …………………………… (294)
第十一章　血液学 …………………………… (320)
第十二章　重症监护 …………………………… (343)
第十三章　液体和电解质 …………………………… (356)
第十四章　疼痛管理 …………………………… (374)
第十五章　泌尿系统疾病 …………………………… (395)

第一章　心血管疾病

1.1　高血压

1.1.1　抗高血压药物剂量(表)
1.1.2　各类抗高血压药物的强制性适应证及禁忌证(表)
1.1.3　指南推荐的无强制性适应证的原发性高血压药物治疗(表)
1.1.4　各类药物降压效果的评估(表)
1.1.5　各类抗高血压药物的注意事项和不良反应(表)
1.1.6　选择性作用于心血管的药物的相互作用(表)
1.1.7　药物治疗急性高血压(表)

1.2　缺血性心脏病

1.2.1　慢性稳定型心绞痛和急性冠状动脉综合征一级预防的药物治疗(表)
1.2.2　一级预防中阿司匹林的疗效及危害(表)
1.2.3　急性非 ST 段抬高型心肌梗死的药物治疗(图)
1.2.4　急性 ST 段抬高型心肌梗死的药物治疗(图)
1.2.5　急性冠状动脉综合征治疗及二级预防用药(表)

1.3　血脂异常

1.3.1　根据规则 7 他汀类药物降低 LDL 的近似值(表)
1.3.2　不同种类药物降脂疗效比较(表)
1.3.3　美国国家胆固醇教育计划成人治疗专题小组Ⅲ LDL 胆固醇目标值(表)
1.3.4　降脂药物剂量(表)
1.3.5　降脂药物的不良反应(表)

1.4　心律失常

1.4.1　心房颤动的处理流程(图)
1.4.2　控制心房颤动心率及节律的药物(表)
1.4.3　心房颤动的抗血栓药物(表)
1.4.4　心房颤动患者卒中一级预防指南推荐的抗血栓治疗药物(表)

1.4.5　抗心律失常药物适应证及剂量(表)
1.4.6　抗心律失常药物的不良反应(表)
1.5　心力衰竭
1.5.1　左心室射血分数下降心力衰竭患者的药物治疗(表)
1.5.2　心力衰竭患者地高辛剂量(表)
1.5.3　心力衰竭患者特殊情况下的用药(表)
1.5.4　急性失代偿心力衰竭容量超负荷的利尿治疗过程(图)
1.5.5　急性失代偿心力衰竭的药物治疗(表)

本章缩略语列表

AAD	抗心律失常药物	ESC	欧洲心脏病学会
ACC	美国心脏病学会	GFR	肾小球滤过率
ACEI	血管紧张素转化酶抑制剂	HCTZ	氢氯噻嗪
ACS	急性冠状动脉综合征	HF	心力衰竭
Afib	心房颤动	HR	心率
AHA	美国心脏协会	HTN	高血压
AKI	急性肾损伤	LVEF	左心室射血分数
ARA	醛固酮受体拮抗剂	MI	心肌梗死
ARB	血管紧张素Ⅱ受体阻断药	NCEP	美国国家胆固醇教育计划
BB	β受体阻断药	NDCCB	非二氢吡啶类钙通道阻滞药
BP	血压	NSTEMI	非 ST 段抬高型心肌梗死
BPM	次/分	NTG	硝酸甘油
CABG	冠状动脉旁路移植术	PCI	经皮冠状动脉介入治疗
CAD	冠状动脉疾病	SBP	收缩压
CCB	钙通道阻滞剂	SDC	地高辛血药浓度
CKD	慢性肾疾病	SL	舌下
DBP	舒张压	STEMI	ST 段抬高型心肌梗死
DCC	直流电复律	UFH	普通肝素
DCCB	二氢吡啶类钙通道阻滞剂	TdP	尖端扭转型室性心动过速
DM	糖尿病	TEE	经食管超声心动图

1.1 高血压

表 1.1.1 抗高血压药物剂量

药物(商品名)	非专利	每日剂量范围(mg/d)	剂量/天
ACEI			
贝那普利(洛汀新)	Y	10～40	1 或 2
卡托普利(开博通)	Y	12.5～150	2 或 3
依那普利	Y	5～40	1 或 2
福辛普利(蒙诺)	Y	10～40	1
赖诺普利(捷赐瑞)	Y	10～40	1
莫昔普利	Y	7.5～30	1 或 2
培哚普利	Y	4～16	1
喹那普利	Y	10～80	1 或 2
雷米普利	Y	2.5～10	1 或 2
群多普利	Y	1～4	1
ARBs			
坎地沙坦	N	8～32	1 或 2
依普罗沙坦	N	600～800	1 或 2
厄贝沙坦	N	150～300	1
氯沙坦(科素亚)	Y	50～100	1 或 2
奥美沙坦	N	20～40	1
替米沙坦(美卡素)	N	20～80	1
缬沙坦(代文)	N	80～320	1
BBs-β_1 选择性			
阿替洛尔(天诺敏)	Y	25～100	1
倍他洛尔(卡尔仑)	Y	5～20	1
比索洛尔	Y	2.5～10	1
酒石酸美托洛尔	Y	100～400	2 或 3
琥珀酸美托洛尔	Y	50～200	1

(续表)

药物(商品名)	非专利	每日剂量范围(mg/d)	剂量/天
奈必洛尔	N	5～20	1
BBs-非选择性 β_1 和 β_2			
纳多洛尔	Y	40～120	1
普萘洛尔(心得安)	Y	160～480	2
长效普萘洛尔	Y	80～320	1
噻吗洛尔	Y	10～40	1
BBs-非选择性 β_1、β_2 和 α_1			
卡维地洛	Y	12.5～50	2
卡维地洛磷酸盐	N	20～80	1
拉贝洛尔	Y	200～800	2
Ca^{2+} 通道阻滞药(CCB)-二氢吡啶类			
苯磺酸氨氯地平(络活喜)	Y	2.5～10	1
非洛地平(波依定)	Y	5～20	1
伊拉地平	Y	5～10	2
伊拉地平控释片	Y	5～20	1
尼卡地平控释片	Y	60～120	2
长效硝苯地平(心痛定)	Y	30～90	1
尼索地平	Y	10～40	1
Ca^{2+} 通道阻滞药(CCB)-非二氢吡啶类			
地尔硫䓬(合心爽缓释片,其他)	Y	120～320	2
(合心爽控释片,其他)	Y	120～320	2
维拉帕米(卡兰缓释片,异博定缓释片)	Y	120～480	1
(盐酸维拉帕米缓释片)	Y	180～480	睡前1片
(盐酸维拉帕米缓释片)	Y	100～400	睡前1片
中枢 α_2 受体阻断药			
可乐定	Y	0.1～0.8	2或3

(续表)

药物(商品名)	非专利	每日剂量范围(mg/d)	剂量/天
可乐定控释片	Y	0.1～0.3	每周
甲基多巴(爱道美)	Y	250～1000	2
直接血管扩张药			
米诺地尔	Y	10～40	1 或 2
肼屈嗪(阿比西林)	Y	20～100	2～4
利尿药-醛固酮拮抗药			
依普利酮	Y	50～100	1 或 2
螺内酯(安体舒通)	Y	25～50	1 或 2
螺内酯/氢氯噻嗪	Y	25～50/25～50	1
保钾利尿药			
阿米洛利	Y	5～10	1 或 2
阿米洛利/氢氯噻嗪	Y	5～10/50～100	1
氨苯蝶啶	Y	50～100	1 或 2
氨苯蝶啶/氢氯噻嗪	Y	37.5～75/25～50	1
噻嗪类利尿药			
氯噻酮	Y	6.25～25	1
氢氯噻嗪	Y	12.5～25	1
吲达帕胺	Y	1.25～2.5	1
美托拉宗	Y	0.5～1	1
美托拉宗	Y	2.5～10	1
长效硝酸盐类[a]			
单硝酸异山梨酯(依姆多)	Y	60～240	1
二硝酸异山梨酯	Y	40～160	1 或 2

（续表）

药物(商品名)	非专利	每日剂量范围(mg/d)	剂量/天
外周选择性 α_1 受体阻断药			
多沙唑嗪(降压宁)	Y	1～8	1
哌唑嗪(脉宁平)	Y	2～20	2 或 3
特拉唑嗪(高特灵)	Y	1～20	1 或 2
肾素抑制剂			
阿利吉仑	N	150～300	1

[a] 主要用于心绞痛(表 1.2.1)或心力衰竭(表 1.5.1),须设置一个 12h 的无硝酸盐间歇期

表 1.1.2 各类抗高血压药物的强制性适应证及禁忌证

药物种类	强制性适应证								禁忌证
	心绞痛	心房颤动	冠心病危险因素	慢性肾病	糖尿病	心肌梗死后	心力衰竭（左室射血分数降低）	卒中	
ACEIs			√	√	√	√	√	√	血管性水肿，妊娠，双侧肾动脉狭窄
ARBs				√	√		√		妊娠，双侧肾动脉狭窄
ARAs				√		√	√		高钾血症
BBs	√	√				√	√		严重的支气管痉挛，房室结阻滞
D-CCBs	√								严重的主动脉狭窄
ND-CCBs	√	√							房室结阻滞，心力衰竭（左室射血分数降低）
噻嗪类利尿药			√		√			√	未治愈的痛风，肾损害属相对禁忌证

表 1.1.3 指南推荐的无强制性适应证的原发性高血压药物治疗

指南	目标及分期	启动药物治疗
加拿大高血压教育计划（CHEP） 加拿大，2011 年	目标：＜140/90mmHg； 慢性肾病或糖尿病＜130/80mmHg 非复杂性：收缩压＞140mmHg 无强制性适应证 复杂性：收缩压＞140mmHg 伴有强制性适应证	一线：噻嗪类、ACEI、ARB、CCB 或 BB 年龄＞60 岁避免使用 BB 与目标值相比收缩压≥20mmHg 或舒张压≥10mmHg，则两种药物联合应用
欧洲心脏病学会（ESC） 欧洲，2007 年	目标：＜140/90mmHg；糖尿病、慢性肾病、心肌梗死、卒中和蛋白尿＜130/80mmHg 1 级：收缩压 140～159mmHg 或舒张压 90～99mmHg 2 级：收缩压 160～179mmHg 或舒张压 100～109mmHg 3 级：收缩压≥180mmHg 或舒张压≥110mmHg	一线：噻嗪类、ACEI、ARB、CCB 或 BB 代谢综合征的患者避免使用 BB（＋/－噻嗪类） 高血压 2 级或 3 级，或心血管死亡风险高的患者，则两种药物联合应用

（续表）

指　南	目标及分期	启动药物治疗
美国高血压全国联合委员会第 7 次报告(JNC VII) 美国,2004 年	目标:＜140/90mmHg;慢性肾病或糖尿病＜130/80mmHg 1 级:收缩压 140～159mmHg 或舒张压 90～99mmHg 2 级:收缩压≥160mmHg 或舒张压≥100mmHg	一线:噻嗪类 慎用:ACEI、ARB、CCB 或 BB 与目标值相比收缩压＞20mmHg 或舒张压＞10mmHg,则两种药物联合应用 两种治疗药物需有一种是噻嗪类利尿药
英国国家卫生与临床优化研究所(NICE) 英国,2011 年	临床血压目标:＜80 岁则＜140/90mmHg,≥80 岁则＜150/90mmHg 平均动态血压监测目标: ＜80 岁则＜135/85mmHg, ≥80 岁则＜145/85mmHg; 1 级:收缩压≥135mmHg 或舒张压≥85mmHg 2 级:收缩压≥150mmHg 或舒张压≥95mmHg	1 期:如果＜55 岁且不是非裔或加勒比区域的患者使用 ACEI 或 ARB,≥55 岁或为非裔或加勒比区域的患者则使用 CCB 2 期:ACEI 或 ARB 联合 CCB 3 期:2 期联合噻嗪类利尿药 4 期:3 期联合 BB、ARA 或其他利尿药

（续表）

指　南	目标及分期	启动药物治疗
常规建议： · 每位患者需接受改变生活方式治疗。 · 当出现强制性适应证、药物相互作用、不良反应及其他特殊因素时需调整用药。 · 应指导患者改变生活方式治疗与药物治疗的重要性。		

表 1.1.4 各类药物降压效果的评估[a]

药物种类	降压效果评估	说明
ACEIs	收缩压－8mmHg 舒张压－5mmHg	达到最大给药剂量一半时即出现平均收缩压/舒张压降低。1/4 和 1/2的最大给药剂量分别可达到最大降压效果的 70%和 90%；各种药物间效果无差别(Cochrane Database Sys Rev，2008，Issue 4)
ARAS	收缩压－20mmHg 舒张压－7mmHg	基于螺内酯对照安慰剂的试验；螺内酯在≥50mg 固定剂量下的剂量反应；疗效可能被高估了(Cochrane Database Sys Rev. 2010，Issue 8)；100mg 依普利酮的疗效是 100mg 螺内酯的 75%(Drugs，2003，63:1963)
α_1 受体阻断药	收缩压－8mmHg 舒张压－5mmHg	各种 α 受体阻断药的疗效无明显差异；系统评价的作者认为已报告的疗效被高估了(Cochrane Database Sys Rev，2009，Issue 4)
ARBs	收缩压－8mmHg 舒张压－5mmHg	达到最大给药剂量一半时即出现平均收缩压/舒张压降低。1/4 和 1/2的最大给药剂量分别可达到最大降压效果的 70%和 80%；各种药物间效果无差别(Cochrane Database Sys Rev，2008，Issue 4)
BBs	收缩压－11mmHg 舒张压－6mmHg	与使用 ACEI、ARBs、利尿药或 CCBs 直接相比，使用 BBs 的平均收缩压和舒张压要高出 2mmHg(Cochrane Database Sys Rev，2007，Issue 1)；BBs(主要是阿替洛尔)比利尿药、CCBs、ACEIs 和 ARBs 的临床疗效差(J Hypertens，2006，24:2131)

（续表）

药物种类	降压效果评估	说　明
CCBs	收缩压－10mmHg 舒张压－5mmHg	基于二氢吡啶类 CCBs 对照安慰剂的研究结果；各类 CCBs 间区别细微（Prog Cardio Dis，2004，47:34）；与安慰剂相比，氨氯地平疗效为可降低 12/6mmHg（Prod Info Norvasc® May 2011）
肾素抑制剂（阿利吉仑）	收缩压－8mmHg 舒张压－5mmHg	基于阿利吉仑 300mg；阿利吉仑 150mg 的效果为可降低 6/3mmHg（Cochrane Database Sys Rev，2008，Issue 4）
噻嗪类利尿药	收缩压－7mmHg	基于一项安慰剂对照试验的系统评价，主要是氢氯噻嗪（Am J Med，2009，122:290）；每毫克氯噻酮的疗效比每毫克氢氯噻嗪强 1.5～2 倍（Am J Hypertens，2010，23:440）

[a]：评估的疗效是基于发表的各类药物与安慰剂对照的临床试验的荟萃分析结果，因此不能作为比较各类药物疗效的依据

表 1.1.5 各类抗高血压药物的注意事项和不良反应

药物种类	显著副作用(发生率)	说明
ACEIs	血管性水肿(<1%)	吸烟者和非裔美国人中较常见
	急性肾衰竭(<1%)	老年患者更敏感。用药 72h 内常见无症状性血肌酐增高。高于基线水平(<3mg/dl)35%均可耐受(Am J Kid Dis, 2000, 36:646)
	干咳(1%~15%)	第一天即可出现症状,也可发生于数月后
	高钾血症(1%~4%)	与醛固酮拮抗药或潴钾利尿药联合应用时更常见
	低血压	低血容量的患者更常见,如果容量不足时则从小剂量开始
α_1 受体阻断药	首剂现象(约 1%)	以直立性低血压、头晕、心动过速为特点,继续给药立位晕厥会继续存在,睡前进行首次给药可减轻
	头晕(9%~26%)	其发生率与年龄或低血压无关
	体重增加(0.5%)	认为是水钠潴留引起的,大剂量应用更常见,联合应用利尿药可能会减轻
ARBs	血管性水肿(罕见)	发生率低于 ACEIs。对于有 ACEI 诱发的血管性水肿病史的患者,ARBs 更安全(Lancet,2008,372:1174)
	干咳	大多数试验中其发生率与安慰剂相似,其发生率明显低于 ACEIs(N Engl J Med, 2008, 358:1547)
	高钾血症(1%~4%)	发生率与 ACEIs 近似(N Engl J Med, 2008, 358:1547),与醛固酮拮抗药或潴钾利尿药联合应用时更常见
	低血压	比 ACEIs 更常见(N Engl J Med, 2008, 358:1547)

（续表）

药物种类	显著副作用(发生率)	说明
ARAs	高钾血症	75mg 螺内酯比 12.5mg 螺内酯的发生率高(N Engl J Med. 1999;341:709)。肾功能正常患者的血钾增高中位值约为 0.3mmol/L(Hypertension，2011，57:1069;J Am Soc Hypertens，2010，4:295)；肾小球滤过率降低则发生风险增高
	男子乳腺发育	螺内酯的发生率明显高于依普利酮。螺内酯 150mg 的发生率(52%)远高于 50mg(7%)(Am J Cardiol，1987，60:820)
	月经紊乱	闭经和月经过多均有报告，发生率很低且很难诊断，似乎呈现剂量相关性。螺内酯的发生率高于依普利酮
BBs	疲劳(2%～26%)	治疗第 1 周最常见，大多数患者可自行缓解；远期发生率约 2%(JAMA，2002，288:351)
	性功能障碍	治疗 1 年每 199 例患者中会有 1 例发生。各类 BBs 间发生率无差异(JAMA，2002，288:351)
	体重增加	治疗开始数月内发生，中位体重增加达 1.2kg(Hypertension，2001，37:250)

（续表）

药物种类	显著副作用(发生率)	说　明
CCBs	头晕(3%～10%)	头痛和头晕与血管扩张相关
	头痛(2%～23%)	使用二氢吡啶类药物者，头晕、头痛这 2 个不良反应很常见。使用 CCBs 治疗的患者中头痛是最常见的
	周围性水肿(4～29%)	发生率从低到高：维拉帕米、地尔硫䓬、氨氯地平、硝苯地平
噻嗪类	低钾血症	大剂量可致血钾明显降低。12.5～25mg 氢氯噻嗪和氯噻酮可使血钾降低 0.24～0.4mmol/L(Am J Hypertens，2010，23：440)
	血糖增高	在服用氢氯噻嗪的腹型肥胖患者中可见血糖升高和体重增加，联合应用阿替洛尔则更明显；无腹型肥胖患者中未发生上述不良反应(Hypertension，2010，55：61)
	高钙血症	噻嗪类可减少钙离子排泄和维生素 D 激活，但是不会影响甲状旁腺激素(J Endocrinol Invest，1989；12：531)；通常为轻度增高，持续几周，药物本身一般不会引起明显高钙血症
	高尿酸血症	噻嗪类可减少尿酸排泄；其本身并不会导致痛风性关节炎，但是可以加重已存在的痛风

表 1.1.6 选择性作用于心血管的药物的相互作用[a]

目标药物	抑制剂和诱导剂	说　明
配伍禁忌：不要共同使用		
西地那非，他达拉非，伐地那非	*硝酸异山梨酯，单硝酸异山梨酯，硝酸甘油*	配伍使用会导致严重的低血压；已有致患者死亡的报告
硫利达嗪，匹莫齐特	*胺碘酮，考尼伐坦，地尔硫䓬，决奈达隆，普罗帕酮，奎尼丁，雷诺嗪，维拉帕米*	抑制目标药物的代谢，QT 间期时间延长，从而增加患者心律失常风险
阿托伐他汀	特拉匹韦	特拉匹韦显著增加阿托伐他汀浓度，注意特拉匹韦（Incivek™）的药品说明书中的禁忌证
辛伐他汀	*吉非贝齐*，环孢素	所有药品禁忌证见药品说明书。所有药品均为强效 CYP 3A4 抑制剂，显著增加辛伐他汀/洛伐他汀水平，从而导致肌病和横纹肌溶解的风险。普伐他汀是一种安全的替代品。阿托伐他汀或瑞舒伐他汀配伍吉非贝齐降低并发症风险。
洛伐他汀，辛伐他汀	阿扎那韦，波西普韦，达那唑，福沙那韦，伊曲康唑，洛匹那韦，利托那韦，泊沙康唑，沙奎那韦，特拉匹韦，替拉那韦	
雷诺嗪	克拉霉素，酮康唑，茚地那韦，伊曲康唑，奈法唑酮，奈非那韦，利托那韦，沙奎那韦	注意各药品说明书中的禁忌证。强力 CYP 3A4 抑制剂可增加雷诺嗪水平并有增加 QT 间期延长和心律失常的风险

（续表）

目标药物	抑制剂和诱导剂	说　明
决奈达隆，雷诺嗪	卡马西平，苯巴比妥，苯妥英钠，利福平，利福布汀，利福喷汀，圣约翰麦汁	注意各药品说明书中禁忌证。这些药物为强效 CYP 3A4 诱导剂，能降低药物水平
决奈达隆	环孢素，克拉霉素，葡萄柚汁，酮康唑，伊曲康唑，奈法唑酮，利托那韦，泰利霉素，伏立康唑	注意各药品说明书中禁忌证。这些药物为强效 CYP 3A4 抑制剂，能增加决奈达隆药物水平。酮康唑使决奈达隆的药物峰浓度增加 9 倍
主要药物相互作用：评估风险与获益，调整药物剂量，或在可能的情况下使用替代剂		
阿托伐他汀	蛋白酶抑制剂，伊曲康唑，泊沙康唑	CYP 3A4 抑制剂可以增加他汀类药物的浓度，增加肌病和横纹肌溶解症的风险。如果配伍使用药物，考虑使用普伐他汀或者减少他汀类药物剂量；监测肌酸磷酸激酶水平和肌病的体征/症状
阿托伐他汀，洛伐他汀，罗苏伐他汀	*吉非贝齐*，环孢素	
阿托伐他汀，洛伐他汀，辛伐他汀	*胺碘酮*，阿瑞吡坦，克拉霉素，考尼伐坦，红霉素，氟伏沙明，伊马替尼，酮康唑，奈法唑酮，喹努普丁/达福普汀，泰利霉素	
氟伐他汀，洛伐他汀，瑞舒伐他汀，辛伐他汀	氟康唑，伏立康唑	氟康唑和伏立康唑是强效 CYP 2C9 抑制剂。大剂量使用氟康唑与其他药物的相互作用非常明显
雷诺嗪	*地尔硫䓬*，红霉素，氟康唑，葡萄柚汁	根据药品说明书，雷诺嗪与这些药物一起使用的最高剂量是 500mg，每日 2 次

（续表）

目标药物	抑制剂和诱导剂	说　明
环孢素，秋水仙碱依普利酮，麦角生物碱西罗莫司，他克莫司，喹硫平	*地尔硫䓬，维拉帕米*	地尔硫䓬和维拉帕米是中等强度的 CYP 3A4 抑制剂，能增加目标化合物浓度
地高辛	胺碘酮，考尼伐坦，伊曲康唑，*普罗帕酮*，蛋白酶抑制剂，*奎尼丁，维拉帕米*	P 糖蛋白和（或）CYP 3A4 抑制剂能增加血清地高辛水平
	髓袢和噻嗪类利尿药	即使地高辛的水平正常，排钾性利尿药造成的低钾也能加速地高辛中毒。因此，密切监测血清[K^+]是必要的
	吲哚美辛	当吲哚美辛与正在服用的地高辛合用时，已经有报告显示地高辛的肾清除率会降低，地高辛血清水平也会增加
	克拉霉素，多西环素，红霉素，米诺环素，四环素	已有报告显示，与这些抗生素合用时，减少了地高辛被正常的肠道菌群灭活，会增加地高辛水平
	圣约翰草汁	圣约翰草汁诱导 P-糖蛋白表达并降低地高辛血清水平

(续表)

目标药物	抑制剂和诱导剂	说　明
β受体阻断药	*地尔硫䓬,维拉帕米*	同时使用β受体阻断药和非二氢吡啶类 Ca^{2+} 通道阻滞药可导致心动过缓和心脏传导阻滞。该相互作用在老年人或左心功能不全患者中更明显。
	可乐定	β受体阻断药会加剧无α效应后的可乐定撤药反应
氯吡格雷	兰索拉唑,奥美拉唑,雷贝拉唑	已有报告显示与这些质子泵抑制药合用,氯吡格雷转化为活性代谢物的量会减少。尽管有争议,有些文献表明两种药合用可使患者罹患心血管疾病的风险增加。如果可以,尽量避免一起服用,或考虑使用雷尼替丁替代

[a]心血管药物用*斜体*

表 1.1.7 药物治疗急性高血压[a]

临床情况	定义和目标	治 疗
高血压急症一阶段	• 定义：收缩压≥180mmHg或舒张压≥120mmHg且无终末器官损害自觉症状 • 目标：数小时或数日血压降低到<160/100mmHg (JAMA，2003，289:2560)	• 如果正在服用抗高血压药物：没有遵医嘱的患者重新遵医嘱服药，没有服用最高剂量的患者增加现服药物的剂量，如果需要可以合用其他药物 • 如果没有服用抗高血压药物：没有证据表明任何药物具有优势(Cochrane Database Sys Rev，2008，Issue 1)，但是短效制剂，如卡托普利或拉贝洛尔，由于具有起效迅速和易于调节剂量的特性，作为首选药，当达到目标后可立刻过渡到长效制剂，考虑长期治疗的强制性适应证及其禁忌证(见表 1.1.2)，避免短效制剂硝苯地平引起的反射性心动过速的风险
高血压急症二阶段	• 定义：收缩压≥180mmHg或舒张压≥120mmHg且具有终末器官损害的症状 • 目标和治疗因受累器官不同而不同	• 基于特定的紧急情况给予治疗(见下文) • 在一般情况下，支持特定治疗的证据不充分 • AKI 患者，避免使用硝普钠或依那普利

（续表）

临床情况	定义和目标	治疗
高血压脑病（无卒中）	• 定义：高血压急症二阶段伴有视盘水肿、视网膜出血或精神状态改变，还可能伴有AKI和蛋白尿 • 目标：降低患者目前收缩压的15%～25%	• 静脉给予抗高血压药，如拉贝洛尔、硝普钠或尼卡地平 • 患有AKI的患者避免使用硝普钠
缺血性脑卒中	• 目标：<220/120mmHg或如果要使用t-PA，控制血压<185/110mmHg（Stroke，2007，38:1655）	• 静脉给予拉贝洛尔、尼卡地平或硝酸甘油
急性肺水肿	• 目标：改善充血和呼吸困难症状，并提高左心室射血分数	• 使用袢利尿剂的同时，静脉给予硝酸甘油或硝普钠 • 避免使用β受体阻断药或肼屈嗪
主动脉夹层	• 目标：降低收缩压<120mmHg和心率<60次/分	静脉给予β受体阻断药加血管扩张药，如硝酸甘油或尼卡地平

（续表）

临床情况	定义和目标	治疗
妊娠	· 目标：维持收缩压 140～160mmHg，舒张压 90～105mmHg（Am J Obstet Gynecol，2000，183：S1）	· 静脉给予拉贝洛尔或尼卡地平 · 禁用硝普钠和血管紧张素转化酶抑制剂
肾上腺素危象	· 定义：与较高交感神经活性相关的疾病，如使用可卡因，嗜铬细胞瘤或可乐定停药反应	· 静脉给予酚妥拉明作为首选药物，一旦病情稳定口服酚苄明，开始以 10mg，每日 2 次，如果需要长期使用，根据需要每隔几日调节一次剂量（最高剂量 100mg/d） · 可乐定停药反应服用可乐定；如果计划不再给予患者可乐定，每 3 日减少剂量 50% · 由于无 α 受体拮抗，避免使用 β 受体阻断药

[a]：PO 和 IV 抗高血压药物剂量分别参见表 1.1.1 和表 12.4

1.2 缺血性心脏病

表 1.2.1 慢性稳定型心绞痛和急性冠状动脉综合征一级预防的药物治疗

种类	药物/种类	适应证	剂量	说明
抗血小板药物	阿司匹林	一级预防	81～325mg QD	须权衡阿司匹林预防缺血性事件的潜在获益与出血风险(见表 1.2.2) 不能耐受阿司匹林的患者可使用氯吡格雷
	氯吡格雷(波立维)	一级预防	75mg QD	
抗心绞痛药	BBs	稳定型心绞痛	见表 1.1.1	优先选用作用于心脏的 BB 或 CCB(地尔硫䓬、氨氯地平或非洛地平),BB 和 CCB 的疗效相当;ACC/AHA 推荐一线 BB 由于其具有心肌梗死后疗效(J Am Coll Cardiol, 2007, 50:2264) 单药治疗症状不缓解可加用其他类别的另一种药物(BB、CCD 或硫酸异山梨酯) 左心室射血分数降低则选择 BB+ACE/ARB 不稳定型心绞痛首选 CCB 或异山梨酯 雷诺嗪不影响血压,适用于其他药物治疗失败的患者或因低血压不适于抗心绞痛治疗的患者,药物相互作用见表 1.1.6
	CCB	稳定型心绞痛	见表 1.1.1	
	硝酸甘油	稳定型心绞痛(视需要)	0.4mg(视需要)	
	异山梨醇	稳定型心绞痛	见表 1.1.1	
	ACEI/ARB	稳定型心绞痛伴左心室射血分数降低	见表 1.1.1	
	雷诺嗪	稳定型心绞痛	500～1000mg BID	

（续表）

种类	药物/种类	适应证	剂 量	说 明
降脂药物	他汀类	一级预防	见表 1.3.1 和表 1.3.5	美国国家健康协会的美国国家胆固醇教育计划则是根据风险制订治疗 LDL 目标(见表 1.3.3) 英国国家健康与优化协会指南推荐＞40 岁且心血管事件 10 年风险＞20%的任何患者可服用辛伐他汀 40mg,无 LDL 目标值
戒烟	尼古丁替代	一级预防	数种制剂(贴剂、口香糖、锭剂、喷雾剂)	咨询支持和药物治疗相结合比单独进行两者之一的戒断率高(N Engl J Med, 2002, 346:506) 长效尼古丁替代品(如贴剂)可在必要时加用短效制剂(如口香糖)来应对吸烟欲望 伐尼克兰与神经精神症状相关,如行为改变、攻击性增加、抑郁和自杀 患者及家属需要密切注意上述症状
	伐尼克兰	一级预防	0.5mg QD×3 日,然后 0.5mg BID	
	安非他酮	一级预防	150mg BID×1 周,如果耐受 300mg BID	

表 1.2.2　一级预防中阿司匹林的疗效及危害

队列(评估事件)	年龄组	胃肠道出血风险(每1000例中发生事件数)	根据10年事件发生风险所评估的每1000例中可预防的事件				
			1%风险	5%风险	10%风险	15%风险	20%风险
男性(每1000例男性中预防心肌梗死发生数)	45～59岁	8	3.2	16	32	48	64
	60～69岁	24					
	70～79岁	36					
女性(每1000例女性中预防卒中发生数)	55～59岁	4	1.7	8.5	17	25.5	34
	60～69岁	12					
	70～79岁	18					

Source: US Preventive Services Task Force. Aspirin for the Prevention of Cardiovascular Disease: Recommendation Statement. AHRQ Publication No. 09-05129-EF-2, March 2009. Agency for Healthcare Research and Quality, Rockville, MD. http://www.uspreventiveservicestaskforce.org/uspstf09/aspirincvd/aspcvdrs.htm

图1.2.3 急性非ST段抬高型心肌梗死的药物治疗

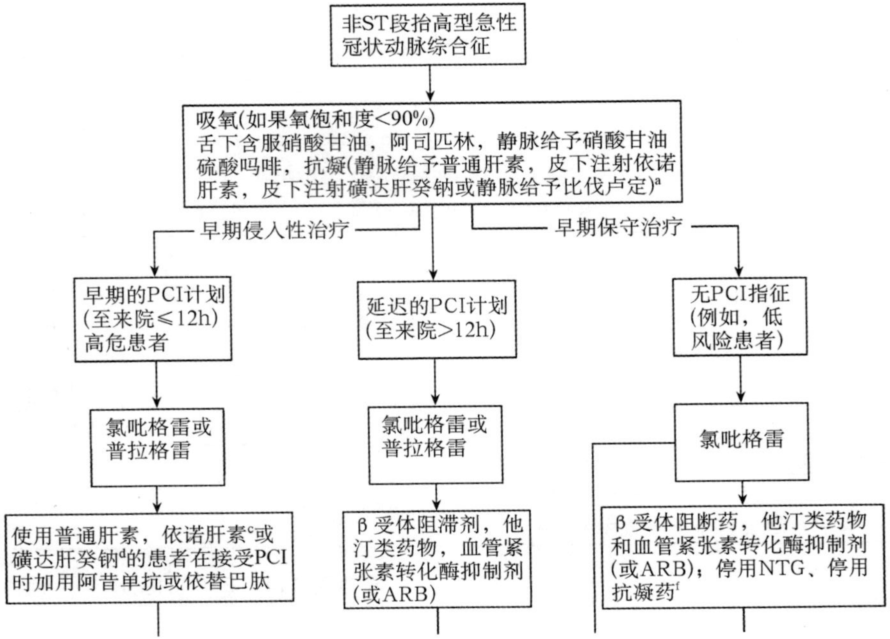

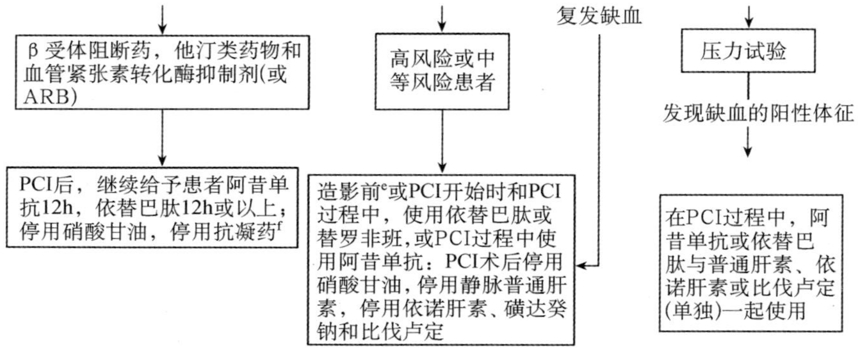

对非ST段抬高型急性冠状动脉综合征实施药物治疗（ACE，ARB，ACS，冠状动脉旁路移植术，IV，静脉给予；NTG，PCI，SC，皮下；SL，UFH）

[a]早期侵入性治疗使用依诺肝素、普通肝素、磺达肝素钠加普通肝素或比伐卢定；如果没有血管造影/ PCI计划使用依诺肝素或磺达肝素钠；如果有高出血风险则磺达肝癸钠或比伐卢定作为首选药；如果患者准备做冠状动脉旁路移植术，则普通肝素作为首选

[b]适于不太可能接受冠状动脉旁路移植术的患者

[c]可能需要补充依诺肝素的静脉给液

[d]可能需要补充普通肝素的静脉给液

[e]针对具有复发性缺血体征和症状的患者

[f]皮下注射较低剂量依诺肝素或普通肝素可以持续应用以预防静脉血栓

Repainted with Permission from Spinler SA. Evolution of antithrombotic therapy wsed in acute coranary syndromes. In:Richardson MM, Chessman KH, Chant C, Cheng JWM, Hemstreet BA, Hume AL, et al., eds. Pharmacotherapy Assessment Program. 7th ed. Cardiology. Lenexa, KS: American College of Clinical Pharmacy; 2010:97-124

图 1.2.4 急性 ST 段抬高型心肌梗死的药物治疗

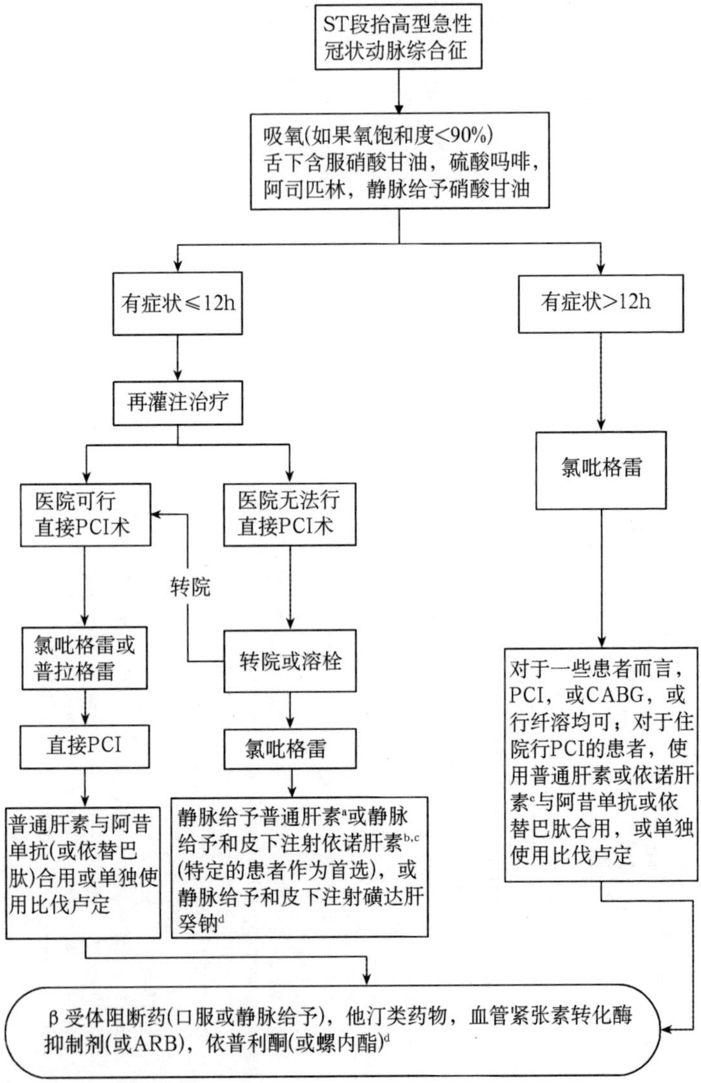

对 ST 段抬高型心肌梗死实施药物治疗（ACS,冠状动脉旁路移植术,静脉给予 NTG,PCI,SL,UFH）

[a]使用至少 48h

[b]对不宜接受依诺肝素的患者的剂量和特殊类型见表 1.2.5

[c]患者住院时间最长达 8d

[d]对特殊的患者,见表 1.2.5

Reprinted with permission from Spinler SA. Evolution of antithrombotic therapy used in acute coronary.

Richardson MM, Chessman KH, Chant C, Cheng JWM, Hemstreet BA, Hume AL, et al.,

eds. Pharmacotherapy Assessment Program. 7th ed. Cardiology. Lenexa, KS: American College of Clinical Pharmacy, 2010, 97-124.

表 1.2.5 急性冠状动脉综合征治疗及二级预防用药

药物	适应证	剂　量	说　明
抗心绞痛药物			
酒石酸美托洛尔	急性冠状动脉综合征 二级预防	每 5min 静脉推注 5mg,共 3 次 25～150mg,口服,BID	急性冠状动脉综合征心源性休克时禁忌使用 为耐受血压和心率可缓慢滴入治疗
硝酸甘油	急性冠状动脉综合征	起始:5μg/min,静脉给予 后可每 3～5min 增加剂量至产生疗效	禁用于室性期前收缩 同时使用 PDE-5 抑制剂可导致低血压 长期应用可耐受;保证无硝酸酯液体浓度期是避免耐受的方法
吗啡	急性冠状动脉综合征	每3～4h 8～15mg,静脉给予或皮下注射	大剂量或快速给药可造成呼吸抑制 80%的患者会出现瘙痒 可使用表面活性剂和泻药来避免便秘 静脉给予半衰期为 1.5～4.5h
抗凝血药			
比伐卢定	急性冠状动脉综合征（经皮介入治疗）	0.75mg/kg 1 次,然后 1.75mg/(kg・h)	低血压:12% 大出血:3.7% 如事先使用了肝素,待肝素停止释放后 30min 使用

（续表）

药物	适应证	剂量	说明
依诺肝素	急性冠状动脉综合征	内生肌酐清除率≥30ml/min：1mg/kg 皮下注射 Q12h 内生肌酐清除率＜30ml/min：1mg/kg 皮下注射 Q24h PCI 前 8～12h 静脉注射剂量：0.3mg/kg	同时进行轴索麻醉或腰椎穿刺会增加脊髓出血或血肿风险 低体重出血风险增加 大出血风险高达 4% 肾功能不全的患者可根据抗Ⅹa 因子水平来调整用药剂量（见表 11.2.4）
	溶栓治疗 ST 段抬高型心肌梗死	年龄＜75：静脉给予 30mg 然后使用急性冠状动脉综合征剂量 年龄≥75：0.75mg/kg Q12h	
磺达肝素	急性冠状动脉综合征	＜50kg：5mg 皮下注射 5～9d 50～100kg：7.5mg 皮下注射 5～9d	同时进行轴索麻醉或腰椎穿刺会增加脊髓出血或血肿风险 体重＜50kg 出血风险增加 内生肌酐清除率 50～80ml/min 清除率降低 25% 内生肌酐清除率 30～50ml/min 清除率降低 40% 内生肌酐清除率＜30ml/min 禁用

（续表）

药物	适应证	剂　量	说　明
肝素	急性冠状动脉综合征	60～70U/kg 静脉快速推注（最高剂量为 5000U），然后 12～15U/（kg·h）	联合应用其他抗凝药物可增加出血风险 血小板减少 1%～10%； 检测抗Ⅹa 因子水平 0.3～0.7U/ml 或 aPTT 为正常值 1.5～2 倍 PCI 目标活化凝血时间：250～350s（GPⅡb/Ⅲa 则为 200～250s） 当血小板数量降至 100 000/ml 以下或下降 50%则停止服药；考虑测量抗体并给予比伐卢定
静脉给予抗血小板药物			
阿昔单抗	急性冠状动脉综合征/经皮介入治疗	0.25mg/kg 静脉快速推注（5min），接着 0.125mg/（dk·min）（最大 10μg/min）静脉滴注 12h	不要移除动脉套管除非 aPTT＜50s 或 ACT＜175s 血小板减少 2.5%～5.2%

（续表）

药物	适应证	剂　量	说　明
依替巴肽	急性冠状动脉综合征/经皮介入治疗	静脉快速推注 180μg/kg（最大 22.6mg），接着给予 2μg/(kg·min)（最大 15mg/h）直到冠脉旁路移植术或经皮冠状动脉介入	内生肌酐清除率＜50ml/min 则将维持剂量下调至 1μg/(kg·min) 目标 aPTT 50～70s 或 ACT 200～300s 大出血 1.3%～10.8% 其他警告见阿昔单抗说明
替罗非班	急性冠状动脉综合征/经皮介入治疗	血管成形术或斑块切除术后 0.4μg/(kg·min) 静脉给予 30min，接着 0.1μg/(kg·min) 静脉给予 12～24h	30d 死亡率、复发性心肌梗死或血供重建方面，替罗非班弱于阿昔单抗（N Engl J Med. 2001;344） 保留股动脉导管插入套管直到 D/C 肝素化 3～4 小时及 ACT＜180s 和 aPTT＜45s
口服抗血小板药物			
阿司匹林	急性冠状动脉综合征 二级预防	负荷剂量 325mg，然后 81～325mg/d 81～325mg QD	加重超敏反应患者的哮喘 老年患者、嗜酒、其他胃刺激物和抗血栓药物使用者出血更常见

（续表）

药物	适应证	剂 量	说 明
氯吡格雷	急性冠状动脉综合征 二级预防	负荷剂量 300～600mg，然后 75mg QD 75mg QD	降低等位基因 CYP 2C19 的功能可能会降低活性代谢产物的活性； 可进行基因检测 过早停药可能会增加心血管事件风险，尤其是使用药物洗脱支架经皮介入治疗 血栓性血小板减少性紫癜很少报告，一般发生于用药后 2 周左右 大型手术前 5～7d 停药 大出血 0.8%～3.7%
普拉格雷	急性冠状动脉综合征 二级预防	负荷剂量 60mg，然后 10mg QD（体重＜60kg 则 5mg QD） 10mg/d	体重＜60kg 及联合应用其他抗凝血药物则出血风险增加 年龄＞75 岁不推荐，尤其是脑卒中病史患者 大出血 2.2% 大型手术前 7d 停药

（续表）

药物	适应证	剂量	说明
替格雷洛	急性冠状动脉综合征二级预防	负荷剂量 180mg，然后 90mg BID 90mg BID	阿司匹林剂量需＜100mg/d，否则药效会降低 大型手术前 5d 停药 有效的 CYP 3A 抑制剂/诱导剂可能会增加出血风险或降低疗效 呼吸困难 13.8% 室性停搏 6% 大出血 4.5% 避免联合应用洛伐他汀或辛伐他汀＞40mg
溶栓药物[a]			
阿替普酶	急性冠状动脉综合征-ST 段抬高型心肌梗死	＞67kg：总剂量 100mg 静脉给予，15mg 静脉推注，50mg 在 30min 内给药完毕，然后 35mg 在 60min 内给药完毕 ＜67kg：15mg 静脉推注，0.75mg/dk 30min 内给药完毕，然后 0.5mg/kg 60min 内给药完毕	不要超过 100mg 在急诊/CICU 内使用治疗方案可以快速判断排除标准及避免剂量思维混乱 尽量减少动脉和静脉穿刺术

（续表）

药物	适应证	剂量	说明
瑞替普酶	急性冠状动脉综合征-ST段抬高型心肌梗死	10U 静脉推注，隔 30min 给予 1 次，共 2 次	尽量减少动脉和静脉穿刺术 总出血率 15%～21% 颅内出血 0.8%
替奈普酶	急性冠状动脉综合征-ST段抬高型心肌梗死	<60kg：30mg 60～69kg：35mg 70～79kg：40mg 80～89kg：45mg >90kg：50mg	尽量减少动脉和静脉穿刺术 大出血：4.7% 仅静脉推注给药且在 5s 内完成给药

[a] 全部溶栓药物的禁忌证：易出血、脑血管事件（脑卒中）、严重的难控性高血压（收缩压>180mmHg），活动性内出血、2 个月内颅内或髓内手术、颅内肿瘤、动静脉畸形或动脉瘤。

1.3 血脂异常

表 1.3.1 根据规则 7 他汀类药物降低 LDL 的近似值[a]

LDL 降低水平	他汀剂量(LDL 降低百分数)						
	氟伐他汀	普伐他汀	洛伐他汀	匹伐他汀	辛伐他汀	阿托伐他汀	瑞舒伐他汀
20%	20mg(22%)	10mg(22%)	10mg(21%)				
27%	40mg(25%)	20mg (26%~32%)	20mg (24%~27%)	1mg (31%~32%)	10mg (30%)		
34%		40mg (30%~34%)	40mg (30%~31%)	2mg (36%~39%)	20mg (38%)	10mg (35%~39%)	
41%			80mg (40%~42%)	4mg (41%~45%)	40mg (29%~41%)	20mg (43%)	
48%					80mg (36%~47%)	40mg (50%)	10mg (46%~52%)
55%						80mg (55%~60%)	20mg (47%~55%)
62%							40mg (55%~63%)

Sources:(1)Roberts WC. The rule of 5 and the rule of 7 in lipid lowering by statin drugs. *Am J Cardiol*, 1997, 80(1): 106-107.(2)Statin dose comparison. Pharmacist's Letter/Prescriber's Letter 2009(Full update October 2011), 25(8), 250801.

[a] 规则 7:当他汀类药物剂量加倍时,不论何种他汀类药物或何种剂量,预计低密度脂蛋白可额外降低约 7%,高密度脂蛋白增加 7%[1]。

表 1.3.2 不同种类药物降脂疗效比较

药物种类	LDL	HDL	TG
HMG-CoA 还原酶抑制剂(他汀类)	↓至↓↓↓	↑	↓↓
贝特类	↑	↑↑	↓↓
烟酸类	↓↓	↑↑↑	↓↓
ω-3 型多烯脂肪酸(鱼油)	↓	↑↑	↓↓
胆酸结合树脂	↓	↑	↓至↑
依折麦布	↓	↑	↓
vytorin(依折麦布+阿托伐他汀)	↓↓	↑	↓
advicor(ER 烟酸+辛伐他汀)	↓↓至↓↓↓	↑↑	↓↓

每种成分的大致变化：↑5%～10%；↑↑10%～30%；↑↑↑30%～60%

表 1.3.3 美国国家胆固醇教育计划成人治疗专题小组ⅢLDL 胆固醇目标值

危险分层	LDL 目标值(mg/dl)	起始 TLC 的 LDL 水平(mg/dl)	起始药物治疗的 LDL 水平(mg/dl)
高危：冠心病或与冠心病危险相当的疾病	<100(可选目标：<70)	≥100	≥100
10 年风险>20%			(<100；考虑选择药物治疗)[a]

（续表）

危险分层	LDL 目标值（mg/dl）	起始 TLC 的 LDL 水平（mg/dl）	起始药物治疗的 LDL 水平（mg/dl）
中高危：2 个以上危险因素	<130	≥130	≥130
10 年风险>10%～20%			（100～129：考虑选择药物治疗）
中高危：2 个以上危险因素，10 年风险<10%	<130	≥130	≥160
低危：0～1 个危险因素[b]	<160	≥160	≥190（160～189：降低 LDL 的药物治疗）

LDL，低密度脂蛋白

[a]一些学者推荐如果通过 TLC 不能达到 LDL 胆固醇水平<100mg/dl，那么在该类别中则使用降 LDL 药物。其他情况下则使用主要调节三酰甘油和 HDL 的药物（例如烟酸类和贝特类）。也可根据临床判断推迟该子类别的药物治疗

[b]几乎所有存在 0～1 个危险因素的人群 10 年风险均<10%；所以存在 0～1 个危险因素的人群 10 年风险评估是不必要的

Reproduced with permission from Talbert RL. Dyslipidemia. In: Talbert RL, DiPiro JT, Matzke GR, Posey LM, Wells BG, Yee GC, eds. *Pharmacotherapy: A Pathophysiologic Approach*. 8th ed. New York, NY: McGraw-Hill; 2011: chap 28. http://www.accesspharmacy.com/content.aspx? aID=7974214. Accessed June 5,2012, Table 28-8, page 372.

表 1.3.4 降脂药物剂量

药物	产品	剂量
HMG-CoA 还原酶抑制剂（他汀类）[a]		
阿托伐他汀（立普妥）	10mg，20mg，40mg，80mg 片剂	10～80mg QD
氟伐他汀（来适可）	20mg，40mg 胶囊，80mg 片剂	20～80mg QD
洛伐他汀（美降脂）	20mg，40mg 片剂	20～40mg QD
匹伐他汀	1mg，2mg，4mg 片剂	1～4mg QD
普伐他汀（普拉固）	10mg，20mg，40mg 片剂	10～40mg QD
辛伐他汀（舒降之）	5mg，10mg，20mg，40mg，80mg 片剂	5～40mg QD，特定患者 80mg[b]
瑞舒伐他汀（可定）	5，10，20，40mg 片剂	5～40mg QD
贝特类		
吉非贝齐（诺衡）	600mg 片剂	600mg BID
非诺贝特	54mg 和 160mg 片剂（普鲁脂芬，非专利）；40mg，120mg 片剂；50mg，160mg 片剂；48mg，145mg 和 160mg 片剂	40～160mg QD
胆酸结合树脂		
考来烯胺（消胆胺）	每包 4g	4～8g BID-TID
考来替泊（降胆宁 2 号）	每包 5g	5～30g QD（或分次给药）

（续表）

药　物	产　品	剂　量
考来维仑	每包 3.75g;625mg 片剂	1875～3750g QD
其他		
依折麦布	10mg 片剂	10mg QD
烟酸速释片	50mg,100mg,250mg,500mg 片剂(多个商品名)	2～3g TID
烟酸控释片(诺之平)	500mg,750mg,1000mg 片剂	500～2000mg QHS
ω-3 型多烯脂肪酸	1g 胶囊含 EPA 465mg/DHA 375mg	4g QD(或分次 BID)
合剂		
烟酸控释片＋洛伐他汀	烟酸/洛伐他汀 500/20mg，750/20mg 和 1000/20mg 片剂	500/20mg～1000/20mg QHS
辛伐他汀＋依折麦布	辛伐他汀/依折麦布 10/10mg，20/10mg，40/10mg 和 80/10mg	10/10mg～80/10mg QD

Reproduced with permission from Talbert RL. Dyslipidemia. In：DiPiro JT，Talbert RL，Matzke GR，Posey LM，Wells BG，Yee GC，eds. *Pharmacotherapy*：*A Pathophysiologic Approach*. 8th ed. New York，NY：McGraw-Hill；2011：chap 28. Table 28-12.

[a]根据 LDL 水平选择剂量，根据表 1.3.1 选择降 LDL 的他汀剂量

[b]因发生肌病风险高，80mg 仅用于可耐受该剂量的患者

表 1.3.5 降脂药物的不良反应

药物种类	常见不良反应	严重不良反应
HMG-CoA 还原酶抑制剂(他汀类)	肌痛(20%～30%),肌炎(3%～5%) 胃肠道不适(高达 14%) 上呼吸道感染症状(8.3%) 尿道感染(高达 8%)	肝细胞毒性(0.2%～2.3%) 肌病,横纹肌溶解(约 3.5/1 000 000);急性肾衰竭罕见(Ann Intern Med. 2009;150:858) 肌腱断裂(女性,*OR* 3.76;男性中未见报告,J Cardiovas Pharmacol, 2009, 53:401)
贝特类	腹痛(4.6%～9.8%) 急性阑尾炎(1.2%) 消化不良(19.6%)	肝细胞毒性(3%～4%肝功能检查值升高) 肌病(2.3/10 000 人年),横纹肌溶解 胆结石(1%～4%) 可能导致肾功能下降
烟酸类	潮红(>80%),瘙痒,皮疹 腹痛(4%～9%) 皮肤干燥	肝细胞毒性 消化性溃疡(不常见) 心律失常(罕见)
ω-3 型多烯脂肪酸(鱼油)	腹胀(3%) 呃逆/嗳气(4%) 荨麻疹	出血,血小板减少(不常见) 超敏反应(不常见)

（续表）

药物种类	常见不良反应	严重不良反应
胆酸结合树脂	便秘，腹痛，胃肠胀气，恶心（高达30%） 脂肪泻（不常见）	粪便嵌塞，肠梗阻（不常见） 脂溶性维生素缺乏（不常见，大剂量、长期服用，多数为儿童） 骨质疏松（罕见，长期服用）
依折麦布	腹泻（2.5%～4%），关节痛（2.6%～3%），上呼吸道感染症状 肌痛（3.8%）	过敏反应，血管性水肿（罕见） 胰腺炎，肝炎（0.5%～3%肝酶升高），胆结石（不常见）

1.4 心律失常

图1.4.1 心房颤动的处理流程

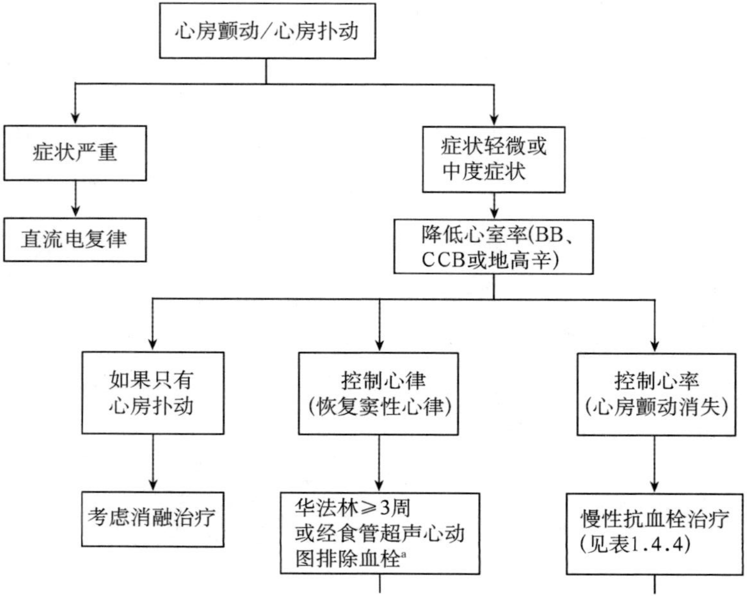

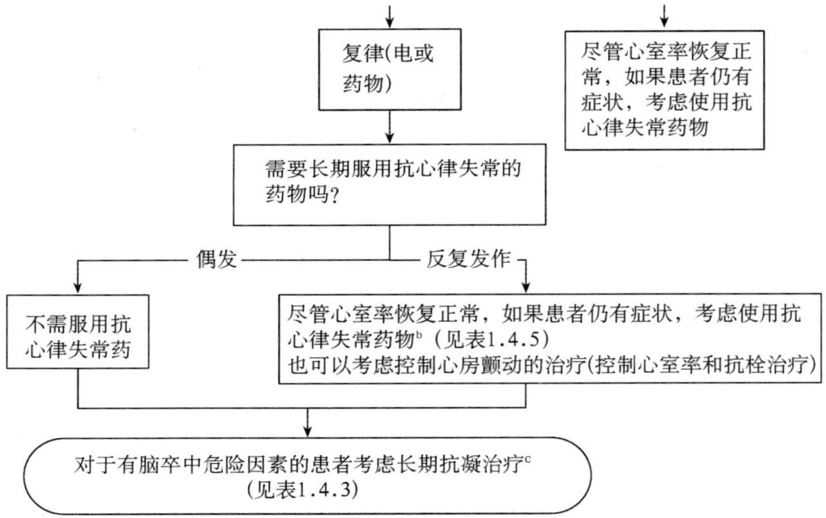

[a] 如果心房颤动<48h，复律前抗凝是不必要的；如果患者有卒中风险因素，可以考虑经食管超声心动图

[b] 药物控制失败或不能耐受1类抗心律失常药物的患者可考虑消融

[c] 不管患者是否存在窦性心律，在所有心房颤动患者及具有脑卒中危险因素的患者都应考虑慢性抗栓治疗

Reproduced with permission from Sanoski CA, Bauman JL. The arrhythmias. In: DiPiro JT, Talbert RL, Matzke GR, Posey LM, Wells BG, Yee GC, eds. Pharmacotherapy: A Pathophysiologic Approach. 8th ed. New York, NY: McGraw Hill, 2011, chap 25, Figure 25 5, page 284

表 1.4.2 控制心房颤动心率及节律的药物

药 物	说 明
控制心率	
BBs	BBs 或 NDCCBs 为持续性或持久性心房颤动患者的首选，在一个小型前瞻研究中地尔硫䓬降低心率的作用优于卡维地洛、美托洛尔或维拉帕米（Am J Cardiol，2013，111:225.）
NDCCBs（地尔硫䓬或维拉帕米）	左心室射血分数降低的心力衰竭患者避免使用 NDCCBs；低血压或急性心力衰竭患者避免使用 IV NDCCBs 或 BBs（Circulation，2006，114:e257）； 地高辛控制心率的效果在服用平均 9.5h 后出现（Am J Cardiol，1993，72:567.）；运动期间交感神经刺激下地高辛诱导控制心率作用消失（Durgs，2003，63:1489）
地高辛	如果单用一种药物未能控制心率，那么可考虑联合应用地高辛和 BB 或 NDCCB（Circulation，2006，114:e257）
控制节律	
胺碘酮	胺碘酮在预防心房颤动复发方面优于氟卡尼、普罗帕酮和索他洛尔（N Engl J Med，2000，342:913）
屈奈达隆	并发心力衰竭时优选胺碘酮；并发缺血性心脏病时优选索他洛尔或屈奈达隆（Europace，2010，12:1360）
多非利特	如果并发缺血性心脏病则避免使用氟卡尼和普罗帕酮，因其具有致心律失常风险（N Engl J Med，1991，324:781）；进展性心力衰竭患者避免使用屈奈达隆，因其可致高死亡率（N Engl J Med，2008，358:2678）
氟卡尼	
普罗帕酮	胺碘酮疗效稍微优于屈奈达隆，但是屈奈达隆有较少不良反应（J Cardiovasc Electrophysiol. 2010;21:597;J Am Coll Cardiol，2009，54:1089）
索他洛尔	

表 1.4.3 心房颤动的抗血栓药物

药物	剂量	说明
抗血小板药物		
阿司匹林(多种剂型)	81～325mg OD	氯吡格雷适用于有抗血小板治疗适应证但是不能耐受阿司匹林治疗的患者(抗血小板治疗适应证参见表 1.4.4) 阿司匹林联合氯吡格雷适用于因出血风险以外的原因不能进行抗凝血治疗的心房颤动患者(Chest. 2012;141:e601S);其他情况下应避免该用法,因其疗效有限且存在高出血风险(Lancet, 2004, 364:331,N Engl J Med, 2012, 367:817)
氯吡格雷(波立维) 75mg 片剂	75mg QD	
抗凝药物		
华法林	达到目标 INR 值所需剂量: 2～3 非瓣膜病心房颤动 2～3 主动脉二尖瓣为机械瓣膜 2.5～3.5 其他机械瓣膜	存在中等卒中风险(平均 $CHADS_2=2.1$)的患者预防其发生卒中方面达比加群优于华法林(*RR* 0.73,95% *CI* 0.52～0.81),且其出血风险类似(N Engl J Med, 2010, 363:1875)
达比加群 150mg 片剂	CrCl>30ml/min,150mg bid CrCl 15～30ml/min,75mg bid	
利伐沙班 15mg 和 20mg 片剂	CrCl>50ml/min,20mg QD CrCl 15～50ml/min,15mg QD 晚饭时服用	存在高卒中风险(平均 $CHADS_2=3.5$)的患者在功效和出血终点事件方面利伐沙班不劣于华法林(N Engl J Med, 2011, 365:883)
阿哌沙班 2.5mg 和 5mg 片剂	5mg BID 年龄≥80 岁,体重≤60kg 或 Scr≥1.5mg/dl 则 2.5mg BID	在预防缺血性卒中(*HR* 0.92,95% *CI* 0.74～1.13)方面阿哌沙班与华法林效果相似,出血性卒中方面阿哌沙班优于华法林(0.24% vs. 0.47%, $P<0.001$,N Engl J Med, 2011, 365:92)

表 1.4.4 心房颤动患者卒中一级预防指南推荐的抗血栓治疗药物[a]

推荐治疗方案	ACC/AHA 指南 2006	ESC 指南 2012
不需治疗	年龄＜60 岁＋无心脏疾病	无危险因素
抗血小板治疗	年龄＜60 岁＋存在心脏疾病，但是无其他危险因素 年龄 60～74 岁＋无心脏疾病，无其他危险因素	无推荐
抗血小板治疗或口服抗凝治疗	男性，年龄＞75 岁＋无心脏疾病，无其他危险因素	1 个临床相关非主要危险因素
口服抗凝血治疗	年龄 60～74 岁＋冠状动脉粥样硬化性心脏病或糖尿病 男性，年龄＞75 岁＋任何其他危险因素 存在中等或高危险因素的其他患者	$CHADS_2 \geq 2$

（续 表）

推荐治疗方案	ACC/AHA 指南 2006	ESC 指南 2012
危险因素定义	低等危险因素： 女性，年龄 60～74 岁，冠状动脉粥样硬化性心脏病，甲状腺毒症 中等危险因素： 年龄≥75 岁，高血压，心力衰竭，糖尿病 高等危险因素： 既往卒中、TIA 或栓塞病（任何部位）史，二尖瓣狭窄，人工心脏瓣膜	临床相关非主要风险因素： 心力衰竭或 LVEF≤40%，高血压，糖尿病，女性，年龄 65～74 岁，血管疾病 主要风险因素： 既往卒中、TIA 或栓塞病史，年龄≥75 岁 $CHADS_2$ 评分： 年龄>75 岁，高血压，糖尿病或心力衰竭均 1 分 既往卒中和 TIA 史均 2 分 得分相加得到总分

[a] 二级预防推荐药参见表 4.1.3

表 1.4.5 抗心律失常药物适应证及剂量

药 物	分类	适 应 证	剂 量
静脉用药			
腺苷		终止室上性心动过速	6mg 静脉推注×1，如未能终止则重复 12mg 静脉推注×2
胺碘酮	Ⅲ	终止心房颤动	5mg/kg 静脉给药 30min，接着 1mg/min 静脉滴注 6h，然后改为 0.5mg/min
		稳定性室性心动过速	150mg 静脉给药 10min，接着 1mg/min 静脉滴注 6h，然后改为 0.5mg/min
		无脉性室性心动过速/心室颤动	300mg 静脉注射/骨髓内推注（如果持续性室性心动过速/心室颤动则可另外加用 150mg），接着 1mg/min 静脉滴注 6h，然后改为 0.5mg/min
地尔硫䓬	Ⅳ	无脉性室性心动过速；心房颤动（控制心率）	0.25mg/kg 静脉给药 2min（可重复 0.35mg/kg 静脉给药 2min），接着 5～15mg/h 静脉滴注
地高辛		心房颤动（控制心率）	0.25mg 静脉给药 Q2h，至总负荷量达 1.5mg，然后 0.125～0.25mg 静脉给药，QD（如果禁食）
艾司洛尔	Ⅱ	心房颤动（控制心率）	0.5mg/kg(500μg/kg) 静脉给药 1min，接着 0.5mg/(kg·min)[50μg/(kg·min)] 静脉滴注
伊布利特	Ⅲ	心房颤动（终止）	1mg 静脉给药 10min（必要时重复给药）

（续表）

药　物	分类	适 应 证	剂　量
利多卡因	Ⅰb	稳定性室性心动过速	1～1.5mg/kg 静脉推注（如果持续性室性心动过速可每 5～10min 另加 0.5～0.75mg/kg 静脉推注，最大累积剂量＝3mg/kg），然后 1～4mg/min 静脉滴注（如果肝疾病或心力衰竭则 1～2mg/min）
		无脉性室性心动过速/心室颤动	1～1.5mg/kg 静脉推注/骨髓内推注（如果持续性室性心动过速/心室颤动可每 5～10min 另加 0.5～0.75mg/kg 静脉推注/骨髓内推注，最大累积剂量＝3mg/kg），然后 1～4mg/min 静脉滴注（如肝病或心力衰竭则 1～2mg/min）
美托洛尔	Ⅱ	心房颤动（控制心率）	负荷量 5mg 静脉给予 Q5min，接着 1.25～5mg 静脉给予 Q6h
普鲁卡因胺	Ⅰa	心房颤动（终止）；稳定性室性心动过速	15～18mg/kg 静脉给予 60min，接着 1～4mg/min 静脉滴注
索他洛尔	Ⅲ	心房颤动（不能口服索他洛尔治疗的患者）	75～150mg 静脉给予 1～2 次/日（静脉滴注 5h）
维拉帕米	Ⅳ	无脉性室性心动过速；心房颤动（控制心率）	2.5～5mg 静脉给予 2min（可重复给药，最大累积剂量 20mg）；接着 2.5～10mg/h 静脉滴注

（续表）

药物	分类	适应证	剂量
口服药物			
胺碘酮	Ⅲ	预防室性心动过速	400mg 口服 BID 或 TID，至总负荷量 10g，然后 200～400mg 口服 QD
		心房颤动（控制节律）	400mg 口服 BID 或 TID，至总负荷量 10g，然后 100～200mg 口服 QD
地高辛		心房颤动（控制心率）	0.25mg 口服 Q2h，至总负荷剂量 1.5mg，然后 0.125～0.5mg 口服 QD
地尔硫䓬	Ⅳ	心房颤动（控制心率），室上性心动过速	速释片 30～60mg 口服 Q6h 或缓释片 60～120mg 口服 BID 或控释片为 120～240mg 口服 QD
丙吡胺	Ⅰa	心房颤动（控制节律），预防室上性心动过速	100～150mg 口服 Q6h，或缓释片 200～300mg 口服 Q12h
多非利特	Ⅲ	心房颤动（控制节律）	0.5mg（500μg）口服 Q12h
屈奈达隆	Ⅲ	心房颤动（控制节律）	400mg 口服 Q12h
氟卡尼	Ⅰc	心房颤动（控制节律），预防室上性心动过速/室性心动过速	50～200mg 口服 Q12h
美托洛尔	Ⅱ	心房颤动（控制心率）	25～100mg 口服 BID
美西律	Ⅰb	预防室性心动过速	150～300mg 口服 Q8～12h

（续表）

药　物	分类	适应证	剂　量
普罗帕酮	Ⅰc	心房颤动（控制心律），预防室上性心动过速/室性心动过速	速释片 150～300mg 口服 Q8h 或缓释片 225～425mg 口服 Q12h
奎尼丁	Ⅰa	预防室上性心动过速/室性心动过速	硫酸盐奎尼丁 200～300mg 口服 Q6h 或葡萄糖盐奎尼丁 324～648mg 口服 Q8～12h
索他洛尔	Ⅲ	心房颤动（控制心律），预防室性心动过速	80～160mg 口服 Q12h
维拉帕米	Ⅳ	心房颤动（控制心率）	120～480mg 口服 QD

表 1.4.6 抗心律失常药物的不良反应

药　物	不良反应
丙吡胺	抗胆碱能症状（口唇干裂、尿路梗阻、便秘、视物模糊），恶心、厌食、TdP、HF、传导阻滞、室性心律失常
普鲁卡因胺	低血压、TdP、心力衰竭加重、传导阻滞、室性心律失常
奎尼丁	金鸡纳反应、腹泻、腹部痉挛、恶心、呕吐、低血压、TdP、心力衰竭加重、传导阻滞、室性心律失常、发热、肝炎、血小板减少、溶血性贫血
利多卡因	头晕、镇静、言语不清、视物模糊、感觉异常、感觉异常、意识不清、恶心、呕吐、癫痫发作、精神病、窦性停搏、传导阻滞
美西律	头晕、镇静、焦虑、意识不清、感觉异常、震颤、共济失调、视物模糊、恶心、呕吐、厌食、传导阻滞、室性心律失常
氟卡尼	视物模糊、头晕、呼吸困难、头痛、震颤、恶心、心力衰竭加重、传导阻滞、室性心律失常
普罗帕酮	头晕、疲倦、支气管痉挛症、头痛、味觉错乱、恶心、呕吐、心动过缓、房室传导阻滞、心力衰竭加重、室性心律失常
胺碘酮	震颤、共济失调、感觉异常、失眠、角膜微沉积、视神经病变/视神经炎、恶心、呕吐、厌食、便秘、TdP（<1%）、心动过缓或房室传导阻滞（静脉或口服给药）、肺纤维化、肝功能异常、肝炎、甲状腺功能减退症、甲状腺功能亢进症、光过敏、蓝灰皮肤变色、低血压（静脉给药）、静脉炎（静脉给药）

（续 表）

药 物	不良反应
多非利特	头痛、头晕、TdP
屈奈达隆	恶心、呕吐、腹泻、血清肌酐升高、心动过缓、TdP(<1%)
伊布利特	头痛、TdP、低血压
索他洛尔	头晕、无力、疲倦、恶心、呕吐、腹泻、心动过缓或房室传导阻滞、TdP、支气管痉挛、心力衰竭加重

Reproduced with permission from Sanoski CA, Bauman JL. The arrhythmias. In: DiPiro JT, Talbert RL, Matzke GR, Posey LM, Wells BG, Yee GC, eds. *Pharmacotherapy: A Pathophysiologic Approach*. 8th ed. New York: McGraw-Hill; 2011:chap 25, Table 25-3, page 280.

1.5 心力衰竭

表 1.5.1 左心室射血分数下降心力衰竭患者的药物治疗

药物(商品名)	起始剂量	目标剂量	说　明
ACEIs			
卡托普利(开博通)	6.25～12.5mg TID	50mg TID	临床试验证实目标剂量下上市的 ACEIs 具有生存获益，对大多数患者推荐该药(J Card Fail. 2010；16：475；J Am Coll Cardiol，2009，53:e1)
依那普利	2.5～5mg BID	10～20mg BID	如果不能达到目标剂量，有证据表明较低剂量赖诺普利(Circulation，1999，100:2312)和依那普利(Eur Heart J，1998，19:481)具有等效获益
赖诺普利(捷赐瑞)	2.5～5mg QID	20～40mg QD	为达目标剂量或耐受，可每 1～2 周剂量加倍 肾功能不全或血容量不足的患者起始用低剂量 开始用药 1～2 周内或剂量改变时监测 SCr、血钾和血压
雷米普利	1.25～2.5mg BID	5mg BID	对SCr 的影响：24%患者 SCr 降低，41%患者 SCr 升高<30%，35%患者 SCr 升高>30%(Am J Cardiol. 1992;70:479)

（续 表）

药物(商品名)	起始剂量	目标剂量	说　明
ARBs			
坎地沙坦	4mg QD	32mg QD	如果不能耐受 ACEIs 可推荐使用(J Card Fail，2010，16:475)；该药对使用 ACEIs 后出现血管性水肿的患者是安全的(Lancet，2008，372:1174-1183) 如果联合应用 ACEIs 和 BB,则疗效更好,但不良反应增多(Lancet，2003，362:767)，如果心力衰竭控制不佳且不是新发心肌梗死则可考虑 ARB 联合应用目标剂量 ACEIs 和 β 受体阻断药(J Card Fail，2010，16:475) 监测同 ACEIs(见上)
氯沙坦	12.5mg QD	100mg QD	
缬沙坦	40mg BID	160mg BID	

（续 表）

药物(商品名)	起始剂量	目标剂量	说 明
BBs			
比索洛尔	1.25mg QD	10mg QD	临床试验证实目标剂量下上市的 BBs 具有生存获益，对大多数患者推荐该药(J Card Fail，2010，16：475；J Am Coll Cardiol，2009，53：e1) 失代偿的患者不要在最初治疗时即选用 BBs 为达目标剂量或耐受，可每 2 周剂量加倍 心率≤55 次/分则减量 用药起始阶段疲倦常见，大部分患者 1 周后症状可缓解 酒石酸美托洛尔不能取代琥珀酸美托洛尔，因为其效果差(Lancet，2003，362：7)
卡维地洛	3.125mg BID	25mg BID	
卡维地洛控释片	10mg QD	80mg QD	
琥珀酸美托洛尔(酒石酸美托洛尔)	12.5～25mg QD	200mg QD	

(续 表)

药物(商品名)	起始剂量	目标剂量	说　明
醛固酮拮抗剂			
依普利酮	25mg QD	50mg QD	尽管目标剂量为 ACEIs＋BB,有症状的患者仍考虑使用(J Card Fail，2010，16:475;J Am Coll Cardiol，2009，53:e1) 血钾＞5mmol/L 或 CrCl＜30ml/min 则不推荐使用,因存在高钾血症风险(J Am Coll Cardiol，2009，53:e1) 肾功能正常患者中位血钾增高值约为 0.3mmol/L（Hypertension，2011，57:1069;J Am Soc Hypertens，2010，4:295) 男子乳腺发育、闭经、月经过多是罕见的不良反应,发生率与剂量相关,螺内酯更常见
螺内酯	12.5～25mg	50mg QD	

（续　表）

药物（商品名）	起始剂量	目标剂量	说　明
血管扩张药			
肼屈嗪（阿比西林）	25mg QID	75mg TID	对于使用 ACEIs 或 ARBs＋BBs 控制不佳或 ACEIs/ARBs 不能耐受的患者考虑使用肼屈嗪＋异山梨酯（J Am Coll Cardiol，2009，53：e1） 对于已使用 ACEIs 或 ARBs＋BBs 的非洲裔美国人来说可获益于联合用药（N Engl J Med，2004，35：2049） 如果耐受可在 2 周后增加至目标剂量 可使用硝酸异山梨酯来保证 10～12h 的无硝酸酯液体浓度期进而预防耐受
硝酸异山梨酯	20mg TID	40mg TID	

（续　表）

药物(商品名)	起始剂量	目标剂量	说　明
正性肌力药物			
地高辛	根据 IBW、CrCl 和 SDC 值调整剂量；通常剂量为 0.125mg QD（表 1.5.2）		尽管最佳方案为 ACEIs＋BBs 但有症状的患者或需要控制心室率的心房颤动患者仍考虑使用(J Card Fail，2010，16:475) 可提高生活质量及预防住院率但不能控制死亡率[J Engl J mED，1997，336：525] 使用地高辛后，临床状况恶化停用地高辛（N Engl J Med，1993，321:1） 目标 SDC 0.5～0.9ng/ml；SDC＞1.0ng/ml 与不良预后相关(J Card Fail，2010，16：475)；服药开始 1 周后或剂量调整时需要测量 SDC 值，至少在服药后 6h 检测

（续 表）

药物(商品名)	起始剂量	目标剂量	说 明
髓袢利尿药			
呋塞米	依据症状，常规剂量 20～40mg QD		需要长期给药，处理充血和水肿 剂量转换：呋塞米 20mg≈托拉塞米 10mg≈布美他尼 0.5mg 呋塞米 20mg 口服≈10mg 静脉给药(比值 2∶1)；托拉塞米口服≈静脉给药 呋塞米不同个体间的生物利用度差异较大；托拉塞米在某些患者中具有较一致的吸收和功效(J Am Coll Cardiol，2009，53:e1) 尽管这些药物在结构上与磺胺类抗生素相似，但是对磺胺类抗生素过敏的患者服用后交叉过敏反应很低或可忽略不计(Ann Pharmacother，2005，39:290)
托拉塞米	依据症状，常规剂量 10～20mg QD		
布美他尼	依据症状，常规剂量 0.5～1mg QD		

表 1.5.2 心力衰竭患者地高辛剂量

体重(kg)	肾小球滤过率(ml/min)	剂量(mg)
50	20	隔日 0.125
	40	隔日 0.125
	60	每日 0.125
	80	每日 0.125
	100	每日 0.125
	120	每日 0.25[a]
55	20	隔日 0.125
	40	隔日 0.125
	60	每日 0.125
	80	每日 0.125
	100	每日 0.125
	120	每日 0.25[a]
60	20	隔日 0.125
	40	隔日 0.125
	60	每日 0.125
	80	每日 0.125
	100	每日 0.125
	120	每日 0.25[a]
65	20	隔日 0.125
	40	每日 0.125
	60	每日 0.125
	80	每日 0.125
	100	每日 0.25[a]
	120	每日 0.25[a]
70	20	隔日 0.125
	40	每日 0.125
	60	每日 0.125
	80	每日 0.125
	100	每日 0.25[a]
	120	每日 0.25

(续表)

体重(kg)	肾小球滤过率(ml/min)	剂量(mg)
75	20	每日 0.125
	40	每日 0.125
	60	每日 0.125
	80	每日 0.125
	100	每日 0.25[a]
	120	每日 0.25
80	20	每日 0.125
	40	每日 0.125
	60	每日 0.125
	80	每日 0.25[a]
	100	每日 0.25[a]
	120	每日 0.25
85	20	每日 0.125
	40	每日 0.125
	60	每日 0.125
	80	每日 0.25[a]
	100	每日 0.25
	120	每日 0.25
90	20	每日 0.125
	40	每日 0.125
	60	每日 0.25[a]
	80	每日 0.25[a]
	100	每日 0.25
	120	每日 0.25

Dosing in this table targets a SDC of 0.7ng/mL; check level 1 week after initiation or dose change. See reference below for full dosing nomogram.

Source: Baumann JL. DiDomineco RJ, Marlos V, Fitch M. Amethod of detemining the dose of digoxin for heart failure in the modern era. *Arch Int Med*, 2006, 166: 2539-2545.

[a] 可以考虑改为隔日 0.125mg 和 0.25mg

表 1.5.3 心力衰竭患者特殊情况下的用药

临床表现	药物治疗
心脏收缩功能障碍及缺血性心脏病	治疗危险因素:高脂血症、高血压和戒烟 目标剂量的 ACEIs 和 BB 症状性心绞痛的 BB 治疗不佳可给予硝酸盐类治疗 症状性心绞痛患者硝酸盐和 BB 治疗不佳可给予氨氯地平或非洛地平治疗
无症状性心脏收缩功能障碍和高血压	目标剂量的 ACEIs 和 BB 如果血压持续>130/80mmHg,则加用噻嗪类利尿药 如果仍持续升高,则加用氨氯地平或非洛地平
有症状性心脏收缩功能障碍和高血压	目标剂量的 ACEIs 和 BB 如果血压>130/80mmHg,则加用醛固酮拮抗剂或 ISDN+肼屈嗪,逐渐增至目标剂量 如果血压持续>130/80mmHg,目标剂量的 ACEIs +BB+醛固酮拮抗剂+ISDN+肼屈嗪治疗不佳,加用氨氯地平或非洛地平
心力衰竭时为维持左心室射血分数	并发糖尿病则用 ACEIs 或 ARB 如果存在心肌梗死、高血压病史或需控制心房颤动心室率则用 BB 心房颤动或不能耐受 BB 则用 NDCCB 无以上适应证则用 ACEIs 或 ARB 血容量超负荷则用髓袢利尿药

Source: Lindenfeld J, Albert NM, Boehmer JP, et al. Executive summary: HFSA 2010 comprehensive heart failure practice guideline. *J Card Fail*, 2010, 16: 475-539.

图 1.5.4 急性失代偿心力衰竭容量超负荷的利尿治疗过程

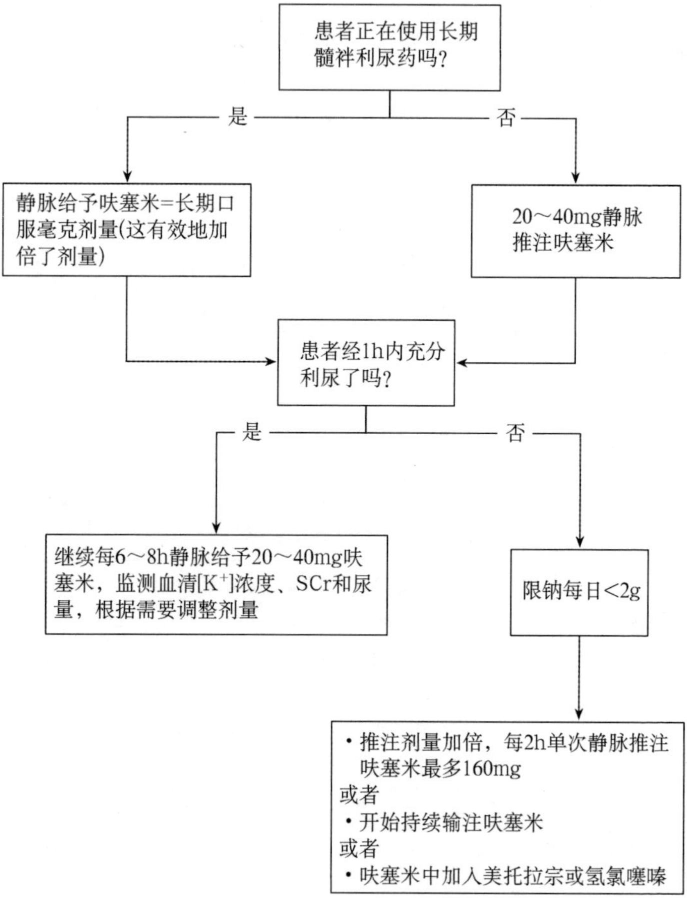

表 1.5.5 急性失代偿心力衰竭的药物治疗

药物(商品名)		剂量	说明
利尿药			
呋塞米	快速注射	起始:20～40mg 静脉注射 最大:160～200mg 静脉注射	流程图见图 1.5.4 因肾小管浓缩功能下降所致的肾功能损害需要大剂量 症状的改善是通过扩张静脉和降低肺毛细血管楔压加上利尿剂的作用 急性加重见于过度降低前负荷或因激活神经激素导致全身性血管收缩 监测血钾、SCr 和出入量
	连续静脉滴注	起始:负荷量 40mg,然后 5mg/h 最大:40mg/h	
托拉塞米	快速注射	起始:10～20mg 静脉注射 最大:200mg 静脉注射	
	连续静脉滴注	起始:20mg 负荷重,然后 5mg/h 最大:20mg/h	
血管扩张药			
亚硝基胍	起始:5μg/min 剂量调整:增加 5～10μg/min Q5min 至出现反应 标准剂量:35～200μg/min		大多数患者首选的血管扩张药 通过扩张静脉降低左心室充盈压 20%患者渐出现 NTG 耐药(J Am Coll Cardiol, 2009, 53:e1);治疗几小时后可出现

（续表）

药物（商品名）	剂　量	说　明
硝普钠	起始：0.1～0.2μg/(kg·min) 剂量调整：增加 0.1～0.2μg/kg Q5～10min 至出现反应 标准剂量：0.5～3μg/(kg·min)	因氰化物毒性致肾功能受损的患者避免使用 通过扩张动脉及静脉降低前负荷、后负荷，升高心排血量 对同时存在容量超负荷和高血压的患者很有用
利钠肽	2μg/kg 负荷量，然后静脉滴注 0.01μg/(kg·min)	由于其价格、低血压风险及无死亡率获益，使用受限（N Engl J Med，2011，365:32） 对亚硝基胍和硝普钠无效的患者且无低血压或心源性休克的患者可能有效
正性肌力药		
多巴酚丁胺	起始：0.25～0.5μg/(kg·min)，剂量缓慢增加至出现反应 最高剂量：20μg/(kg·min)	强心药适用于左心室射血分数降低、周围灌注压减低（低输出症状）且存在收缩压下降和（或）对血管扩张药抵抗的患者（J Card Fail，2010，16:475） 推荐持续监测血压和心电图（J Card Fail，2010，16:475） 心动过速及心肌氧需要量增加与多巴酚丁胺相关；长期低血压和血小板减少与米力农相关；二者均会导致心律失常
米力农	静脉滴注：起始 0.1～0.5μg/(kg·min) 至出现反应，最高 0.75μg/(kg·min) 肾功能受损：起始剂量为范围低限	

第二章　感染性疾病

2.1	抗生素推荐剂量和常见的不良反应
2.1.1	感染性疾病的一般诊断方法(表)
2.1.2	静脉给予常用抗生素给药方案(表)
2.1.3	静脉用药抗生素药动学-药物疗效剂量方案(表)
2.1.4	常用口服抗生素给药方案(表)
2.1.5	常见抗生素的不良反应和监测(表)
2.1.6	常见病原体的 MIC(mg/L)敏感性诊断标准(表)
2.2	器官系统的细菌性疾病治疗
2.2.1	骨髓炎(图)
2.2.2	化脓性关节炎(图)
2.2.3	导管相关性血流感染(图)
2.2.4	感染性心内膜炎(图)
2.2.5	艰难梭状芽孢杆菌感染(图)
2.2.6	腹腔内感染(图)
2.2.7	腹腔内感染的经验性治疗(图)
2.2.8	急性细菌性脑膜炎(图)
2.2.9	脑脊液分析(表)
2.2.10	急性细菌性脑膜炎的经验性治疗(图)
2.2.11	急性中耳炎(图)
2.2.12	咽炎(图)
2.2.13	社区获得性肺炎(图)
2.2.14	社区获得性肺炎的经验性治疗(图)
2.2.15	医院获得性肺炎/呼吸机相关肺炎(图)
2.2.16	脓肿和蜂窝织炎(图)

2.2.17 脓肿和蜂窝织炎的经验性治疗(图)
2.2.18 糖尿病足溃疡(图)
2.2.19 尿路感染(图)
2.2.20 尿路感染的经验性治疗(图)
2.3 真菌导致的疾病
2.3.1 抗真菌药物成分及剂量(表)
2.3.2 抗真菌药物的不良反应(表)
2.3.3 浅表真菌感染的治疗(表)
2.3.4 深部真菌感染的治疗(表)
2.3.5 抗真菌药间药物相互作用(表)

本章缩略语列表

ABLC	两性霉素 B 脂质体复合物	IE	感染性心内膜炎
ABM	急性细菌性脑膜炎	LAMB	两性霉素 B 脂质体
AUC	曲线下面积	MIC	最低抑菌浓度
CAP	社区获得性肺炎	MRSA	耐甲氧西林金黄色葡萄球菌
CDI	艰难梭菌感染	MSSA	甲氧西林敏感金黄色葡萄球菌
CLSI	临床检验标准协会	PCN	青霉素
CNS	中枢神经系统	PD	药效动力学
CRBSI	导管相关血流感染	PK	药代动力学
CSF	脑脊液	SSTI	皮肤和软组织感染
EUCAST	欧洲药敏试验委员会	TBW	总体重
HAP	医院获得性肺炎	UTIs	尿路感染
IAI	腹腔内感染	VRE	耐万古霉素肠球菌
IBW	理想体重	WBC	白细胞

2.1 抗生素推荐剂量和常见的不良反应

表 2.1.1 感染性疾病的一般诊断方法

第一步:确定感染
感染的一般症状和体征包括: · 体温>101℉(38.3℃)[某些患者>100.4℉(38℃)] · 白细胞>10,条带>10% · 根据流程图评估感染特异性症状/体征
第二步:完善诊断检测/检查
· 需确认培养物是在给予抗生素之前从感染部位获取的 · 培养物革兰氏染色和形态学可指导进一步选择经验性用药 · 根据流程图评估感染的严重程度
第三步:开始经验性用药
· 根据感染部位及流程图来查询可能的感染病菌 · 根据流程图开始经验性治疗(根据局部抗生素敏感试验) · 经验性抗生治疗剂量推荐见表 2.1.2~2.1.4
第四步:重新评估/监测治疗反应
· 检查症状体征缓解情况 · 查看培养结果/敏感试验和记录 MIC 值 · 必要时根据表 2.1.5 来监测所选经验性治疗的不良反应和血清浓度
第五步:广谱/窄谱抗生素治疗
· 根据培养结果的药敏试验选择最窄谱的抗生素治疗 · 如果提供 MIC 结果,则考虑选择 MIC 值低于表 2.1.6 提供的药敏试验断点以下的抗生素(注意:不同抗生素间的 MICs 值不具可比性)
举例
血培养结果:大肠杆菌

	S/I/R	MIC	断点		
氨苄西林/舒巴坦	R	>32	≤8	←	耐药
头孢吡肟	S	2	≤8	←	比较 MIC＝2 与断点≤8（非常敏感）
头孢曲松钠	I	2	≤1	←	中等
环丙沙星	S	1	≤1	←	比较 MIC＝1 与断点≤1（敏感）

上例中，头孢吡肟优于环丙沙星，因其 MIC 显著低于大肠杆菌敏感性断点≤8，环丙沙星 MIC 值与其大肠杆菌敏感性断点（≤1）相等，若环丙沙星更适于患者，那 PK-PD 给药方案应最优化（表 2.1.3）。

表 2.1.2 静脉给予常用抗生素给药方案

种类/药物	感染/病原体	可疑病菌的推荐剂量			
		常规剂量(静脉滴注时间)	CrCl 30～59 ml/min	CrCl 15～29 ml/min	CrCl＜15ml/min 或间歇性血液透析
青霉素类					
氨苄西林	均适用/所有细菌	2g Q4h(0.5h 静脉滴注) 4g Q8h(8h 静脉滴注)[a]	2g Q6h —	2g Q8h —	2g Q12h —
氨苄西林/舒巴坦	均适用/所有细菌	3g Q6h(0.5h 静脉滴注)	NoΔ	3g Q12h	3g Q24h
萘夫西林	导管相关性血流感染/甲氧西林敏感金黄色葡萄球菌	2g Q4h(0.5h 静脉滴注)	NoΔ	NoΔ	NoΔ
		12g(24h 持续静脉滴注)[a]			
苯唑西林	导管相关性血流感染/甲氧西林敏感金黄色葡萄球菌	2g Q4h(0.5h 静脉滴注)	NoΔ	NoΔ	NoΔ
		12g(24h 持续静脉滴注)[a]			
PCN G[a]	急性细菌性脑膜炎/可疑细菌	24mU(24h 持续静脉滴注)	NoΔ	12mU	8mU
	感染性心内膜炎/导管相关性血流感染/肠球菌	20mU(24h 持续静脉滴注)	NoΔ	10mU	5mU

（续表）

种类/药物	感染/病原体	可疑病菌的推荐剂量			
		常规剂量（静脉滴注时间）	CrCl 30～59 ml/min	CrCl 15～29 ml/min	CrCl<15ml/min 或间歇性血液透析
PCN G[a]	感染性心内膜炎/链球菌（MIC ≤0.125）	18mU（24h 持续静脉滴注）	NoΔ	10mU	5mU
	感染性心内膜炎/链球菌（MIC 0.25～0.5）	24mU（24h 持续静脉滴注）	NoΔ	12mU	8mU
哌拉西林/他唑巴坦	均适用/假单胞菌属	4.5g Q6h（0.5h 静脉滴注）	CrCl>40ml/min，正常剂量；如果 CrCl 30～40ml/min，则使用剂量为 CrCl 15～29ml/min 的剂量	3.375g Q6h	2.25g Q6h
	均适用/肠埃希菌属	3.375g Q6h（0.5h 静脉滴注）		2.25g Q6h	2.25g Q8h

（续表）

种类/药物	感染/病原体	可疑病菌的推荐剂量			
		常规剂量（静脉滴注时间）	CrCl 30～59 ml/min	CrCl 15～29 ml/min	CrCl＜15ml/min 或间歇性血液透析
头孢菌素类					
头孢唑林	导管相关性血流感染/感染性心内膜炎/骨/甲氧西林敏感金黄色葡萄球菌	2g Q8h（静脉滴注）	2g Q12h	1g Q12h	1g Q24h
	腹腔内感染/肠埃希菌属	2g Q8h（静脉滴注）	2g Q12h	1g Q12h	1g Q24h
	皮肤软组织感染/甲氧西林敏感金黄色葡萄球菌	1g Q8h（静脉滴注）	1g Q12h	1g Q24h	500mg Q24h
	尿路感染/肠埃希菌属	1g Q8h（静脉滴注）	1g Q12h	1g Q24h	500mg Q24h
头孢吡肟	均适用/假单胞菌属	2g Q8h（0.5h 静脉滴注）	2g Q12h	2g Q24h	1g Q24h
	腹腔内感染/肠埃希菌属	2g Q12h（0.5h 静脉滴注）	2g Q24h	1g Q24h	500mg Q24h
	尿路感染/所有细菌	1g Q12h（0.5h 静脉滴注）	1g Q24h	500mg Q24h	250mg Q24h
头孢噻肟	社区获得性肺炎/链球菌肺炎	2g Q8h（静脉滴注）	NoΔ	2g Q12h	2g Q24h

（续表）

种类/药物	感染/病原体	可疑病菌的推荐剂量			
		常规剂量(静脉滴注时间)	CrCl 30～59 ml/min	CrCl 15～29 ml/min	CrCl＜15ml/min 或间歇性血液透析
头孢噻肟	中枢神经系统/链球菌肺炎	2g Q4h(静脉滴注)	2g Q6h	2g Q8h	2g Q24h
	腹腔内感染/肠埃希菌属	2g Q8h(静脉滴注)	NoΔ	2g Q12h	2g Q24h
	尿路感染/肠埃希菌属	1g Q8h(静脉滴注)	NoΔ	1g Q12h	1g Q24h
头孢替坦	盆腔炎症性疾病[b]	2g Q12h(0.5h 静脉滴注)	NoΔ	2g Q24h	2g Q48h
头孢西丁	腹腔内感染/所有细菌	2g Q6h(0.5h 静脉滴注)	2g Q8h	2g Q12h	2g Q24h
头孢洛林	均适用/所有细菌	600mg Q12h (1h 静脉滴注)	400mg Q12h	300mg Q12h	200mg Q12h
头孢曲松	社区获得性肺炎/链球菌肺炎	1g Q24h(静脉滴注)	NoΔ	NoΔ	NoΔ
	中枢神经系统/链球菌肺炎	2g Q12h(静脉滴注)			
	均适用/肠埃希菌属	1g Q24h(静脉滴注)			
	感染性心内膜炎/草绿色链球菌	2g Q24h(静脉滴注)			
	骨/所有细菌	2g Q24h(静脉滴注)			

（续表）

种类/药物	感染/病原体	可疑病菌的推荐剂量			
		常规剂量（静脉滴注时间）	CrCl 30～59 ml/min	CrCl 15～29 ml/min	CrCl＜15ml/min 或间歇性血液透析
碳青霉烯类					
多利培南	均适用/所有细菌	500mg Q8h（1h 静脉滴注）	250mg Q8h	250mg Q12h	250mg Q24h
厄他培南	均适用/所有细菌	1g Q24h（0.5h 静脉滴注）	NoΔ	NoΔ	500mg Q24h
亚胺培南/西司他丁	均适用/所有细菌	500mg Q6h(0.5h 静脉滴注)	500mg Q8h	250mg Q6h	250mg Q12h
		1g Q8h（0.5h 静脉滴注）	500mg Q6h	500mg Q8h	500mg Q12h
美罗培南	急性细菌性脑膜炎/所有细菌	2g Q8h（0.5h 静脉滴注）	2g Q12h	1g Q12h	1g Q24h
	非中枢神经系统适应证	1g Q8h（0.5h 静脉滴注）	1g Q12h	500mg Q12h	500mg Q24h
氟喹诺酮类					
环丙沙星	院内获得性肺炎/假单胞菌属	400mg Q8h（1h 静脉滴注）	NoΔ	400mg Q12h	400mg Q24h
	腹腔内感染/所有细菌	400mg Q12h（1h 静脉滴注）	NoΔ	400mg Q24h	200mg Q24h
	尿路感染/所有细菌	200mg Q12h（1h 静脉滴注）	NoΔ	200mg Q24h	200mg Q24h

（续表）

种类/药物	感染/病原体	可疑病菌的推荐剂量			
		常规剂量(静脉滴注时间)	CrCl 30～59 ml/min	CrCl 15～29 ml/min	CrCl＜15ml/min 或间歇性血液透析
左氧氟沙星	社区获得性肺炎/院内获得性肺炎/腹腔内感染/所有细菌	750mg Q24h（1h 静脉滴注）	750mg Q48h	500mg Q48h	500mg Q48h
	尿路感染/所有细菌	250mg Q24h（1h 静脉滴注）	NoΔ	NoΔ	250mg Q48h
莫西沙星	均适用/所有细菌	400mg Q24h（1h 静脉滴注）	NoΔ	NoΔ	NoΔ
大环内酯类					
阿奇霉素	均适用/所有细菌	500mg Q24h（1h 静脉滴注）	NoΔ	NoΔ	NoΔ
四环素类					
多西环素	均适用/所有细菌	100mg Q12h（1h 静脉滴注）	NoΔ	NoΔ	NoΔ
米诺环素	均适用/所有细菌	100mg Q12h（1h 静脉滴注）	NoΔ	NoΔ	NoΔ
氨基糖苷类[c]					
阿米卡星[d]	院内获得性肺炎/假单胞菌属	15～20mg/kg(IBW)Q24h（1h 静脉滴注）	15mg/kg（IBW） Q36h	10mg/kg（IBW） Q48h	不推荐使用
	尿路感染/假单胞菌属	10mg/kg(IBW)Q24h(1h 静脉滴注）	10mg/kg(IBW) Q36h	7mg/kg(IBW) Q48h	不推荐使用

（续表）

种类/药物	感染/病原体	可疑病菌的推荐剂量			
		常规剂量（静脉滴注时间）	CrCl 30～59 ml/min	CrCl 15～29 ml/min	CrCl＜15ml/min 或间歇性血液透析
庆大霉素[e]	院内获得性肺炎/假单胞菌属	7mg/kg(IBW)Q24h(1h 静脉滴注)	5mg/kg(IBW) Q36h	5mg/kg(IBW) Q48h	不推荐使用
	尿路感染/假单胞菌属	3mg/kg(IBW)Q24h(1h 静脉滴注)	3mg/kg(IBW) Q36h	3mg/kg(IBW) Q48h	不推荐使用
妥布霉素[e]	院内获得性肺炎/假单胞菌属	7mg/kg(IBW)Q24h(1h 静脉滴注)	5mg/kg(IBW) Q36h	5mg/kg(IBW) Q48h	不推荐使用
	尿路感染/假单胞菌属	3mg/kg(IBW)Q24h(1h 静脉滴注)	3mg/kg(IBW) Q36h	3mg/kg(IBW) Q48h	不推荐使用
其他					
氨曲南[f]	急性细菌性脑膜炎/腹腔内感染/院内获得性感染/革兰氏阴性菌	2g Q6h	NoΔ	1g Q6h	500mg Q6h
	尿路感染/革兰氏阴性菌	1g Q12h	NoΔ	500mg Q12h	250mg Q12h
黏菌素[g,h]	均适用/所有细菌	2.5mg/kg(IBW)Q12h (0.5h 静脉滴注)	2mg/kg(IBW) Q12h	1.25mg/kg (IBW)Q12h	1.25mg/kg(IBW) Q24h

（续表）

种类/药物	感染/病原体	可疑病菌的推荐剂量			
		常规剂量（静脉滴注时间）	**CrCl 30～59 ml/min**	**CrCl 15～29 ml/min**	**CrCl<15ml/min 或间歇性血液透析**
克林霉素	均适用/所有细菌	600mg Q6～8h	NoΔ	NoΔ	NoΔ
达托霉素	皮肤软组织感染/甲氧西林敏感金黄色葡萄球菌	4mg/kg(TBW)Q24h(1h 静脉滴注)	NoΔ	4mg/kg (TBW)Q48h	间歇性血液透析后 6mg/kg (TBW)
	感染性心内膜炎/甲氧西林敏感金黄色葡萄球菌	6mg/kg(TBW)Q24h(1h 静脉滴注)[i]	NoΔ	6mg/kg (TBW)Q48h	
利奈唑胺	均适用/所有细菌	600mg Q12h (1h 静脉滴注)	NoΔ	NoΔ	NoΔ
甲硝唑	均适用/所有细菌	500mg Q8h(0.5h 静脉滴注)	NoΔ	NoΔ	NoΔ
替吉环素	均适用/所有细菌	100mg×1,50mg Q12h (1h 静脉滴注)	NoΔ	NoΔ	NoΔ
万古霉素[j]	重症感染/细菌	15～20mg/kg(TBW) Q8～12h	15～20mg/kg (TBW)Q12h	15mg/kg (TBW)Q24h	15mg/kg (TBW)Q48h
	皮肤软组织感染/所有细菌	1g Q12h	1g Q12h	1g Q24h	1g Q48h

[a] 建议用于门诊患者非经口抗生治疗或简单住院患者治疗

[b]需联合多西环素治疗;因其可增加脆弱类杆菌耐药不建议用于腹腔内感染

[c]剂量需根据药物治疗监测情况个体化;需要参照药代动力学

[d]静脉滴注第一剂量后 1h 绘制峰值(目标峰值=40～50)和 8～10h 任意值(目标 8～10h 任意值<10)

[e]静脉滴注第一剂量后 1h 绘制峰值(目标峰值=20～25)和 8～10h 任意值(目标 8～10h 任意值<5)

[f]通常不用于对青霉素过敏的革兰氏阴性感染(包括假单胞菌)患者;头孢他啶可能会出现交叉过敏反应

[g]剂量>300mg/d 存在争议;CrCl>70ml/min 可以考虑给予 480mg×1;24h 后开始 240mg Q8h(Antimicrob Agents Chemother. 2009;53:3430)

[h]考虑给药 5～8mg/d(IBW);24h 后开始维持剂量=2×(1.5×CrCl+30)Q12h(Antimicrob Agents Chemother. 2011;55:3284)

[i]专家推荐 MIC>1 或 VRE 则剂量为 8mg/kg

[j]第 4 次用药前绘制波谷(目标波谷 15～20mg/L)(皮肤软组织感染目标波谷变为 10～15mg/L)

表 2.1.3 静脉用药抗生素药动学-药物疗效剂量方案[a]

分类/药物	MIC(mg/L)					
	≤0.5	1	2	4	8	16
青霉素类[b]						
哌拉西林/他唑巴坦	2.25g Q8h(4h)	2.25g Q8h(4h)	2.25g Q8h(4h)	3.375g Q8h(4h)	3.375g Q8h(4h)	3.375g Q8h(4h)
	4.5g Q8h(0.5h)	4.5g Q8h(0.5h)	4.5g Q8h(0.5h)		13.5g(24h)	13.5g (24h)
头孢菌素类[c]						
头孢唑林	1g Q8h(0.5h)	1g Q8h(0.5h)	2g Q8h(0.5h)	—	—	—
	3g(24h)	4g(24h)	6g(24h)			
头孢吡肟	1g Q12h(0.5h)	1g Q8h(0.5h)	1g Q8h(3h)	2g Q8h(3h)	2g Q8h(3h)	—
		2g Q12h(0.5h)	2g Q8h(0.5h)			
碳青霉烯类[d]						
美罗培南	500mg Q8h(1h)	500mg Q8h(3h)	500mg Q8h(3h)	1g Q8h(3h)	—	—
		500mg Q6h(1h)	1g Q8h(1h)			
氨基糖苷类[e]						
阿米卡星	10mg/kg Q24h (1h)	10mg/kg Q24h (1h)	10mg/kg Q24h (1h)	15mg/kg Q24h (1h)	20mg/kg Q24h (1h)	—

（续表）

分类/药物	MIC(mg/L)					
	≤0.5	1	2	4	8	16
庆大霉素	5mg/kg Q24h（1h）	5mg/kg Q24h（1h）	7mg/kg Q24h（1h）	—	—	—
妥布霉素	5mg/kg Q24h（1h）	5mg/kg Q24h（1h）	7mg/kg Q24h（1h）	—	—	—
其他						
万古霉素[f]	15～20mg/kg Q8～12h（目标低谷 10～15） 30～40mg/kg 24h 持续静脉滴注（目标水平 10～15）	15～20mg/kg Q8～12h（目标低谷 15～20） 30～40mg/kg 24h 持续静脉滴注（目标水平 15～20）	30～40mg/kg 24h 持续静脉滴注（目标水平 25～30）	—	—	—

[a] 确定无肝肾功能损害；静脉滴注时间见括号内

[b] PK-PD 目标是为了保证浓度在＞50％的时间里高于 MIC；一般措施包括经常减少剂量、延长或持续静脉滴注时间

[c] PK-PD 目标是为了保证浓度在＞60％的时间里高于 MIC；一般措施包括经常减少剂量、延长或持续静脉滴注时间

[d] PK-PD 目标是为了保证浓度在＞40％的时间里高于 MIC；一般措施包括经常减少剂量、延长或持续静脉滴注时间

[e] PK-PD 目标是为了保证达到最高浓度：MIC 8～10；一般措施包括每日一次最高浓度给药和波谷＜1mg/L 来降低肾毒性

[f] PK-PD 目标是为了保证达到曲线下面积：MIC＞400；一般措施包括增加每日总剂量如果波谷水平＜10mg/L

表 2.1.4 常用口服抗生素给药方案

种类/药物	感染/病原体	可疑病菌的推荐剂量			
		常规剂量	CrCl 30～59ml/min	CrCl 15～29ml/min	CrCl＜15ml/min 或间歇性血液透析
青霉素类					
阿莫西林	社区获得性肺炎/链球菌肺炎	1g Q8h	NoΔ	500mg Q8h	500mg Q24h
阿莫西林-克拉维酸	社区获得性肺炎/链球菌肺炎	875mg Q12h	NoΔ	500mg Q12h	500mg Q24h
青霉素 VK	咽炎/化脓性链球菌	500mg Q6h	500mg Q8h	500mg Q12h	500mg Q12h
头孢菌素类					
头孢地尼	社区获得性肺炎/链球菌肺炎	300mg Q12h	NoΔ	300mg Q24h	300mg Q48h
头孢泊肟	均适用/所有细菌	200mg Q12h	NoΔ	200mg Q24h	200mg Q48h
头孢丙烯	均适用/所有细菌	500mg Q12h	NoΔ	500mg Q24h	500mg Q24h
头孢布烯	均适用/所有细菌	400mg Q24h	200mg Q24h	100mg Q24h	400mg Q48h
头孢呋辛	均适用/所有细菌	400mg Q12h	NoΔ	NoΔ	400mg Q24h
头孢氨苄	皮肤软组织感染/化脓性链球菌	500mg Q6～12h	500mg Q8h	500mg Q12h	500mg Q24h

（续表）

种类/药物	感染/病原体	可疑病菌的推荐剂量			
		常规剂量	CrCl 30～59ml/min	CrCl 15～29ml/min	CrCl＜15ml/min或间歇性血液透析
氟喹诺酮类					
环丙沙星	尿路感染/大肠埃希菌	250mg Q12h	NoΔ	NoΔ	250mg Q24h
左氧氟沙星	社区获得性肺炎/链球菌肺炎	750mg Q24h	750mg Q48h	500mg Q48h	500mg Q48h
	尿路感染/大肠埃希菌	250mg Q24h	NoΔ	NoΔ	250mg Q48h
莫西沙星	均适用/所有细菌	400mg Q24h	NoΔ	NoΔ	NoΔ
四环素类					
多西环素	均适用/所有细菌	100mg Q12h	NoΔ	NoΔ	NoΔ
米诺环素	均适用/所有细菌	100mg Q12h	NoΔ	NoΔ	NoΔ
大环内酯类					
阿奇霉素	均适用/所有细菌	500mg Q24h	NoΔ	NoΔ	NoΔ
克拉霉素	均适用/所有细菌	500mg Q12h	NoΔ	250mg Q12h	250mg Q24h
替利霉素	社区获得性肺炎/所有细菌	800mg Q24h	NoΔ	600mg Q24h	400mg Q24h

（续表）

种类/药物	感染/病原体	可疑病菌的推荐剂量			
		常规剂量	CrCl 30～59ml/min	CrCl 15～29ml/min	CrCl＜15ml/min或间歇性血液透析
其他					
克林霉素	均适用/所有细菌	300mg Q6～8h	NoΔ	NoΔ	NoΔ
磷霉素	尿路感染/大肠埃希菌	3g×1	NoΔ	NoΔ	NoΔ
利奈唑胺	均适用/所有细菌	600mg Q12h	NoΔ	NoΔ	NoΔ
甲硝唑	均适用/所有细菌	500mg Q8h	NoΔ	NoΔ	NoΔ
呋喃妥因	尿路感染/大肠埃希菌	100mg Q12h	不推荐使用	不推荐使用	不推荐使用
利福平	感染性心内膜炎/耐甲氧西林金黄色葡萄球菌（无单药治疗）	300mg Q8h	NoΔ	NoΔ	NoΔ
甲氧苄啶/磺胺甲噁唑	皮肤软组织感染/耐甲氧西林金黄色葡萄球菌	2 DS tabs Q12h	NoΔ	1 DS tab Q12h	不推荐使用
	尿路感染/大肠埃希菌	1 DS tab Q12h	NoΔ	1 SS tab Q12h	不推荐使用
万古霉素	临床上有记载感染/艰难梭菌	250mg Q6h	NoΔ	NoΔ	NoΔ

表 2.1.5 常见抗生素的不良反应和监测

	氨基青霉素	萘夫西林/苯唑西林	青霉素G	哌拉西林/他唑巴坦	头孢唑林	头孢吡肟	头孢曲松	厄他培南	亚胺培南/美罗培南	环丙沙星/左氧氟沙星	莫西沙星	阿奇霉素	多西环素/米诺环素	阿米卡星	庆大霉素/妥布霉素	克林霉素	达托霉素	利奈唑胺	甲硝唑	替吉环素	万古霉素
每日神经系统查体监测神经毒性			×	×		×			×												
→剂量过大致精神状态改变			×	×		×															
→剂量过大致癫痫发作			×			×			×												
耳鸣和(或)听力丧失													×	×	×						
基线 ECG，必要时随诊										×	×	×									

（续表）

	氨基青霉素	萘夫西林/苯唑西林	青霉素G	哌拉西林/他唑巴坦	头孢唑林	头孢吡肟	头孢曲松	厄他培南	亚胺培南/美罗培南	环丙沙星/左氧氟沙星	莫西沙星	阿奇霉素	多西环素/米诺环素	阿米卡星	庆大霉素/妥布霉素	克林霉素	达托霉素	利奈唑胺	甲硝唑	替吉环素	万古霉素
→如果加用其他延长 QT 间期的药物则监测 QT 间期										×	×	×									
腹泻和（或）胃肠道不适	×		×	×			×	×	×	×	×	×	×			×			×[a]	×[b]	
抗生素相关结肠炎/艰难梭菌感染									×	×	×					×					
基线 ALT/AST/AlkP 及每周监测值		×					×														

（续表）

	氨基青霉素	萘夫西林/苯唑西林	青霉素G	哌拉西林/他唑巴坦	头孢唑林	头孢吡肟	头孢曲松	厄他培南	亚胺培南/美罗培南	环丙沙星/左氧氟沙星	莫西沙星	阿奇霉素	多西环素/米诺环素	阿米卡星	庆大霉素/妥布霉素	克林霉素	达托霉素	利奈唑胺	甲硝唑	替吉环素	万古霉素
→急性胆汁淤积性肝损害	×	×					×														
→急性肝细胞坏死		×																			
基线 BUN/SCr 及每 1～3d 的值	×		×	×	×	×		×	×	×				×	×		×				×
→急性肾小管坏死所致急性肾损害														×	×						×
→间质性肾炎所致急性肾损害		×								×											
→肾功能下降调整剂量	×		×	×	×	×		×	×	×				×	×		×				×

（续表）

	氨基青霉素	萘夫西林/苯唑西林	青霉素G	哌拉西林/他唑巴坦	头孢唑林	头孢吡肟	头孢曲松	厄他培南	亚胺培南/美罗培南	环丙沙星/左氧氟沙星	莫西沙星	阿奇霉素	多西环素/米诺环素	阿米卡星	庆大霉素/妥布霉素	克林霉素	达托霉素	利奈唑胺	甲硝唑	替吉环素	万古霉素
可能导致皮疹或过敏反应	×	×	×	×	×	×	×	×	×												
光过敏增加										×	×		×								
基线 CPK 及每 3～7d 的值																	×				
基线 CBC 及每 1～3d 的值	×	×	×	×														×			×
→白细胞减少	×	×	×	×																	×
→血小板减少																		×[c]			
需要监测治疗药物														×[d]	×[e]						×[f]

[a] 服药时饮酒可出现双硫仑样反应。

[b] 出现恶心、呕吐风险 10%～20%。

[c] 如果给予其他 5-羟色胺能药物如抗抑郁药、曲马朵、阿片类药物、曲坦类、中枢神经系统兴奋药可能会导致 5-羟色胺样症状。

[d] 静脉滴注第一剂量后 1h 绘制峰值（目标峰值＝40～50）和 8～10h 任意值（目标 8～10h 任意值＜10）。

[e] 静脉滴注第一剂量后 1h 绘制峰值（目标峰值＝20～25）和 8～10h 任意值（目标 8～10h 任意值＜5）。

[f] 第 4 次用药前绘制波谷（目标波谷 15～20mg/L）（皮肤软组织感染/腹腔内感染目标波谷变为 10～15mg/L）。

表 2.1.6 常见病原体的 MIC(mg/L)敏感性诊断标准[a,b]

分类/药物	肠杆菌科[c]		肠球菌属		铜绿假单胞菌属		葡萄球菌属[d]		肺炎链球菌属	
	CLSI 美国标准	EUCAST 欧洲标准	CLSI 美国标准	EUCAST 欧洲标准	CLSI 美国标准	EUCAST 欧洲标准	CLSI 美国标准	EUCAST 欧洲标准	CLSI 美国标准	EUCAST 欧洲标准
青霉素类										
氨苄西林	≤8	≤8	≤8	≤4			≤0.25	≤0.125	≤2	≤0.5
阿莫西林		≤8		≤4				≤0.125	≤2	≤0.5
氨苄西林/舒巴坦	≤8	≤8		≤4			≤8			≤0.5
克拉维酸-阿莫西林	≤8	≤8		≤4			≤4		≤2	≤0.5
萘夫西林							≤2			
苯唑西林(金黄色葡萄球菌)						≤2	≤2			
苯唑西林(表皮葡萄球菌)							≤0.25	≤0.25		
青霉素(非中枢神经系统)[e]							≤0.125	≤0.125	≤2	≤2

（续表）

分类/药物	肠杆菌科[c]		肠球菌属		铜绿假单胞菌属		葡萄球菌属[d]		肺炎链球菌属	
	CLSI 美国标准	EUCAST 欧洲标准	CLSI 美国标准	EUCAST 欧洲标准	CLSI 美国标准	EUCAST 欧洲标准	CLSI 美国标准	EUCAST 欧洲标准	CLSI 美国标准	EUCAST 欧洲标准
青霉素 G（中枢神经系统）[f]									≤0.06	≤0.06
青霉素 VK									≤0.06	
哌拉西林-他唑巴坦[g]	≤16	≤8		≤4	≤16	≤16	≤8			
头孢菌素类										
头孢唑林	≤2						≤8			
头孢吡肟（非中枢神经系统）[e]	≤8	≤1			≤8	≤8	≤8		≤1	≤1
头孢吡肟（中枢神经系统）[f]									≤0.5	
头孢噻肟（非中枢神经系统）[e]	≤1	≤1					≤8		≤1	≤0.5

（续表）

分类/药物	肠杆菌科[c]		肠球菌属		铜绿假单胞菌属		葡萄球菌属[d]		肺炎链球菌属	
	CLSI 美国标准	EUCAST 欧洲标准	CLSI 美国标准	EUCAST 欧洲标准	CLSI 美国标准	EUCAST 欧洲标准	CLSI 美国标准	EUCAST 欧洲标准	CLSI 美国标准	EUCAST 欧洲标准
头孢噻肟（中枢神经系统）[f]									≤0.5	
头孢曲松（非中枢神经系统）[e]	≤1	≤1					≤8		≤1	≤0.5
头孢曲松（中枢神经系统）[f]	≤1								≤0.5	
碳青霉烯类										
厄他培南	≤0.5	≤0.5					≤2		≤1	≤0.5
亚胺培南-西司他丁[g]	≤1	≤2		≤4	≤2	≤4	≤4		≤0.125	≤2
美罗培南[g]	≤1	≤2			≤2	≤2	≤4		≤0.25	≤2[h]
氟喹诺酮类										
环丙沙星[i,j]	≤1	≤0.5	≤1		≤1	≤0.5	≤1	≤1		

（续表）

分类/药物	肠杆菌科[c]		肠球菌属		铜绿假单胞菌属		葡萄球菌属[d]		肺炎链球菌属	
	CLSI 美国标准	EUCAST 欧洲标准	CLSI 美国标准	EUCAST 欧洲标准	CLSI 美国标准	EUCAST 欧洲标准	CLSI 美国标准	EUCAST 欧洲标准	CLSI 美国标准	EUCAST 欧洲标准
左氧氟沙星[i,j]	≤2	≤1	≤2		≤2	≤1	≤1	≤1	≤2	≤2
莫西沙星[j]	≤2	≤0.5					≤0.5	≤0.5	≤1	≤0.5
大环内酯类										
阿奇霉素[j]							≤2	≤1	≤0.5	≤0.25
四环素类										
多西环素	≤4		≤4				≤4	≤1	≤2	≤1
米诺环素	≤4		≤4				≤4	≤0.5		≤0.5
氨基糖苷类[j]										
阿米卡星	≤16	≤8			≤16	≤8	≤16	≤8		
庆大霉素	≤4	≤2			≤4	≤4	≤4	≤1		
妥布霉素	≤4	≤2			≤4	≤4	≤4	≤1		

（续表）

分类/药物	肠杆菌科[c]		肠球菌属		铜绿假单胞菌属		葡萄球菌属[d]		肺炎链球菌属	
	CLSI 美国标准	EUCAST 欧洲标准	CLSI 美国标准	EUCAST 欧洲标准	CLSI 美国标准	EUCAST 欧洲标准	CLSI 美国标准	EUCAST 欧洲标准	CLSI 美国标准	EUCAST 欧洲标准
其他										
克林霉素							≤0.5	≤0.25	≤0.25	≤0.5
达托霉素			≤4				≤1	≤1		
利奈唑胺				≤4			≤4	≤4	≤2	≤2
万古霉素[k]			≤4	≤4			≤2	≤2	≤1	≤2

[a] 该表不能用于比较抗生素间疗效；MIC 分界点是药物-细菌特异性的，且抗生素具有不同的 PK 性质

[b] CLSI，EUCAST

[c] 包括大肠埃希菌、克雷白杆菌属、变形杆菌属、肠杆菌属、枸橼酸杆菌属、沙雷菌属

[d] 如果确定是 MSSA，则考虑使用阿莫西林-克拉维酸、氨苄西林-舒巴坦、哌拉西林-他唑巴坦、所有头孢类及碳青霉烯类

[e] 中枢系统感染的病例脑脊液中获得的分离株不适用断点标准

[f] 中枢系统感染的病例脑脊液中获得的分离株适用断点标准

[g] 对青霉素敏感的肠球菌同样对亚胺培南、美罗培南、哌拉西林-他唑巴坦敏感

[h] 中枢系统感染的病例脑脊液中分离获得的肺链球菌的美罗培南敏感临界点为≤0.25mg/L

[i] 环丙沙星和左氧氟沙星临界点仅用于从尿液培养出的肠球菌的治疗

[j] 重症葡萄球菌感染不推荐单药治疗

[k] 革兰氏阴性葡萄球菌的敏感临界点≤4mg/L

2.2 器官系统的细菌性疾病治疗

图2.2.1 骨髓炎

骨髓炎疑似病例

- **确认感染**
  - S/S：局部红斑，肿胀，疼痛，组织坏死覆骨，骨外露，窦道
  - PE：软组织肿胀，关节积液，关节的运动范围下降，骨触痛，周围血管活性或感觉功能差，感染性溃疡附近骨外露
- **诊断性检测/检查**[1,2]
  - **X线**：敏感性15%～55% 特异性70%
  - **MRI**：敏感性80%～90% 特异性60%～90%
  - **血培养**：可避免进行骨培养；在～50%儿童血源性骨髓炎病例中为阳性
  - **骨培养**：在引导下穿刺活检；浅伤口拭子对诊断没有帮助
  - **实验室检查**：CRP>10；ESP>30
- **经验性治疗**
  - 病因[2]
    - **常见的病原体**：金黄色葡萄球菌(>60%)
    - **其他病原体**：新生儿：金黄色葡萄球菌，B组链球菌，大肠埃希菌 IVDU：假单胞菌属和革兰氏阴性菌(>85%) 老年人：尿路感染史：大肠埃希菌，革兰氏阴性菌 假体留置：表皮葡萄球菌，痤疮丙酸杆菌[b] 糖尿病足感染：见2.2.18
  - 治疗[a]
    - **万古霉素**
    - 如果怀疑革兰氏阴性病原体，可以考虑添加氟喹诺酮类
- **重新评估/监测**[2,3]
  - CRP每一周均有向下降趋势可能表明药物有效
  - 手术清创治疗慢性骨坏死骨
  - 移除已感染假体留置装置
  - 慢性骨髓炎12个月复发率可能会超过30%
- **流程型治疗/针对性治疗**[a]
  - 6～8周的治疗，小儿急性血行播散性骨髓炎可以考虑治疗4周
  - **MSSA**：静脉给予苯唑西林萘夫西林或静脉给予头孢唑啉
  - **MRSA**：静脉给予万古霉素或静脉给予达托霉素
  - **大肠埃希菌**：静脉给予/口服氟喹诺酮类或静脉给予/肌内注射头孢曲松
  - **铜绿假单胞菌**：静脉给予/口服氟喹诺酮类或静脉给予抗假单胞菌β内酰胺类药物

[a] 剂量和监测见第2.1章。
[b] 置入装置后3～24个月发生。
[1] Am Fam Physician, 2011，84(9):1027.
[2] Emerg Med Australas, 2011，23(3):317.
[3] Lancet, 2004，364:369.

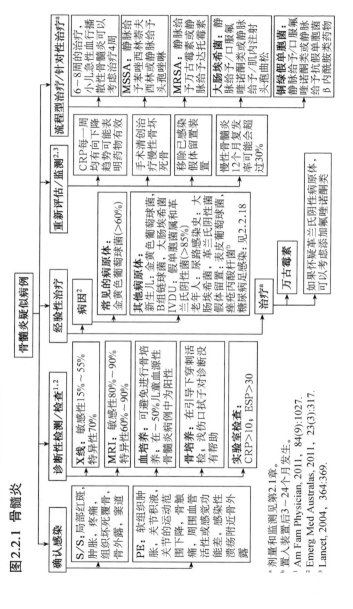

图2.2.2 化脓性关节炎

化脓性关节炎疑似病例

- **确认感染**
  - S/S：急性单关节肿胀，疼痛，红斑，温热，关节僵硬，发热，寒战
  - PE：主动/被动活动范围严重受限；关节处于最大关节间隙位置：80%累及单关节；最常见的受累关节依次为膝关节>髋关节>肩关节>踝关节>肘关节>腕关节
- **诊断性检测/检查**[1,a]
  - **关节穿刺**[b]：白细胞>50，中性粒细胞>90%；晶体的存在不排除诊断
  - **滑膜液培养**：革兰氏染色结果阳性率60%~80%；使用抗菌药物前阳性率>90%
  - **血培养**：血行播散占25%~50%
- **经验性治疗**
  - 病因
    - **常见病原体**：金黄色葡萄球菌(>60%)链球菌(30%)
    - **其他病原体**：老年人/尿路感染史：大肠埃希菌，革兰氏阴性菌 IVDU：假单胞菌属和革兰氏阴性菌性传播疾病史：淋病奈瑟球菌
  - 治疗
    - **万古霉素**
    - 如果怀疑革兰氏阴性病原体感染，可以考虑使用氟喹诺酮类药物
    - 如果怀疑播散性淋球菌感染，可以考虑添加头孢曲松
- **重新评估/监测**[1]
  - 治疗5d内，滑膜白细胞，中性粒细胞有下降趋势，关节腔抽出液中细胞革兰氏染色阴性可能表明治疗有效
  - 通过关节空刺移除化脓性物质促进恢复
  - 取出受感染的留置假体装置
- **流程型治疗/针对性治疗**[2,c]
  - 治疗4周
  - **MSSA**：静脉注射苯唑西林/萘夫西林或静脉注射头孢唑啉
  - **MRSA**：静脉注射万古霉素或静脉注射达托霉素
  - **大肠埃希菌**：静脉注射/口服氟喹诺酮类或静脉注射/肌内注射头孢曲松
  - **铜绿假单胞菌**：静脉注射/口服氟喹诺酮类或静脉注射抗假单胞菌β内酰胺类药物
  - **淋病奈瑟菌**：静脉注射/肌内注射头孢曲松或口服头孢克肟

[a] 晶体性关节炎可以与感染共存，需鉴别诊断

[b] 对于人工关节感染，WBC>1.1，中性粒细胞>65%下限值也考虑感染

[c] 剂量和监测见2.1.4和2.1.5

[1] Am Fam Physician，2011，84(9)：1027.

[2] MMWR，2010，59(No. RR-12)：49.

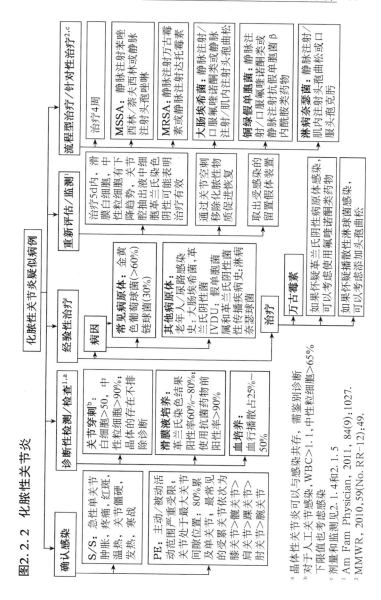

图2.2.3 导管相关性血流感染

导管相关性血流感染疑似病例

- **确认感染**
  - **S/S：** 发热，疼痛，红斑或导管插入部位周围化脓
  - **PE：** 排除感染性心内膜炎，骨髓炎，血栓性静脉炎
  - **复杂性的vs.非复杂性的**
    - 复杂性的：化脓性血栓性静脉炎、心内膜炎或骨髓炎
- **诊断性检测/检查[1]**
  - **血培养：** 血液样本来自导管+外周静脉
    阳性时间不同：导管血培养检测阳性早于外周静脉至少2小时
    定量的血液培养：导管血培养菌落数≥外周静脉3倍
- **经验性治疗**
  - **病因[2]**
    - **常见病原体：** 金黄色葡萄球菌(30%)
      表皮葡萄球菌(16%)
      肠球菌(11%)
    - **其他病原体：** 念珠菌(15%)：全胃肠外营养的，长时间使用广谱抗生素，血液系统恶性肿瘤，BMT，SOT，股导管或念珠菌定植多个部位的危重脓毒症患者
      肠杆菌科和假单胞菌(<10%)：危重脓毒症患者中性粒细胞减少，股导管或定植MDR GNRs
- **重新评估/监测**
  - 每日绘制血培养结果图；首次血培养阴性，可以考虑首日治疗
  - 所有复杂的，金黄色葡萄球菌或念珠菌CR BSIs患者都要拔除受感染导管
- **流程型治疗/针对性治疗[1]**
  - **复杂性的：** 治疗6周
    非复杂性的： 见下文
  - **表皮葡萄球菌：** 静脉注射万古霉素+/−万古霉素锁定治疗[b,c] 10～14d
  - **MRSA[d]：** 静脉注射万古霉素或静脉注射达托霉素×4周
  - **MSSA[d]：** 苯唑西林/萘夫西林或头孢唑林×4周
  - **氨苄西林敏感性肠球菌：** 氨苄西林或PCNG+/−氨苄西林[b,e]锁定治疗×7～14d

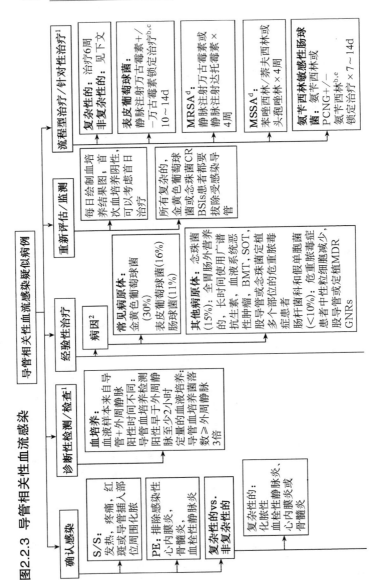

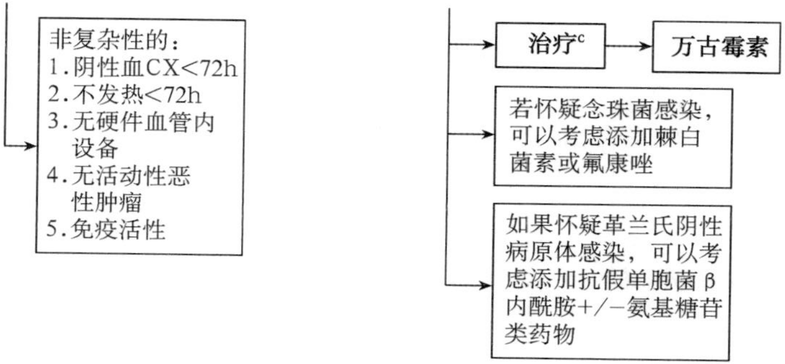
非复杂性的：
1.阴性血CX<72h
2.不发热<72h
3.无硬件血管内设备
4.无活动性恶性肿瘤
5.免疫活性
治疗[c]
万古霉素
若怀疑念珠菌感染，可以考虑添加棘白菌素或氟康唑
如果怀疑革兰氏阴性病原体感染，可以考虑添加抗假单胞菌β内酰胺+/−氨基糖苷类药物

[a] 剂量和监测见第2.1章

[b] 如果非复杂的感染需要长期保留导管的，可以通过给予全身+抗生素锁定疗法保留导管

[c] 导管保留时间24～48h的患者，给予万古霉素5mg/ml+/−肝素5000U/ml

[d] 当患者满足所有非复杂性感染的条件且不患糖尿病，仅有金黄色葡萄球菌感染时以此法用2周

[e] 氨苄西林10mg/ml+/−肝素5000U/ml的导管停留时间24～48h

Clin Infect Dis,2009,49:1
Am J Med,2010,123(9):819

图2.2.4 感染性心内膜炎

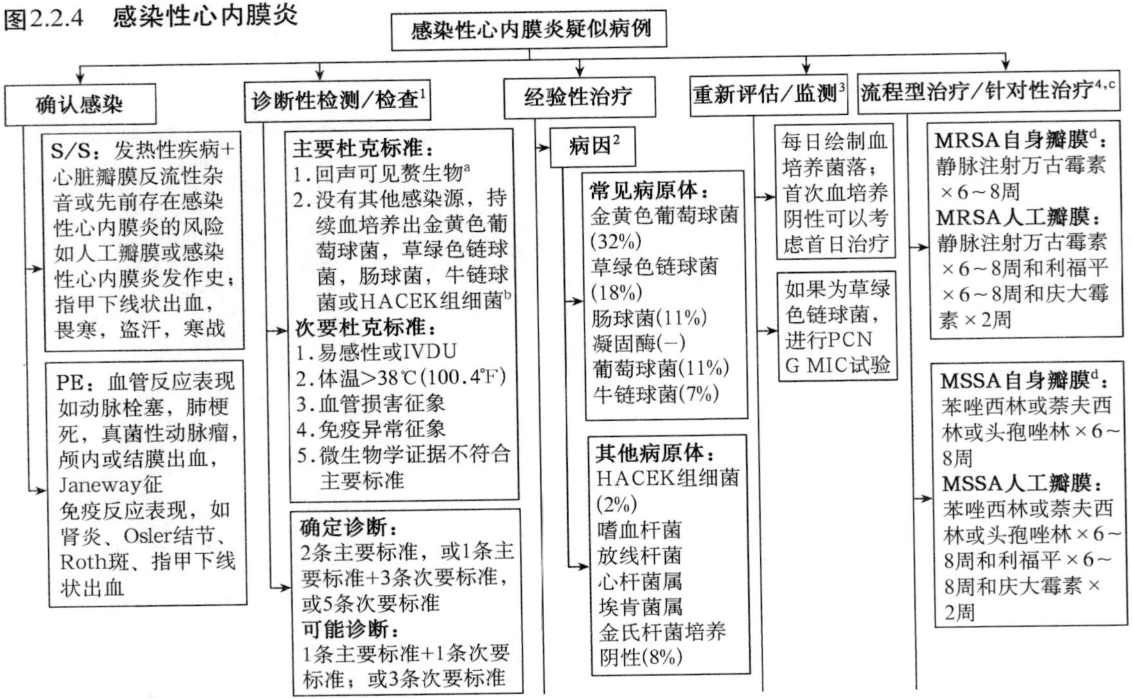
感染性心内膜炎疑似病例
确认感染
S/S：发热性疾病+心脏瓣膜反流性杂音或先前存在感染性心内膜炎的风险如人工瓣膜或感染性心内膜炎发作史；指甲下线状出血，畏寒，盗汗，寒战
PE：血管反应表现如动脉栓塞，肺梗死，真菌性动脉瘤，颅内或结膜出血，Janeway征
免疫反应表现，如肾炎、Osler结节、Roth斑、指甲下线状出血
诊断性检测/检查[1]
主要杜克标准：
1. 回声可见赘生物[a]
2. 没有其他感染源，持续血培养出金黄色葡萄球菌，草绿色链球菌，肠球菌，牛链球菌或HACEK组细菌[b]
次要杜克标准：
1. 易感性或IVDU
2. 体温>38℃(100.4℉)
3. 血管损害征象
4. 免疫异常征象
5. 微生物学证据不符合主要标准
确定诊断：
2条主要标准，或1条主要标准+3条次要标准，或5条次要标准
可能诊断：
1条主要标准+1条次要标准；或3条次要标准
经验性治疗
病因[2]
常见病原体：
金黄色葡萄球菌(32%)
草绿色链球菌(18%)
肠球菌(11%)
凝固酶(−)
葡萄球菌(11%)
牛链球菌(7%)
其他病原体：
HACEK组细菌(2%)
嗜血杆菌
放线杆菌
心杆菌属
埃肯菌属
金氏杆菌培养阴性(8%)
重新评估/监测[3]
每日绘制血培养菌落；首次血培养阴性可以考虑首日治疗
如果为草绿色链球菌，进行PCN G MIC试验
流程型治疗/针对性治疗[4,c]
MRSA自身瓣膜[d]：
静脉注射万古霉素×6～8周
MRSA人工瓣膜：
静脉注射万古霉素×6～8周和利福平×6～8周和庆大霉素×2周
MSSA自身瓣膜[d]：
苯唑西林或萘夫西林或头孢唑林×6～8周
MSSA人工瓣膜：
苯唑西林或萘夫西林或头孢唑林×6～8周和利福平×6～8周和庆大霉素×2周

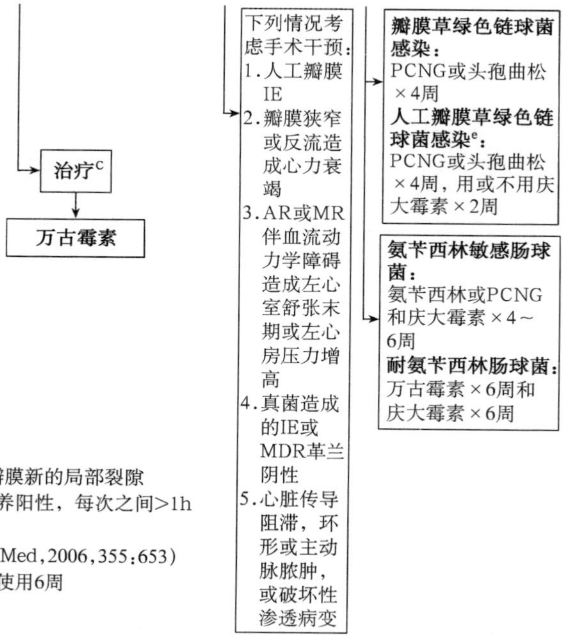
治疗c
万古霉素
下列情况考虑手术干预：
1. 人工瓣膜IE
2. 瓣膜狭窄或反流造成心力衰竭
3. AR或MR伴血流动力学障碍造成左心室舒张末期或左心房压力增高
4. 真菌造成的IE或MDR革兰阴性
5. 心脏传导阻滞，环形或主动脉脓肿，或破坏性渗透病变
瓣膜草绿色链球菌感染：
PCNG或头孢曲松×4周
人工瓣膜草绿色链球菌感染e：
PCNG或头孢曲松×4周，用或不用庆大霉素×2周
氨苄西林敏感肠球菌：
氨苄西林或PCNG和庆大霉素×4～6周
耐氨苄西林肠球菌：
万古霉素×6周和庆大霉素×6周

[a] 可看到心脏的收缩、瓣膜上的赘生物、脓肿或人工瓣膜新的局部裂隙

[b] 两次至少间隔12h以上的血培养阳性或4次中3次血培养阳性，每次之间>1h

[c] 剂量和监测见第2.1章

[d] 达托霉素治疗不劣于右半心IE治疗效果（N Engl J Med,2006,355:653）

[e] 如果PCN MIC≥0.25→β内酰胺类和庆大霉素持续使用6周

[1] Clin Infect Dis,2000,30:633

[2] JAMA,2005,293:3012

[3] J Am Coll Cardiol,2008,52:1

[4] Circulation,2005,111:e394

图2.2.5 艰难梭状芽孢杆菌感染

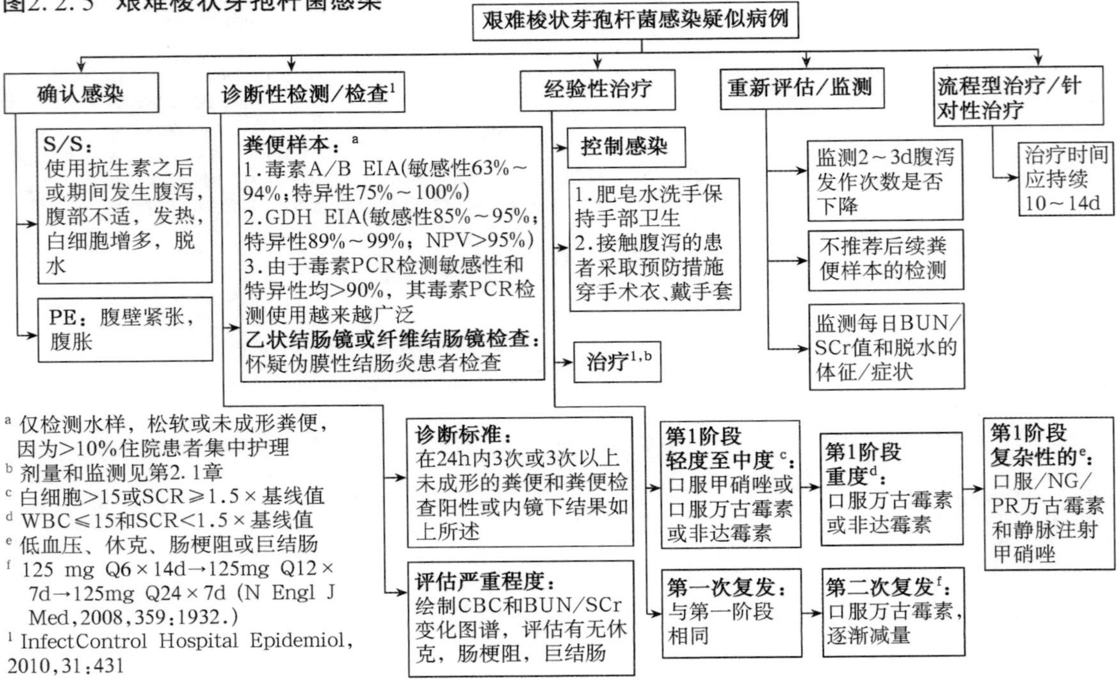

[a] 仅检测水样，松软或未成形粪便，因为>10%住院患者集中护理

[b] 剂量和监测见第2.1章

[c] 白细胞>15或SCR≥1.5×基线值

[d] WBC≤15和SCR<1.5×基线值

[e] 低血压、休克、肠梗阻或巨结肠

[f] 125 mg Q6×14d→125mg Q12×7d→125mg Q24×7d (N Engl J Med,2008,359:1932.)

[1] InfectControl Hospital Epidemiol, 2010,31:431

图2.2.6 腹腔内感染

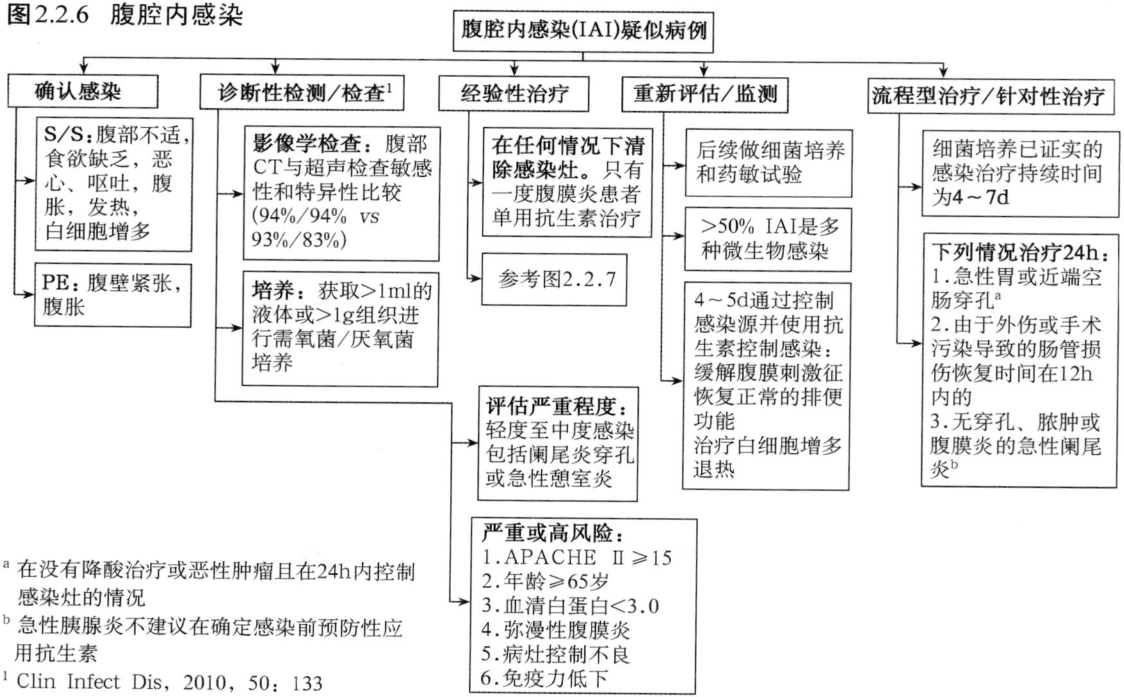

[a] 在没有降酸治疗或恶性肿瘤且在24h内控制感染灶的情况

[b] 急性胰腺炎不建议在确定感染前预防性应用抗生素

[1] Clin Infect Dis，2010，50：133

图 2.2.7 腹腔内感染的经验性治疗

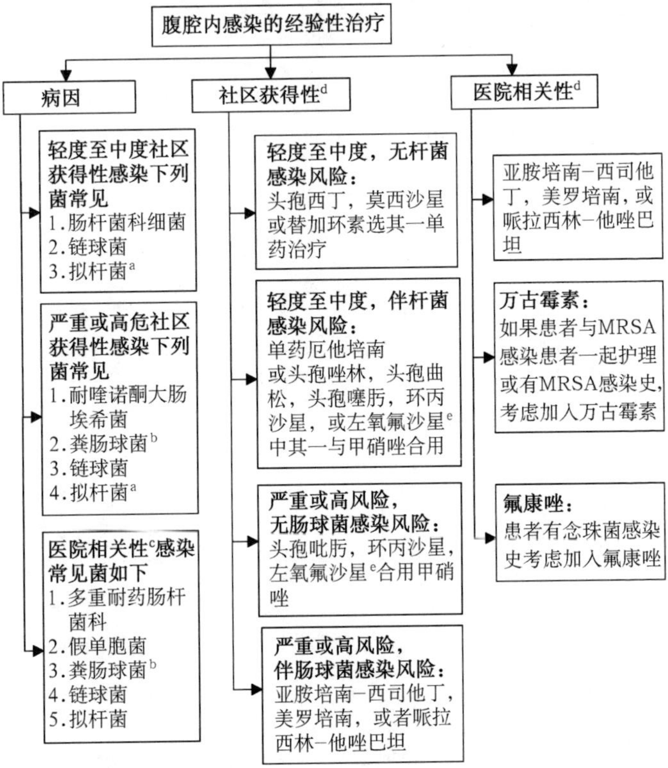

[a] 未观察到患者并发胆囊炎或胆管炎，但胆肠吻合患者除外；远端小肠、阑尾、结肠、麻痹性肠梗阻及近端胃肠穿孔梗阻的风险增加

[b] 非致病性胆道感染；术后感染，既往使用过头孢菌素类，免疫功能减退，心脏瓣膜疾病，或血管内装置患者此菌感染风险提高

[c] 侵入设备，手术史，住院，长期居住在护理机构，或 12 个月内透析史，住院发病＞48h 的患者属此类

[d] 剂量和监测见第 2.1 章

[e] 当抗菌谱显示＞90％大肠埃希菌对氟喹诺酮类药物敏感时才使用

图2.2.8 急性细菌性脑膜炎

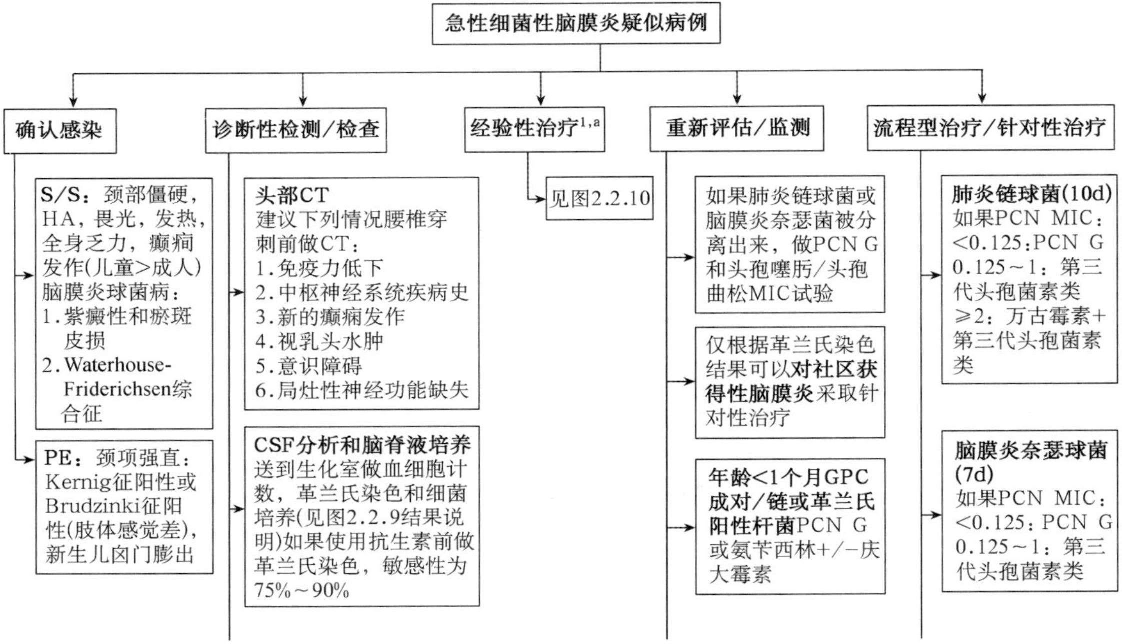
急性细菌性脑膜炎疑似病例
确认感染
S/S：颈部僵硬，HA，畏光，发热，全身乏力，癫痫发作(儿童>成人)
脑膜炎球菌病：
1.紫癜性和瘀斑皮损
2.Waterhouse-Friderichsen综合征
PE：颈项强直：Kernig征阳性或Brudzinki征阳性(肢体感觉差)，新生儿囟门膨出
诊断性检测/检查
头部CT
建议下列情况腰椎穿刺前做CT：
1.免疫力低下
2.中枢神经系统疾病史
3.新的癫痫发作
4.视乳头水肿
5.意识障碍
6.局灶性神经功能缺失
CSF分析和脑脊液培养
送到生化室做血细胞计数，革兰氏染色和细菌培养(见图2.2.9结果说明)如果使用抗生素前做革兰氏染色，敏感性为75%～90%
经验性治疗1,a
见图2.2.10
重新评估/监测
如果肺炎链球菌或脑膜炎奈瑟菌被分离出来，做PCN G和头孢噻肟/头孢曲松MIC试验
仅根据革兰氏染色结果可以对社区获得性脑膜炎采取针对性治疗
年龄<1个月GPC成对/链或革兰氏阳性杆菌PCN G或氨苄西林+/−庆大霉素
流程型治疗/针对性治疗
肺炎链球菌(10d)
如果PCN MIC：
<0.125:PCN G
0.125～1：第三代头孢菌素类
≥2：万古霉素+第三代头孢菌素类
脑膜炎奈瑟球菌(7d)
如果PCN MIC：
<0.125：PCN G
0.125～1：第三代头孢菌素类

脑脊液PCR检测
1.肠病毒RT-PCR(敏感性86%～100%；特异性92%～100%)
2.如果革兰染色未检测到微生物，考虑脑膜炎奈瑟菌、链球菌和流感嗜血杆菌PCR检测(敏感性94%～100%；特异性96%～98%)

年龄>1个月至50岁GPC成对/链万古霉素+第三代头孢菌素(头孢噻肟或头孢曲松)

年龄>1个月革兰阴性双球菌或革兰阴性杆菌第三代头孢菌素(头孢噻肟或头孢曲松)

年龄>50岁的革兰阳性杆菌PCN G或氨苄西林+/-庆大霉素

李斯特菌或无乳链球菌(21d)氨苄西林或PCN G

流感嗜血杆菌(7d)
氨苄西林或第三代头孢菌素类

[a] 剂量和监测见2.1

[1] Clin Infect Dis.2004;39:1267.

表 2.2.9 脑脊液分析

	正常	细菌	病毒	真菌	结核菌
WBC	<5	1000～5000	100～1000	40～400	100～500
分类计数（%）	>90 单核细胞	≥80 多核细胞	50 淋巴细胞	>50 淋巴细胞	>80 淋巴细胞
蛋白质	<50	100～500	30～150	40～150	<40～150
糖	50%～60%血糖	<60%血糖	<30～70	<30～70	<30～70

图2.2.10 急性细菌性脑膜炎的经验性治疗

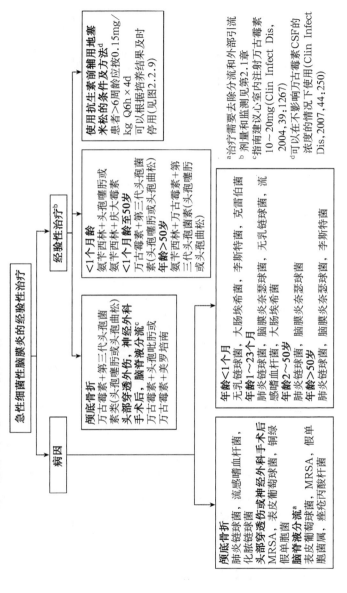

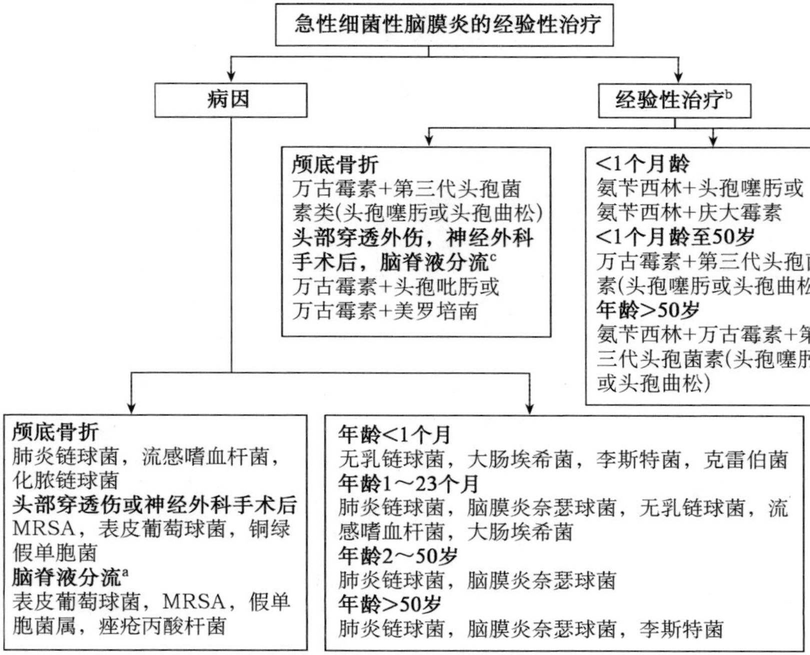

[a]治疗需要去除分流和外部引流
[b] 剂量和监测见第2.1章
[c]指南建议心室内注射万古霉素10～20mg(Clin Infect Dis, 2004,39:1267)
[d]可以在不影响万古霉素CSF的浓度的情况下使用(Clin Infect Dis,2007,44:250)

图2.2.11 急性中耳炎

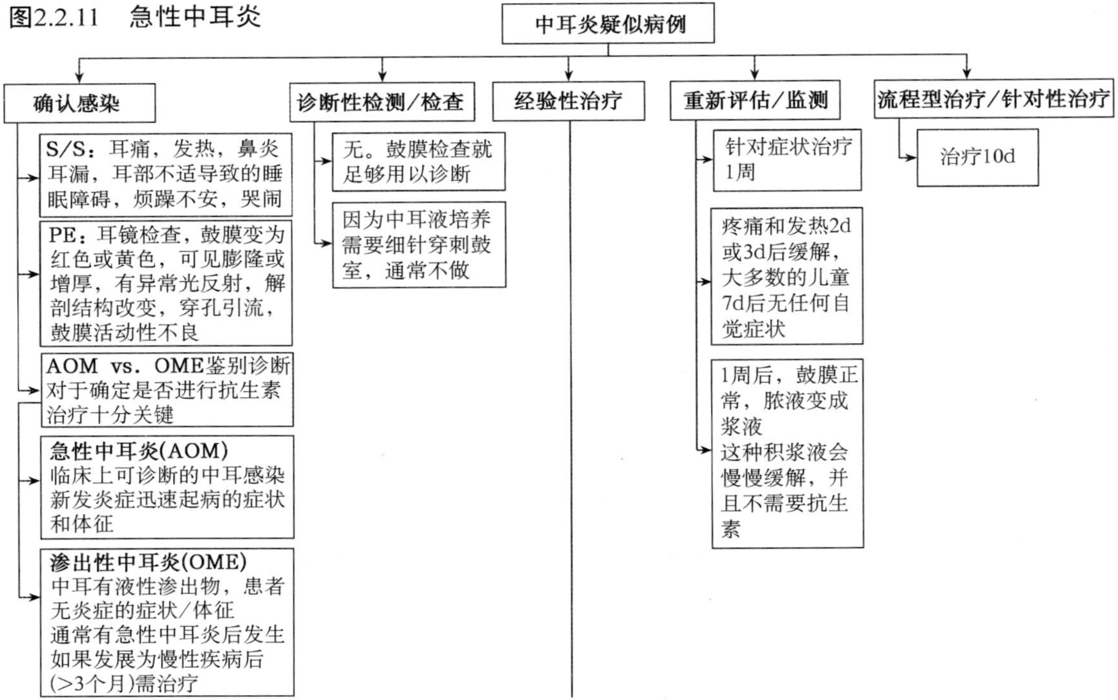
中耳炎疑似病例
确认感染
S/S：耳痛，发热，鼻炎耳漏，耳部不适导致的睡眠障碍，烦躁不安，哭闹
PE：耳镜检查，鼓膜变为红色或黄色，可见膨隆或增厚，有异常光反射，解剖结构改变，穿孔引流，鼓膜活动性不良
AOM vs. OME鉴别诊断对于确定是否进行抗生素治疗十分关键
急性中耳炎(AOM)
临床上可诊断的中耳感染新发炎症迅速起病的症状和体征
渗出性中耳炎(OME)
中耳有液性渗出物，患者无炎症的症状/体征
通常有急性中耳炎后发生
如果发展为慢性疾病后(>3个月)需治疗
诊断性检测/检查
无。鼓膜检查就足够用以诊断
因为中耳液培养需要细针穿刺鼓室，通常不做
经验性治疗
重新评估/监测
针对症状治疗1周
疼痛和发热2d或3d后缓解，大多数的儿童7d后无任何自觉症状
1周后，鼓膜正常，脓液变成浆液
这种积浆液会慢慢缓解，并且不需要抗生素
流程型治疗/针对性治疗
治疗10d

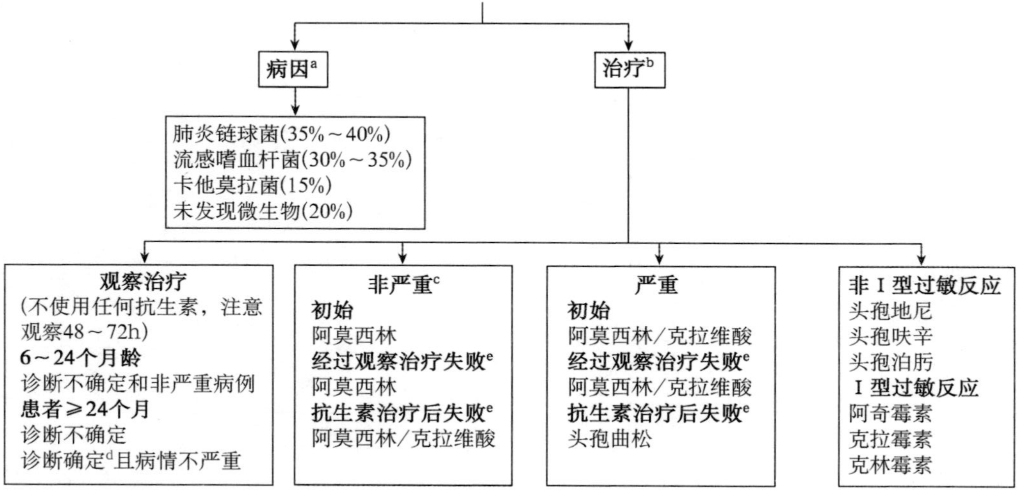

Sources：Wald ER. Acute otitis media and acute bcterial sinusitis. CID. 2011;52(S4):S277-S283；Gould JM, Matz PS.Otitis media. Pediatr Rev, 2010, 31：102-116.

[a] 35%～45%的流感嗜血杆菌和100%的卡他莫拉菌产生β内酰胺酶

[b] 剂量见图2.1.4

[c] 非严重的疾病是指在过去的24h，耳痛轻微且体温<39℃

[d] 确诊符合三个条件：①起病急骤；②中耳积液体征；③中耳发炎体征和症状

[e] 治疗失败后是指：①48～72h持续或反复耳痛或发热，或两者兼而有之；②化脓性并发症形成(Pediatr Rev，2010，31:102)

图2.2.12 咽炎

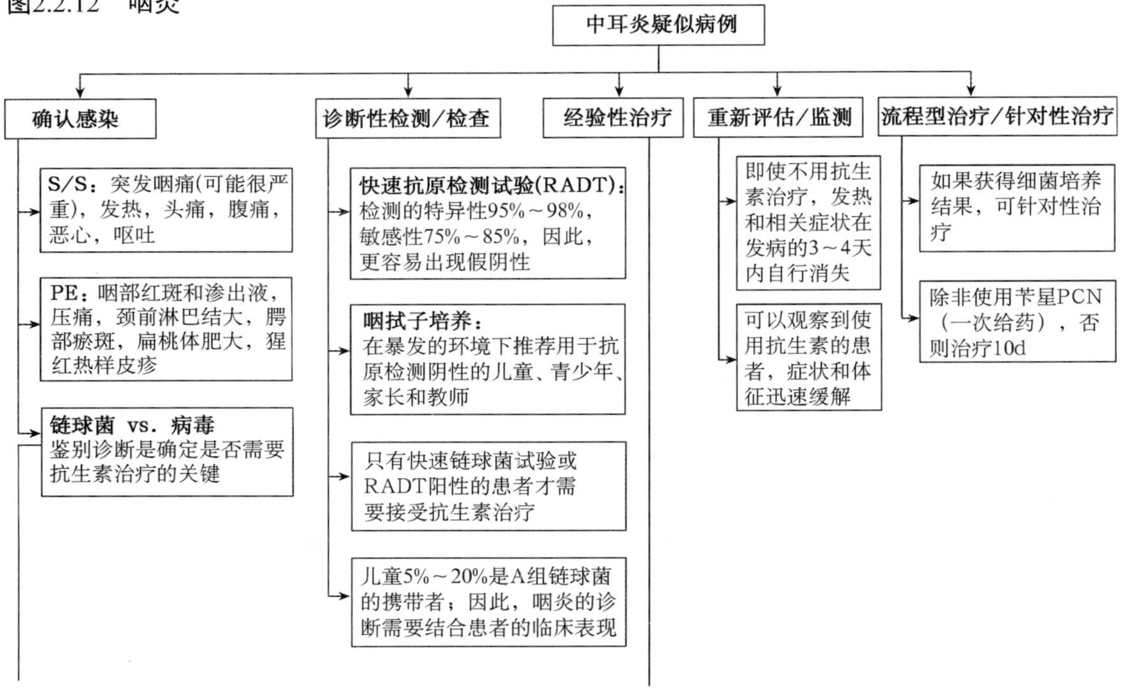
中耳炎疑似病例
确认感染
S/S：突发咽痛(可能很严重)，发热，头痛，腹痛，恶心，呕吐
PE：咽部红斑和渗出液，压痛，颈前淋巴结大，腭部瘀斑，扁桃体肥大，猩红热样皮疹
链球菌 vs. 病毒
鉴别诊断是确定是否需要抗生素治疗的关键
诊断性检测/检查
快速抗原检测试验(RADT)：检测的特异性95%～98%，敏感性75%～85%，因此，更容易出现假阴性
咽拭子培养：在暴发的环境下推荐用于抗原检测阴性的儿童、青少年、家长和教师
只有快速链球菌试验或RADT阳性的患者才需要接受抗生素治疗
儿童5%～20%是A组链球菌的携带者；因此，咽炎的诊断需要结合患者的临床表现
经验性治疗
重新评估/监测
即使不用抗生素治疗，发热和相关症状在发病的3～4天内自行消失
可以观察到使用抗生素的患者，症状和体征迅速缓解
流程型治疗/针对性治疗
如果获得细菌培养结果，可针对性治疗
除非使用苄星PCN（一次给药），否则治疗10d

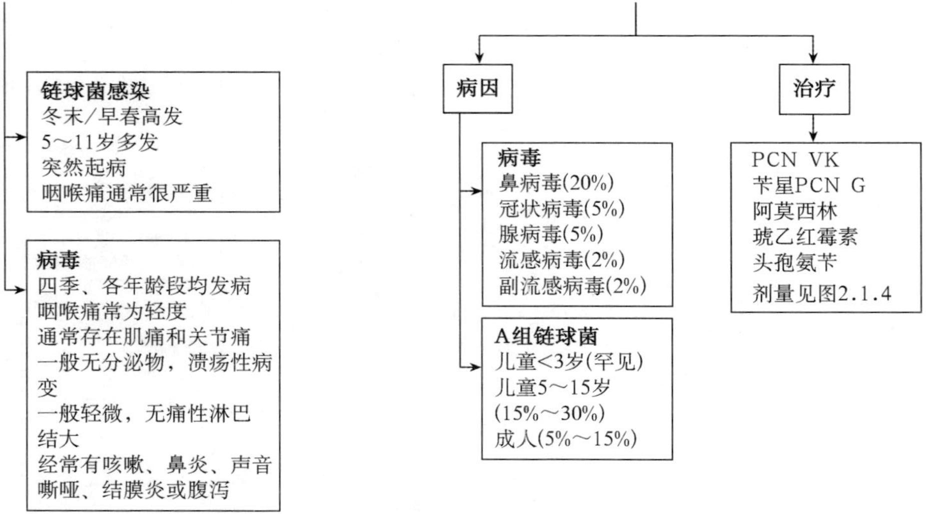

Source：Bisno AL，et al．Practice guidelines for the diagnosis and management of group A steptococcal pharyngitis．CID，2002,35:113-125

图2.2.13 社区获得性肺炎

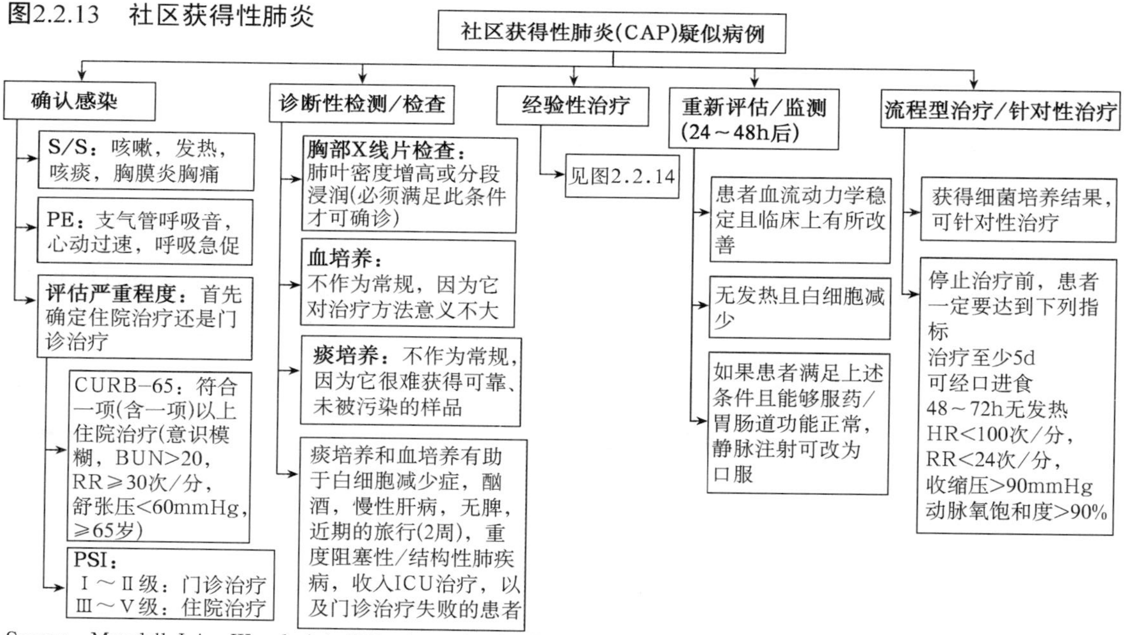
社区获得性肺炎(CAP)疑似病例
确认感染
S/S：咳嗽，发热，咳痰，胸膜炎胸痛
PE：支气管呼吸音，心动过速，呼吸急促
评估严重程度：首先确定住院治疗还是门诊治疗
CURB−65：符合一项(含一项)以上住院治疗(意识模糊，BUN>20，RR≥30次/分，舒张压<60mmHg，≥65岁)
PSI：
Ⅰ～Ⅱ级：门诊治疗
Ⅲ～Ⅴ级：住院治疗
诊断性检测/检查
胸部X线片检查：肺叶密度增高或分段浸润(必须满足此条件才可确诊)
血培养：不作为常规，因为它对治疗方法意义不大
痰培养：不作为常规，因为它很难获得可靠、未被污染的样品
痰培养和血培养有助于白细胞减少症，酗酒，慢性肝病，无脾，近期的旅行(2周)，重度阻塞性/结构性肺疾病，收入ICU治疗，以及门诊治疗失败的患者
经验性治疗
见图2.2.14
重新评估/监测(24～48h后)
患者血流动力学稳定且临床上有所改善
无发热且白细胞减少
如果患者满足上述条件且能够服药/胃肠道功能正常，静脉注射可改为口服
流程型治疗/针对性治疗
获得细菌培养结果，可针对性治疗
停止治疗前，患者一定要达到下列指标
治疗至少5d
可经口进食
48～72h无发热
HR<100次/分，
RR<24次/分，
收缩压>90mmHg
动脉氧饱和度>90%

Source：Mandell LA，Wunderink RG，Anzueto A，Bartlett JG，Campbell GD，et al. Infectious Diseases Society of America/American Thoracic Society consensus guidelines on the management of community-acquired pneumonia. CID，2007，44:S27-S72

图2.2.14 社区获得性肺炎的经验性治疗

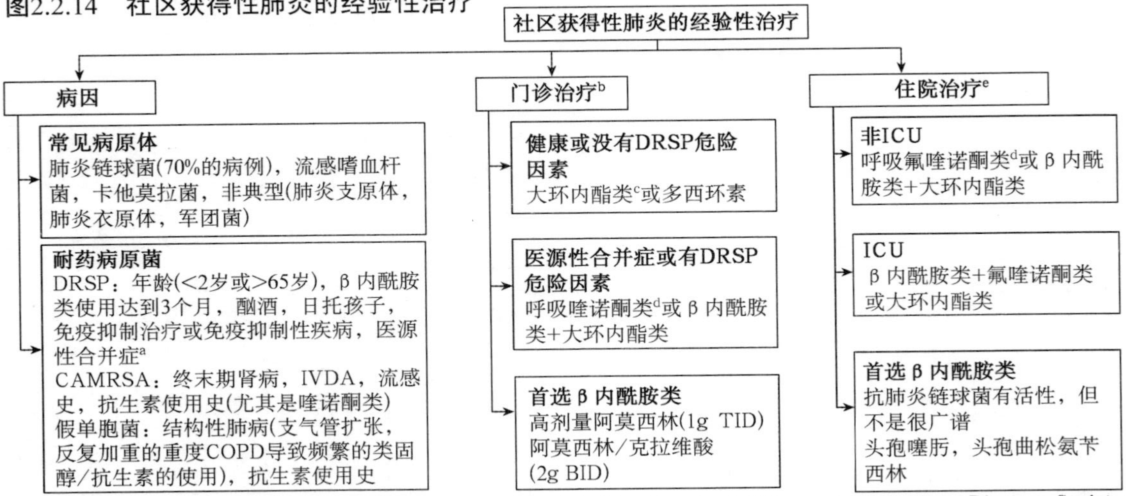
社区获得性肺炎的经验性治疗
病因
常见病原体
肺炎链球菌(70%的病例)，流感嗜血杆菌，卡他莫拉菌，非典型(肺炎支原体，肺炎衣原体，军团菌)
耐药病原菌
DRSP：年龄(<2岁或>65岁)，β 内酰胺类使用达到3个月，酗酒，日托孩子，免疫抑制治疗或免疫抑制性疾病，医源性合并症[a]
CAMRSA：终末期肾病，IVDA，流感史，抗生素使用史(尤其是喹诺酮类)
假单胞菌：结构性肺病(支气管扩张，反复加重的重度COPD导致频繁的类固醇/抗生素的使用)，抗生素使用史
门诊治疗[b]
健康或没有DRSP危险因素
大环内酯类[c]或多西环素
医源性合并症或有DRSP危险因素
呼吸喹诺酮类[d]或 β 内酰胺类+大环内酯类
首选 β 内酰胺类
高剂量阿莫西林(1g TID)
阿莫西林/克拉维酸(2g BID)
住院治疗[e]
非ICU
呼吸氟喹诺酮类[d]或 β 内酰胺类+大环内酯类
ICU
β 内酰胺类+氟喹诺酮类或大环内酯类
首选 β 内酰胺类
抗肺炎链球菌有活性，但不是很广谱
头孢噻肟，头孢曲松氨苄西林

来源：Mandell LA，Wunderink RG，Anzueto A，Bartlett JG，Campbell GD，et al. Infectious Diseases Society of America/America/American Thoracic Society consensus guidelines on the management of community-acquired pneumonia. CID，2007，44：S27 S72

[a]并发症：慢性心、肺、肝或肾疾病，糖尿病，酗酒，恶性肿瘤，无脾，过去的3个月内患免疫抑制的疾病或采取过抑制免疫力的治疗

[b]剂量见图2.1.4

[c]如果>25%（MIC≥16）的肺炎链球菌对大环内酯类耐药，不要单用大环内酯类治疗

[d]呼吸氟喹诺酮类：左氧氟沙星、莫西沙星、吉米沙星

[e]剂量见图2.1.2和图2.1.3

图2.2.15 医院获得性肺炎/呼吸机相关肺炎

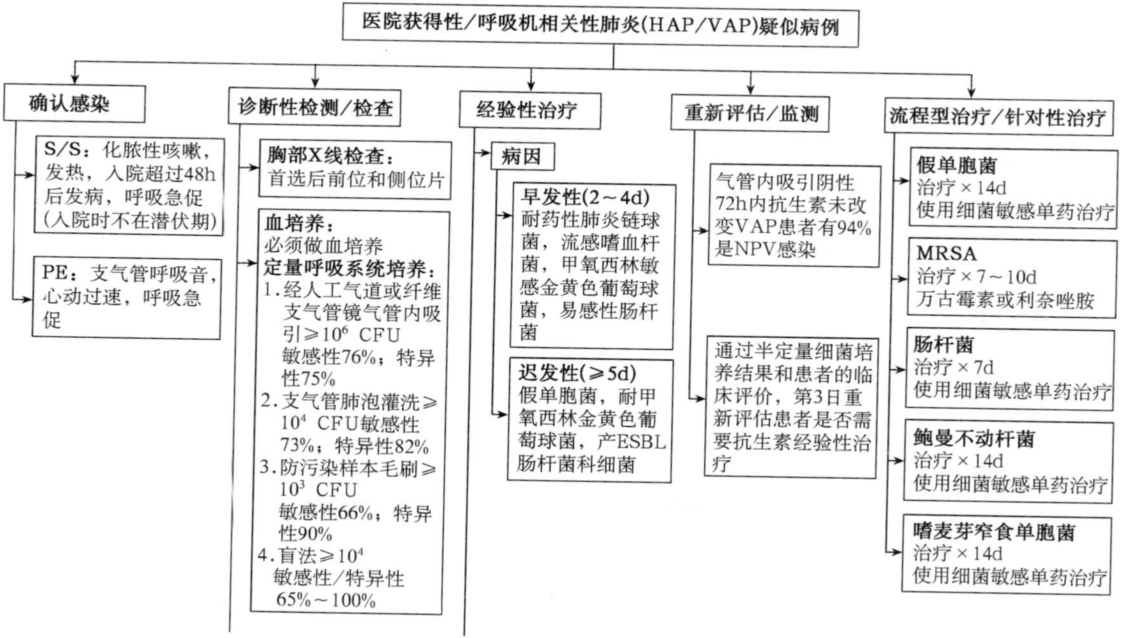

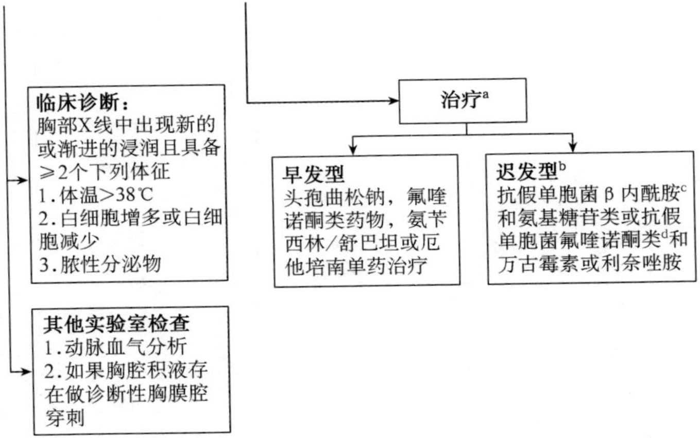
临床诊断：
胸部X线中出现新的或渐进的浸润且具备≥2个下列体征
1. 体温>38℃
2. 白细胞增多或白细胞减少
3. 脓性分泌物
其他实验室检查
1. 动脉血气分析
2. 如果胸腔积液存在做诊断性胸膜腔穿刺
治疗a
早发型
头孢曲松钠，氟喹诺酮类药物，氨苄西林/舒巴坦或厄他培南单药治疗
迟发型b
抗假单胞菌β内酰胺c和氨基糖苷类或抗假单胞菌氟喹诺酮类d和万古霉素或利奈唑胺

[a]剂量和监测见第2.1章

[b]如果局部对一种药物敏感性<90%或患者病危，强烈建议使用两种抗假单胞菌药物

[c]亚胺培南西司他丁、美罗培南、多利培南

[d]环丙沙星或左氧氟沙星

图2.2.16 脓肿和蜂窝织炎

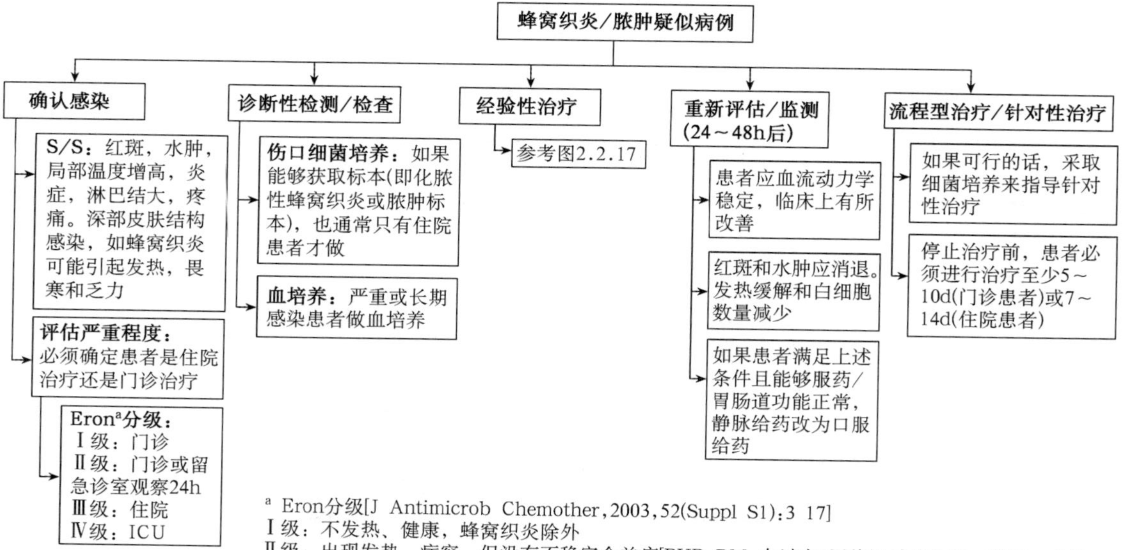

[a] Eron分级[J Antimicrob Chemother,2003,52(Suppl S1):3 17]

Ⅰ级：不发热、健康，蜂窝织炎除外

Ⅱ级：出现发热、病容，但没有不稳定合并症[PVD,DM,在过去2周使用过抗生素，酗酒，高龄，慢性肝病和(或)肾病，无脾]

Ⅲ级：中毒表现，或至少一种不稳定合并症，或有截肢风险的感染

Ⅳ级：脓毒症综合征或危及生命的感染（如，坏死性筋膜炎）

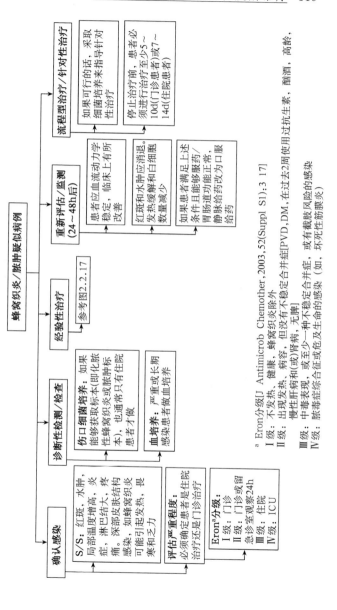

图 2.2.17 脓肿和蜂窝织炎的经验性治疗

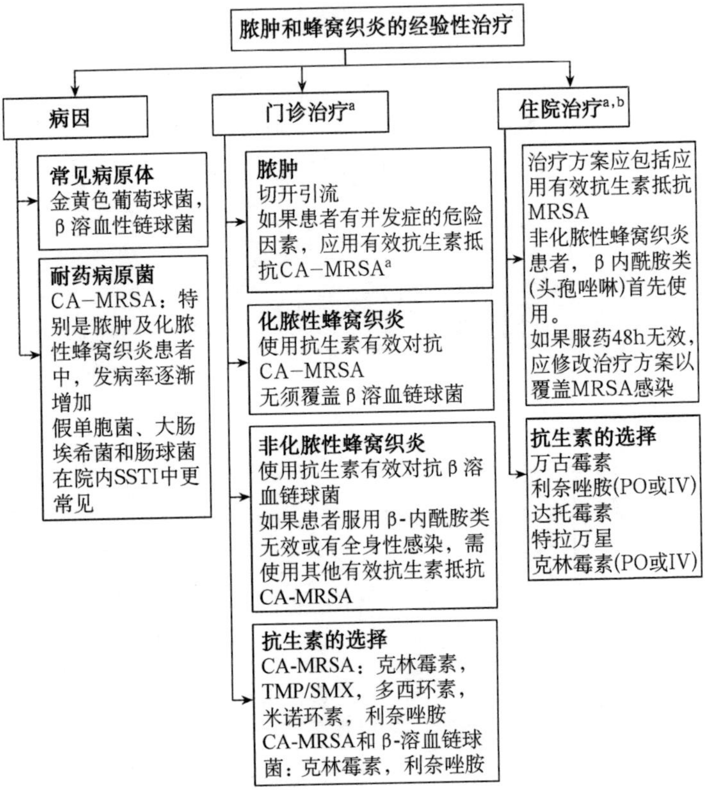

Sources：(1) Eron LJ，et al. Managing skin and soft tissue infections：expert panel recommendations on key decision points. J Antimicrob Chemother，2003，52：S1：i3-i17；

(2) Stevens DL，et al. Practice guidelines for the diagnosis and management of skin and soft tissue infections. CID，2005，41：1373-1406；

(3) Liu C, Bayer A, Cosgrove SE, Daum RS, Fridkin SK, et al. Clinical practice guidelines by the Infectious Diseases Society of America for the treatment of methicillin-resistant Staphylococcus aureus infections in adults and children. CID, 2011, 52(1):1.

[a]剂量和监测见第 2.1 章

[b] 严重或广泛的疾病(如涉及多个部位的感染),或出现相关蜂窝织炎,全身性疾病的症状和体征,相关合并症病情进展迅速或免疫抑制,年龄偏大或偏小,脓肿在局部区域久治不愈(例如,面部、手和生殖器),相关的感染性静脉炎,以及切开引流后缓解不佳的情况下

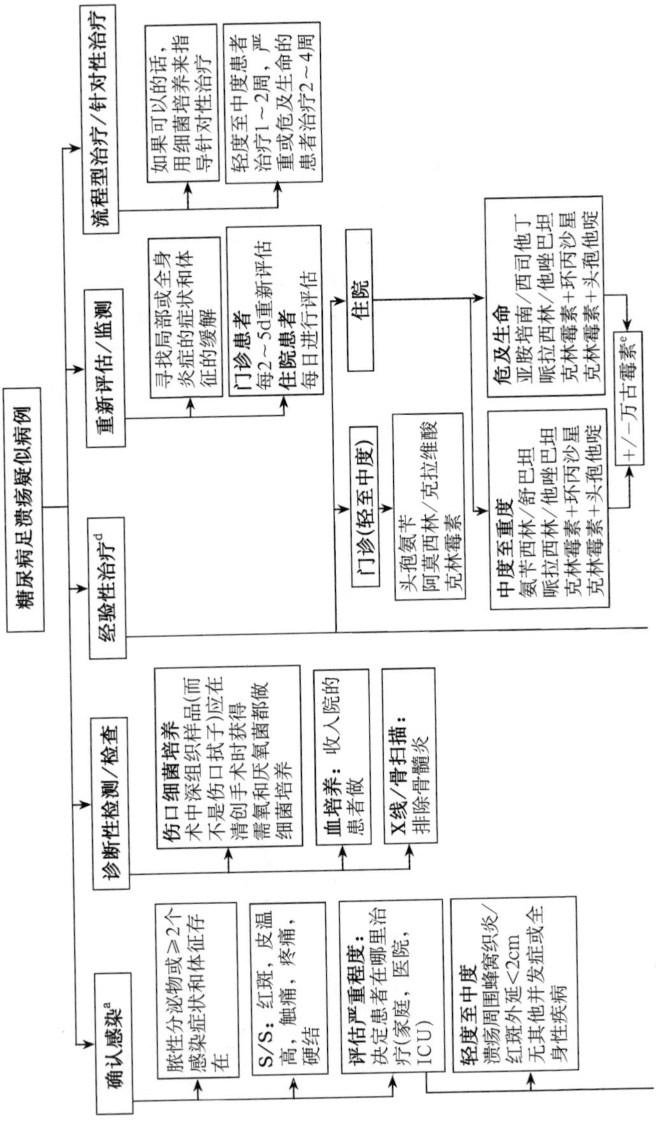

图2.2.18 糖尿病足溃疡

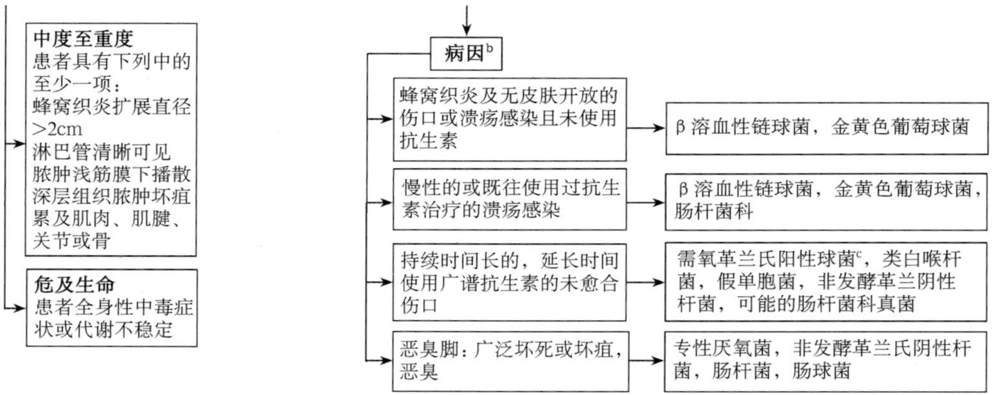
中度至重度
患者具有下列中的至少一项：
蜂窝织炎扩展直径>2cm
淋巴管清晰可见
脓肿浅筋膜下播散
深层组织脓肿坏疽
累及肌肉、肌腱、关节或骨
危及生命
患者全身性中毒症状或代谢不稳定
病因b
蜂窝织炎及无皮肤开放的伤口或溃疡感染且未使用抗生素
β溶血性链球菌，金黄色葡萄球菌
慢性的或既往使用过抗生素治疗的溃疡感染
β溶血性链球菌，金黄色葡萄球菌，肠杆菌科
持续时间长的，延长时间使用广谱抗生素的未愈合伤口
需氧革兰氏阳性球菌c，类白喉杆菌，假单胞菌，非发酵革兰阴性杆菌，可能的肠杆菌科真菌
恶臭脚：广泛坏死或坏疽，恶臭
专性厌氧菌，非发酵革兰氏阴性杆菌，肠杆菌，肠球菌

Sources：(1) Eron LJ，et al. Managing skin and soft tissue infections：expert panel recommendations on key decision points. J Antimicrob Chemother，2003，52：S1：i3-i17；

(2) LipskyBA. Medical treatment of diabetic foot infections. CID，2004,39(S2):S104-S114；

(3) Stevens DL，et al. Practice guidelines for the diagnosis and management of skin and soft tissue infections. CID，2005，41:1373-1406；

(4) Lipsky BA，et al. Diagnosis and treatment of diabetic foot infections. CID，2004,39:885-910；

(5) Liu C，Bayer A，Cosgrove SE，Daum RS,Fridkin SK，et al. Clinical practice guidelines by the Infectious Diseases Society of America for the treatment of methicillin resistant Staphylococcus aureus infections in adults and children. CID，2011，52(1):1-38

[a] 因为大多数的开放性伤口定植微生物，因此诊断不能依据微生物实验室检查结果

[b] 假单胞菌通常在被浸泡而浸软的溃疡中发现

[c] 需氧革兰氏阳性球菌：金黄色葡萄球菌，凝固酶阴性葡萄球菌，肠球菌

[d] 剂量和监测见第2.1章

[e] 如果在医院或社区耐甲氧西林金黄色葡萄球菌感染患者高发，考虑使用万古霉素

2.2.19 尿路感染

尿路感染(UTI)疑似病例

- **确认感染**
  - S/S：尿频，尿痛，尿急，+/−血尿，+/−白带/疼痛 肾盂肾炎：肋肋疼痛，N/V，脱水
  - PE：肋脊角压痛
  - **评估严重程度**
    - **非复杂性的**：年轻(15～45岁)，未怀孕，健康女性
    - **复杂性的**：所有其他人 如果患者病情严重或无法耐受经口药物治疗，需要住院治疗
- **诊断性检测/检查**
  - UA：白细胞酯酶+，亚硝酸盐+，存在细菌，尿液混浊/稻草色
  - **尿培养**：复杂尿路感染患者才做。如果$>10^4$ CFU/ml诊断为感染
  - **全血细胞计数检查**：复杂性尿路感染患者可检测到白细胞
- **经验性治疗**
  - 参考图2.2.20
- **重新评估/监测(48～72h后)**
  - 患者应血流动力学稳定和临床症状改善
  - 无发热且白细胞数量减少
  - 如果症状未改善，重做尿液培养，同时做血培养
- **流程型治疗/针对性治疗**
  - 如果找到细菌敏感抗生素，针对性治疗
  - 非复杂尿路感染无须针对性治疗，因为治疗通常仅3d，且培养结果未出
  - 复杂性尿路感染，通常治疗10～14d 抗生素治疗结束后，应继续做2周细菌培养

来源：(1) Drekonja DM, et al. Urinary tract infections. Prim Care Clin Office Pract. Prim Care Clin Office Pract, 2008, 35:345 367；(2) Simerville JA, et al. Urinalysis: A comprehensive review. Am Fam Physician, 2005,71:1153 1162； (3) Gupta K, Hooton TM, Naber KG, Wullt B, Colgan R, et al. International clinical practice guidelines for the treatment of acute uncomplicated cystitis and pyelonephritis in women: A 2010 update by the Infectious Diseases Society of America and the European Society for Microbiology and Infectious Diseases. CID, 2011, 52(5):e103 e120

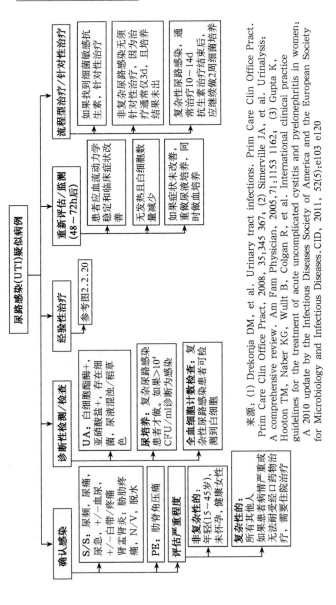

图 2.2.20 尿路感染的经验性治疗

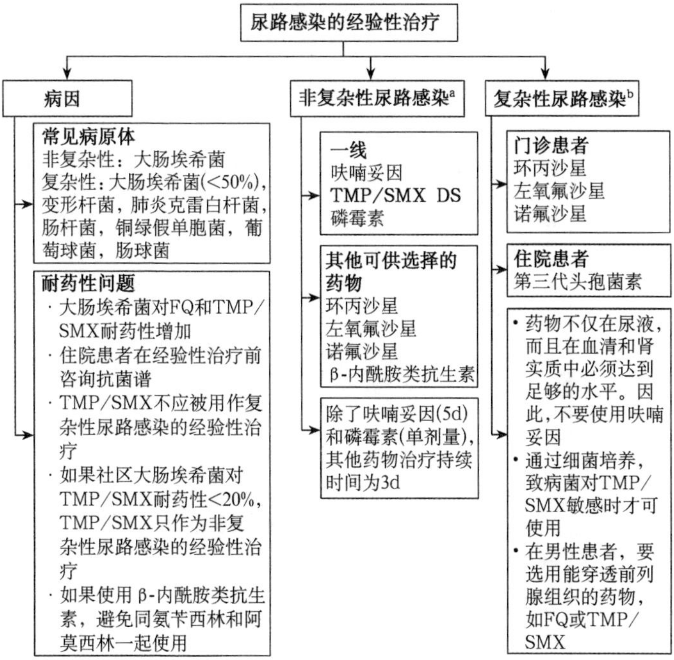

来源：(1) Drekonja DM, et al. Urinary tract infections. Prim Care Clin Office Pract, 2008, 35:345-367;

(2) Simerville JA, et al. Urinalysis: A comprehensive review. Am Fam Physician, 2005,71:1153-1162;

(3) Gupta K, Hooton TM, Naber KG, Wullt B, Colgan R, et al. International cliical practice guidelines for the Diseases Society of America and the European Society for Microbiology and Infectious Diseases. CID, 2011, 52(5): e103-e120.

[a] 剂量和监测见第 2.1 章

[b] 下列情况考虑复杂性尿路感染：男性尿路感染，老年人(>65岁)，包括膀胱以外的尿路感染，或患者有“诱发因素”。这些因素包括糖尿病，泌尿道先天性畸形，泌尿系结石，留置导尿管，前列腺增生，尿路阻塞或因神经功能缺失造成正常尿液流动或排尿机制受到干扰

2.3 真菌导致的疾病

表 2.3.1 抗真菌药物成分及剂量

药　物	商品名	可用剂型	一般剂量范围
三唑类			
氟康唑	大扶康	口服(片剂和悬浮液)	100～800mg 1d 1 次
		静脉	[全身感染 6～12mg/(kg·d)]
伊曲康唑	斯皮仁诺	胶囊和口服液(口服液含有环糊精)	200mg 每日 1—3 次
泊沙康唑	Noxafil	口服悬浮液	200mg 1d 3～4 次
			400mg 1d 1～2 次[c]
伏立康唑	威凡	口服(片剂和悬浮液)	6mg/kg 静脉给药 Q12h,24 小时后 4mg/kg 静脉给药(200～300mg 口服)Q12h[d]
		静脉(静脉成分包含环糊精)	
棘白菌素类			
阿尼芬净	Eraxis	静脉	侵袭性念珠菌病——第 1 天 200mg 静脉给药,然后 100mg 静脉给药 Q24h
			食管念珠菌病——第 1 天 100mg 静脉给药,然后 50mg 静脉给药 Q24h
卡泊芬净	科赛斯	静脉	第1 天 70mg 静脉给药,然后 50mg 静脉给药 Q24h

（续表）

药　物	商品名	可用剂型	一般剂量范围
米卡芬净	米开民	静脉	侵袭性念珠菌病——100～150mg 静脉给药 Q24h 食管念珠菌病——150mg 静脉给药 Q24h 预防——50mg 静脉给药 Q24h
多烯类			
两性霉素 B 脱氧胆酸盐	两性霉素 B	静脉	0.5～1.0mg/kg 静脉给药 Q24h
两性霉素 B 胶状体分散片	安浮特克（ABCD）	静脉	3～5mg/kg 静脉给药 Q24h
两性霉素 B 脂质体	Abelcet（ABLC）	静脉	3～5mg/kg 静脉给药 Q24h
两性霉素 B 脂质体	Ambisome（LAMB）	静脉	3～5mg/kg 静脉给药 Q24h
合成药			
氟胞嘧啶	Ancobon	口服（胶囊）	25mg/kg 口服 Q6h
特比萘芬	兰美抒	口服（颗粒和片剂）	250mg 口服 1d 1 次

[a] 口服液空腹时服用；[b] 胶囊随食物同服；[c] 与食物同服（最好是富含脂肪饮食）；[d] 片剂和混悬液空腹服用

表 2.3.2 抗真菌药物不良反应

药 物	不良反应
三唑类[a]	
氟康唑	通常耐受良好；肝功能检查值升高及可能的肝毒性作用（类效应）
伊曲康唑	口服液与消化系统不良反应相关，包括由环糊精成分所致的恶心、呕吐和渗透性腹泻；肝功能检查值升高及可能的肝毒性作用；已报告过其负性肌力作用（避免用于室性功能不全的患者例如充血性心力衰竭）
泊沙康唑	通常耐受良好；肝功能检查值升高及可能的肝毒性作用；心电图可见 QT 间期延长
伏立康唑	一过性视物模糊（幻觉、畏光、颜色改变、光圈效应）与静脉给药相关；长期治疗（>28d）可能会出现视神经炎和视盘水肿；可能会出现光敏感和皮肤反应，包括皮疹和表皮脱落；低谷水平增高（>5.5μg/ml）会出现脑病；肝功能检查值升高及可能的肝毒性作用；心电图可见 QT 间期延长；静脉制剂中包含环糊精成分（肾功能受损患者慎用）
棘白菌素类	
阿尼芬净	通常耐受良好；静脉滴注相关反应与组胺释放相关，可能发生于起始治疗时
卡泊芬净	通常耐受良好；静脉滴注相关反应与组胺释放相关，可能发生于起始治疗时；可能会出现无症状性肝酶升高（通常≤3×ULN）
米卡芬净	通常耐受良好；静脉滴注相关反应与组胺释放相关，可能发生于起始治疗时；可能会出现无症状性肝功能增高（通常≤3×ULN）

（续表）

药 物	不良反应
两性霉素B制剂	
两性霉素B脱氧胆酸盐	开始首剂治疗时可出现明显的静脉滴注相关反应，包括发热、发冷、关节痛、肌痛和寒战。支气管痉挛、低血压、心律失常、呼吸暂停和过敏反应很少见；肾毒性是最常见的延迟及剂量限制性毒性（低钾血症、低镁血症、氮质血症、肾小管毒性和肾衰竭可能发生）
两性霉素B胶体分散片	与脱氧胆酸盐制剂相比肾毒性可能降低，但不会消失；静脉滴注相关反应发生率与两性霉素B脱氧胆酸盐制剂相当；输注相关的发热及发冷伴低氧血症
两性霉素B脂质体	与脱氧胆酸盐制剂相比肾毒性可能降低但不会消失
两性霉素B脂质体	与脱氧胆酸盐制剂相比肾毒性可能降低但不会消失；胸骨下不适及胁腹疼痛与治疗相关；濒死感也与静脉滴注反应相关
其他药物	
氟胞嘧啶	继发于骨-骨髓毒性的中性粒细胞减少，长期血浆峰值浓度高于100μg/ml；伴肝细胞毒性、恶心和呕吐也会发生
特比萘芬	肝功能损害及可能的肝毒性作用，包括肝衰竭；味觉嗅觉紊乱，包括重度和持久反应，已见报告

[a]肝细胞毒性包括肝衰竭，每一种三唑类药物均有报告；三唑类具有致畸性，所以妊娠时避免使用

表 2.3.3 浅表真菌感染的治疗

感染	局部治疗	全身治疗	说明
念珠菌属			
口咽念珠菌病	克霉唑含片 10mg 1d 5 次 制霉菌素悬浮液 QID	氟康唑 100～200mg/d 伊曲康唑溶液 200mg/d 泊沙康唑 400mg/d 伏立康唑 200mg/d 棘球白素 脱氧胆酸盐两性霉素 B 0.3mg/(kg·d) 脱氧胆酸盐两性霉素 B 口服悬浮液	中重度口咽念珠菌病均推荐使用氟康唑； 非复杂性疾病治疗 7～14d；静脉氟康唑，棘球白素或脱氧胆酸盐两性霉素 B 可用于不能耐受口服药物治疗的患者（Clin Inf Dis，2009，48:503）
阴道念珠菌病	布康唑膏 QD×3d 克霉唑膏×1 咪康唑膏×1 或 100mg 栓剂×7d 或 200mg 栓剂×3d 2%噻康唑膏×3d 或 6.5%膏×1	氟康唑 150mg×1	

（续表）

感染	局部治疗	全身治疗	说明
皮肤真菌病			
足癣，手癣，腿癣，体癣	布替萘芬或益康唑 QD 环吡酮，克霉唑，卤普罗近，酮康唑，咪康唑，萘替芬，奥昔康唑，硫康唑，特比萘芬或托萘酯 BID	氟康唑 150mg 1 周 1 次×4 周 酮康唑 200mg QD×4 周 伊曲康唑口服液 200～400mg QD×1 周 特比萘芬 250mg QD×2 周	轻度感染治疗2～4 周足够；重度感染需要适当延长治疗时间
头癣	洗发水（酮康唑，硫化硒，聚维碘酮）结合口服药物治疗	特比萘芬 250mg QD×4～8 周	无症状携带者可仅适用发用洗剂治疗
甲癣（手指甲）	8%环吡酮指甲油，夜间使用最长用药时间 48 周	氟康唑 50mg QD 或 300mg 1 周 1 次治疗 6（手指）或 12（足趾）个月 伊曲康唑 200mg QD 治疗 6（手指）或 12（足趾）周或 200mg BID ×1 周，开始治疗 4 周后重复 特比萘芬 250mg QD×6 周（手指）或 12 周（足趾）	通常继发于皮肤真菌病，或许由免疫抑制患者感染念珠菌病导致； 足趾甲比手指甲更常见

Sources：(1)Pappas PG, Kauffman CA, Andes D, Benjamin DK, Calandra TF, (2)Edwards JE, et al. Clinical practice guidelines for the management of candidiasis: 2009 update by the Infectious Diseases Society of America. *Clin Inf Dis*. 2009; 48: 503-535; (3)Brown TE, Dresser LD, Chin TW. Superficial fungal infections. In: Dipiro JT, Talbert RL, Matzke GR, Posey LM, Wells BG, Yee GC, eds. *Pharmacotherapy: A Pathophysiologic Approach*. 8th ed. New York, NY: McGraw-Hill; 2011:chap.29.

表 2.3.4 深部真菌感染的治疗

病 情	治 疗	说 明
曲霉菌病		
侵袭性肺曲霉菌病	首选： 伏立康唑 6mg/kg Q12h,1 天后 4mg/kg Q12h(口服剂量 200～300mg)； 备选方案： 两性霉素 B 3～5mg/(kg·d) 两性霉素 B 脂质复合物 5mg/(kg·d) 卡泊芬净 70mg 负荷剂量,然后 50mg/d 泊沙康唑 200mg QID,稳定后 400mg BID	其他曲霉菌病(鼻窦、支气管、中枢神经系统、心内膜炎)的治疗与侵袭性肺曲霉菌病相似 可能需要延长治疗时间和联合其他治疗
经验性治疗或初始治疗	两性霉素 B 3mg/(kg·d) 卡泊芬净 70mg 负荷剂量,然后 50mg/d 伊曲康唑 200mg/d 静脉给药或 200mg BID 口服 伏立康唑 6mg/kg Q12h,1 天后 4mg/kg Q12h(口服剂量 200mg)	
预防	首选： 泊沙康唑 200mg Q8h 备选： 伊曲康唑 200mg Q12h 静脉给予 2d,然后 200mg/d 静脉给予或 200mg 口服 Q12h 米卡芬净 50mg/d	

（续表）

病　情	治　疗	说　明
芽生菌病		
肺	轻至中度——伊曲康唑 200mg QD 或 BID，6 个月至 1 年 中度至重度——两性霉素 B 脂质体 3～5mg/(kg·d)或两性霉素 B 脱氧胆酸 0.7～1mg/(kg·d)，1～2 周，然后伊曲康唑 200mg BID，6 个月至 1 年	
播散性	轻至中度——伊曲康唑 200mg QD 或 BID，6 个月至 1 年 中度至重度——两性霉素 B 脂质体 3～5mg/(kg·d)或两性霉素 B 脱氧胆酸 0.7～1mg/(kg·d)，1～2 周，然后伊曲康唑 200mg BID 1 年	
中枢神经系统	两性霉素 B 脂质体 5mg/(kg·d)，4～6 周，接着口服三唑类≥1 年(例如，氟康唑 800mg/d，伊曲康唑 200mg BID 或 TID，或伏立康唑 200～400mg BID)	
免疫抑制患者	两性霉素 B 脂质体 3～5mg/(kg·d)或两性霉素 B 脱氧胆酸 0.7～1mg/(kg·d) 1～2 周，然后伊曲康唑 200mg BID 1 年(如果免疫抑制无法逆转则需终身免疫抑制治疗)	
妊娠女性	两性霉素 B 脂质体 3～5mg/(kg·d)	

（续表）

病 情	治 疗	说 明
念珠菌病		
经验性治疗非中性粒细胞减少患者可疑念珠菌病	首选： 氟康唑 12mg/kg 负荷剂量(800mg)，然后 6mg/(kg · d)(400mg) 一种棘球白素 次选：两性霉素 B 脂质体 3～5mg/(kg · d)	中性粒细胞减少患者发热 4d 以上使用抗生素不能缓解则考虑开始经验性抗真菌治疗 对之前使用三唑类预防的患者应避免使用三唑类
经验性治疗中性粒细胞减少患者可疑念珠菌病	首选： 两性霉素 B 脂质体 3～5mg/(kg · d) 卡泊芬净 70mg 负荷剂量，然后 50mg QD 次选： 伏立康唑 6mg/kg BID×2(400mg)，然后 3mg/kg(200mg)BID 氟康唑 12mg/kg 负荷剂量(800mg)，然后 6mg/(kg · d)(400mg)	
念珠菌血症(非中性粒细胞减少患者)	首选： 氟康唑 12mg/kg 负荷剂量(800mg)，然后 6mg/(kg · d)(400mg) 一种棘球白素 次选： 两性霉素 B 脂质体 3～5mg/(kg · d) 伏立康唑 6mg/kg BID×2(400mg)，然后 3mg/kg(200mg)BID	棘球白素对于中度至重度疾病及近期有三唑类暴露史的患者适用 氟康唑适用于非重症患者及近期无三唑类暴露史的患者

（续表）

病　情	治　疗	说　明
念珠菌血症（中性粒细胞减少患者）	首选： 一种棘球白素 两性霉素 B 脂质体 3～5mg/(kg·d) 备选： 氟康唑 12mg/kg 负荷剂量(800mg)，然后 6mg/(kg·d)(400mg) 伏立康唑 6mg/kg BID×2(400mg)，然后 3mg/kg(200mg)BID	血培养结果转阴后且症状、体征改善后仍需继续治疗 14d
症状性膀胱炎	首选： 氟康唑 200mg/d 2 周 备选： 两性霉素 B 脱氧胆酸 0.3～0.6mg/(kg·d) 1～7d	并存肾盂肾炎和可疑播散性念珠菌病的患者需治疗其念珠菌血症
肾盂肾炎	首选： 氟康唑 3～6mg/(kg·d) (200～400mg)2 周 备选： 两性霉素 B 脱氧胆酸 0.5～0.7mg/(kg·d)，±氟胞嘧啶 25mg/kg QID 2 周	

（续表）

病　情	治　疗	说　明
食管念珠菌病	首选： 氟康唑 3～6mg/(kg·d)（200～400mg） 一种棘球白素； 两性霉素 B 脱氧胆酸 0.3～0.7mg/(kg·d) 备选： 伊曲康唑口服液 200mg/d 泊沙康唑 400mg BID 伏立康唑 200mg BID	治疗 14～21d
慢性播散性念珠菌病	首选： 病情平稳氟康唑 6mg/(kg·d)(400mg) 重症患者两性霉素 B 脂质体 3～5mg/(kg·d) 备选： 棘球白素治疗数周，然后服用氟康唑	免疫抑制治疗期间需持续治疗直到病情缓解（通常数月）

（续表）

病　情	治　疗	说　明
眼内念珠菌病	首选： 两性霉素 B 脱氧胆酸 0.7～1mg/(kg·d)，联合氟胞嘧啶 25mg/kg QID 氟康唑 6～12mg/(kg·d) 备选： 两性霉素 B 脂质体 3～5mg/(kg·d) 伏立康唑 6mg/(kg·d) Q12h，然后 4mg/kg Q12h	重症眼内炎或玻璃体炎需手术干预；治疗 4～6 周
球包菌病		
非复杂性肺炎	无须治疗或氟康唑 400mg/d 或伊曲康唑 200mg BID，3～6 个月（临床感染缓解后继续治疗 3 个月） 存在播散风险或重症疾病，氟康唑≥400mg/d 或伊曲康唑≥200mg BID 3～6 个月（临床感染缓解后持续治疗≥3 个月） 所有患者紧密随访	
肺空洞	临床观察或氟康唑 400mg/d 6～12 个月 慢性进展性肺纤维化推荐治疗（至少治疗 1 年）	

（续表）

病情	治疗	说明
非脑膜性进展性播散性肺炎	危及生命——两性霉素 B 脱氧胆酸 0.6～1mg/(kg·d)或两性霉素 B 脂质体 3～5mg/(kg·d)；疾病控制后换为氟康唑或伊曲康唑(至少治疗 2 年) 慢性进展或稳定——氟康唑≥400mg/d 或伊曲康唑≥200mg BID(至少 2 年)	
脑膜炎	氟康唑≥400mg/d(某些医生建议剂量为≥800mg/d)或伊曲康唑≥200mg BID 鞘内两性霉素 B(0.1～1.5mg QD～QW)联合一种曾用过的三唑类(起始低剂量) 因复发率高，球孢子菌脑膜炎患者需终身抗真菌治疗	
HIV 阳性患者	CD4 细胞数量≤250/μl 的 HIV 阳性患者推荐治疗，需继续治疗直至 CD4 细胞数量高于该水平	
妊娠女性	妊娠期间感染或产后原发感染需立即启动治疗 由于三唑类具有致畸作用，妊娠女性可使用两性霉素 B 治疗	

（续表）

病情	治疗	说明
隐球菌属		
脑膜炎—诱导	两性霉素B脱氧胆酸 0.7～1mg/(kg·d)＋氟胞嘧啶 25mg/kg QID 2周（HIV感染者）或4周（非HIV感染者，非移植患者） 溶酶体两性霉素B 3～4mg/(kg·d)或两性霉素B脂质复合物 5mg/(kg·d)＋氟胞嘧啶 25mg/kg QID 2周（HIV感染者、移植患者）	非HIV感染者及非移植患者诱导期第2个2周可用两性霉素B脱氧胆酸代替脂质体 无氟胞嘧啶诱导期疗法：延长两性霉素B脱氧胆酸治疗至6周（非移植）；延长溶酶体两性霉素B或两性霉素B脂质复合物治疗至6周（HIV）或增加两性霉素B脂质复合物剂量至6mg/(kg·d) 6周（移植）
脑膜炎—巩固	氟康唑 400mg/(kg·d) 8周（HIV感染者） 氟康唑 400～800mg/(kg·d) 8周（移植，非HIV感染者）	
脑膜炎—维持	氟康唑 200mg/d ≥1年（HIV感染者）或6个月至1年（非HIV感染者，非移植患者） 氟康唑 200～400mg/d 6个月至1年（移植患者）	
肺炎，轻至中度	氟康唑 400mg/d 6个月至1年	
肺炎，重度或隐球菌血症	治疗同脑膜炎	

（续表）

病　情	治　疗	说　明
组织胞浆菌病		
急性肺炎	轻至中度且症状＞4 周——伊曲康唑 200mg TID 3d，然后 200mg QD 或 BID 6～12 周 中至重度——脂质体两性霉素 B 3～5mg/(kg·d)或两性霉素 B 脱氧胆酸 0.7～1mg/(kg·d) 2 周，然后额外给予伊曲康唑 200mg/d 12 周	抗反转录病毒治疗后未能达到免疫逆转的 HIV/AIDS 患者需长期进行免疫抑制治疗；这在其他免疫抑制的患者和经正规治疗后复发的患者也是必需的
慢性肺空洞	伊曲康唑 200mg TID 3d，然后 200mg BID≥1 年 两性霉素 B 脱氧胆酸 0.7mg/(kg·d) 12～16 周	
进展性播散	中至重度——脂质体两性霉素 B 3～5mg/(kg·d) 2 周，然后 200mg TID 3d，然后 200mg BID≥1 年 轻至中度——伊曲康唑 200mg TID 3d，然后 200mg BID≥1 年	慢性肺炎、播散性肺炎或中枢神经系统组织胞浆菌病的患者需检测血清伊曲康唑水平；需保持血清浓度范围为＞1.0μg/ml
中枢神经系统	脂质体两性霉素 B 5mg/(kg·d) 4～6 周(至总剂量最高达 175mg/kg)，然后伊曲康唑 200mg BID 或 TID≥1 年	

表 2.3.5 抗真菌药间药物相互作用

抗真菌药	相互影响药物	说　明
三唑类[a]		
氟康唑	华法林，利福平	氟康唑抑制细胞色素 P450 氧化还原酶的作用随剂量增大而增加；利福平明显降低氟康唑浓度
伊曲康唑	咪达唑仑，尼索地平，匹莫齐特，奎尼丁，多非利特，三唑仑，洛伐他汀，辛伐他汀，麦角生物碱类，华法林，利福平，质子泵抑制剂和 H_2 受体阻断药	CYP 3A4 抑制剂和诱导剂可影响伊曲康唑代谢；联合给予延长 QT 间期的药物可能会导致扭转型室性心动过速；使用 HMG CoA 氧化还原酶抑制剂可能会发生横纹肌溶解症；联合给药可能会导致钙调神经磷酸酶抑制剂环孢素、他克莫司的毒性聚集；口服质子泵抑制剂和 H2 受体阻断药会明显减少口服伊曲康唑的生物利用度
泊沙康唑	西罗莫司，匹莫齐特，奎尼丁，洛伐他汀，辛伐他汀，麦角生物碱类，环孢素，他克莫司，咪达唑仑，华法林，利福平/利福布汀，依非韦伦，质子泵抑制剂和 H_2 受体阻断药	诱导 UDP-葡萄糖醛酸糖苷酶的药物（苯妥英，利福平/利福布汀，依非韦伦）会明显降低泊沙康唑浓度；联合给予延长 QT 间期的药物可能会导致扭转型室性心动过速；使用 HMG CoA 还原酶抑制剂可能会发生横纹肌溶解症；联合给药可能会导致钙调神经磷酸酶抑制剂环孢素、他克莫司的毒性聚集；口服质子泵抑制剂和 H_2 受体阻断药会明显减少口服泊沙康唑的生物利用度

（续表）

抗真菌药	相互影响药物	说明
伏立康唑	利福平/利福喷汀，卡马西平，长效巴比妥酸盐，圣·约翰草，西罗莫司，麦角生物碱类，环孢素，他克莫司，华法林	CYP 2C9，2C19 和 3A4 抑制剂和诱导剂会影响伏立康唑的代谢；联合给予延长 QT 间期的药物可能会导致扭转型室性心动过速；使用 HMG CoA 氧化还原酶抑制剂可能会发生横纹肌溶解症；联合给药可能会导致钙调神经磷酸酶抑制剂环孢素、他克莫司的毒性聚集
棘白菌素类		
阿尼芬净	环孢素	棘白菌素类并不是 CYP 450 氧化还原酶临床相关底物、诱导物或抑制剂；环孢素可能会增加棘球白素释放（AUC）；药物清除诱导剂（如利福喷汀和苯妥英）可能会增加卡泊芬净血流清除（考虑增加剂量至 70mg/d）；卡泊芬净可能会降低他克莫司浓度（监测他克莫司水平）；米卡芬净可能会增加西罗莫司和尼非地平浓度（C_{max}和 AUC）
卡泊芬净	环孢素，他克莫司，利福喷汀，奈韦拉平，依非韦伦，苯妥英，地塞米松，卡马西平	
米卡芬净	西罗莫司，尼非地平	

（续表）

抗真菌药	相互影响药物	说　明
多烯类		
两性霉素 B	肾毒性药物，氟胞嘧啶，地高辛	两性霉素 B 可能会诱导出其他肾毒性药物的肾性不良反应；两性霉素 B 也会降低肾清除物质（如氟胞嘧啶）能力进而导致这些毒性物质的聚集；两性霉素 B 所致的低钾血症可能会引起地高辛肾毒性
合成药物		
氟胞嘧啶	肾毒性药物	肾毒性药物会降低氟胞嘧啶的清除导致毒性聚集和不良反应
特比萘芬	三环类抗抑郁药，SSRIs，β 受体阻断药，利福平/利福喷汀	CYP 3C9 和 3A4 抑制剂和诱导剂会影响特比萘芬的代谢

[a]三唑类是有效的 CYP 450 氧化还原酶抑制剂；服用三唑类药物时禁止联合给予延长 QT 间期的药物和通过 CYP 450 氧化还原酶代谢的药物

第三章　内分泌疾病

3.1	**糖尿病**
3.1.1	糖尿病的药物治疗(图)
3.1.2	胰岛素(表)
3.1.3	选择性非胰岛素类降血糖药物(表)
3.1.4	高血糖危象(表)
3.2	**甲状腺疾病**
3.2.1	甲状腺功能亢进症的药物治疗流程(图)
3.2.2	甲状腺功能减退症的药物治疗流程(图)
3.2.3	甲状腺替代试剂(表)
3.2.4	甲状腺功能亢进症治疗药物(表)

本章缩略语列表

DKA	糖尿病酮症酸中毒	GLP-1	胰高血糖素样肽-1
DM	糖尿病	HbA_{1C}	糖化血红蛋白 A_{1c}
DPP-4	二肽基肽酶-4	MNT	医学营养治疗
DSC	地高辛血药浓度	TPOab	甲状腺过氧化物酶抗体
FT4	游离 T_4	TSH	促甲状腺激素
GIP	抑胃肽		

3.1 糖尿病

图 3.1.1 糖尿病的药物治疗

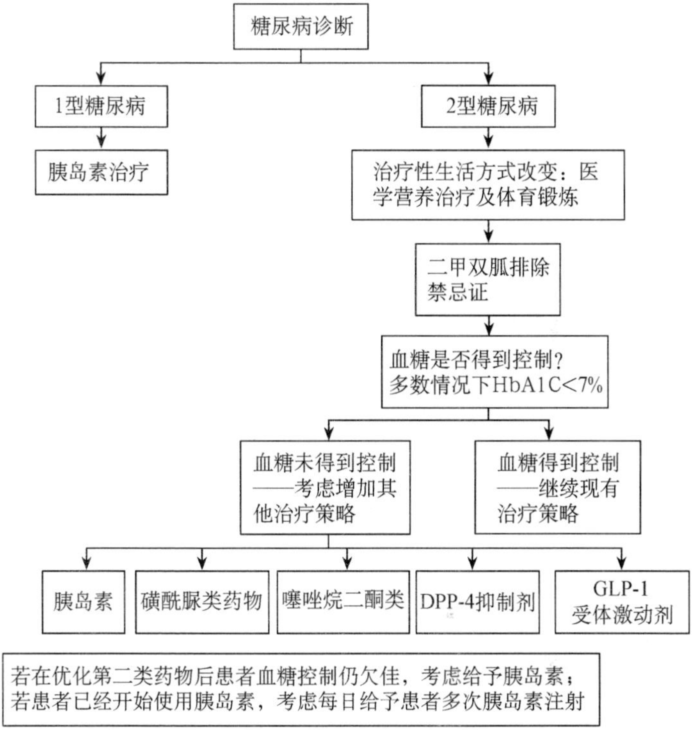

Source：Inzucchi SE，Bergenstal RM，Buse JB，et al. Management of hyperglycemia in type 2 diabetes：A patient centered approach. Position statement of the American Diabetes Association（ADA）and the European Association for the Study of Diabetes（EASD）. *Diabetes Care*. 2012;35:1364.

表 3.1.2 胰岛素

胰岛素	起效时间	高峰时间	持续时间	注意事项
速效胰岛素				
门冬胰岛素(诺和锐)	0.25～0.5h	0.5～1.5h	＜5h	餐前立即注射给药(某些患者可餐时或餐后给药) 勿静脉给药:与常规给药相比,无明显优势且增加费用
赖谷胰岛素(艾倍得)				
赖脯胰岛素(优泌乐)		0.5～2h		
短效胰岛素				
普通胰岛素	0.5～1h	2～4h	5～8h	餐前 30min 注射给药
中效胰岛素				
鱼精蛋白锌胰岛素(优泌林 N、诺和林 N)	1～2h	4～10h	10～18h	高峰时间及持续时间高度可变,尤其在老年人中 需警惕夜间低血糖的发生
长效胰岛素				
甘精胰岛素(来得时)	1.5～4h	无高峰	24h	某些患者无法持续 24h 有效,剂量需调至 BID 注射部位灼痛——pH 4.0 BID 小剂量给药(＜0.4U/kg) 胰岛素中唯一一个轻度降低体重的药物(Diabetes Care, 2011, 34:1487)

（续表）

胰岛素	起效时间	高峰时间	持续时间	注意事项
地特胰岛素（诺和平）		缓慢上升 3～4h	＜0.4U/kg 高度可变；＜24h；＞0.4U/kg ～24h	某些患者无法持续 24h 有效，剂量需调至 BID 注射部位灼痛——pH 4.0 BID 小剂量给药（＜0.4U/kg） 胰岛素中唯一一个轻度降低体重的药物（Diabetes Care，2011，34:1487）
重组胰岛素				
70%门冬鱼精蛋白胰岛素/30%门冬胰岛素	0.25～0.5h	双高峰	10～16h	排列顺序按作用时间由长到短 起效时间取决于速效胰岛素；持续时间取决于中效胰岛素
50%赖脯鱼精蛋白胰岛素/50%赖脯胰岛素				
75%赖脯鱼精蛋白胰岛素/25%赖脯胰岛素				
70%鱼精蛋白锌胰岛素/30%普通胰岛素	0.5～1h		10～18h	

表 3.1.3 选择性非胰岛素类降血糖药物

药物种类	药物名称(商品名)	剂 量	说 明
α葡萄糖苷酶抑制剂	阿卡波糖[a](Precose) 25mg, 50mg, 100mg片剂 米格列醇(Glyset) 25mg, 50mg, 100mg片剂	25mg QD～TID,进食一口食物后随餐嚼服,每4～8周逐步增加剂量;根据餐后血糖调整剂量;最高剂量100mg TID	作用机制:酶抑制剂,延迟复合碳水化合物的水解作用 糖化血红蛋白降低0.5%～0.8% 禁忌证:肾功能不全(Scr≥176.8μmol/L);炎症性肠病;胃肠道梗阻 不良反应:胃肠胀气、腹泻、腹痛,也许可以通过缓慢增加剂量缓解;服用阿卡波糖约14%出现AST/ALT增高,每3个月监测一次 给药要求可能会降低依从性
双胍类	二甲双胍[a](格华止,格华止缓释片) 500mg, 850mg, 1000mg片剂; 500mg, 750mg, 1000mg缓释片剂	即释剂500mg BID;每周增加500mg剂量最高至2550mg/d(850mg TID) 缓释片500～1000mg/d,最大2500mg/d;如最高剂量仍不能控制血糖,则分为BID	降低肝糖原生成和肠内葡萄糖吸收;增加胰岛素敏感性 糖化血红蛋白降低1%～2% 禁忌证:肾功能不全(男性Scr≥132.6μmol/L;女性Scr≥123.7μmol/L);急性/慢性酸中毒;急性肾损伤和接受造影的患者停止使用 注意中位体重——主要会导致体重降低 不良反应:腹痛、腹部绞痛、胃肠胀气;与缓释片相比,即释片的胃肠道不良反应更多;与食物同服且必须缓慢调整剂量;维生素B_{12}缺乏

（续表）

药物种类	药物名称（商品名）	剂　量	说　明
胆酸结合树脂（胆汁酸螯合剂）	考来维仑（Welchol）3.75 克/包悬浮液，625mg 片剂	联合治疗：3.75g QD，1.875g BID	作用机制：不清，可能是降低葡萄糖吸收和肝糖原合成，增加胰高血糖素样肽-1 水平 糖化血红蛋白降低 0.5%～0.7% 不良反应：便秘 与其他药物分开服用——合用可能会降低吸收 片剂很大/丸剂负担大 可降低 LDL15%～19%；增加甘油三酯水平
多巴胺 D_2 受体激动药	溴隐亭（塞克洛瑟）0.8mg 片剂	0.8mg QAM；每周缓慢加量 0.8mg，最高至 4.8mg/d	作用机制：不清，可能是重置昼夜节律和逆转胰岛素抵抗 糖化血红蛋白降低 0.6%～0.9% 禁止与 α、β 受体激动剂、唑类抗真菌药同用；与 5-羟色胺能药物同服有出现 5-羟色胺能综合征的危险；有精神疾病史患者慎用 广泛的肝代谢活性； 不良反应：增加中枢神经系统影响，包括头晕、头痛、疲倦、嗜睡；低血压、晕厥；胃肠道不适——与食物同服

（续表）

药物种类	药物名称(商品名)	剂量	说明
DPP-Ⅳ(二肽基肽酶Ⅳ)抑制剂	利格列汀(利拉利汀)5mg 片剂	5mg QD;无肾调节	作用机制:抑制肠促胰岛素激素代谢的酶及增加胰高血糖素样肽-1、促胰岛素肽水平 糖化血红蛋白降低 0.5%～0.8% 不良反应:头痛、周围性水肿、出血性胰腺炎 体重不改变 利格列汀、沙格列汀——CYP 3A4 作用底物;沙格列汀剂量降至 2.5mg QD/强效 3A4 抑制剂
	沙格列汀(安立泽)2.5mg,5mg 片剂	2.5～5mg QD;CrCl<50ml/min:2.5mg QD	
	西格列汀(捷诺维)25mg,50mg,100mg 片剂	100mg QD;CrCl≥30～50ml/min:50mg/QD;CrCl<30ml/min:25mg QD	
GLP-1(胰高血糖素样肽-1)激动剂	利拉鲁肽(诺和力)6mg/ml 注射液;3ml/支	0.6mg 皮下注射 QD×1 周,然后 1.2mg 皮下注射 QD;可缓慢增量至 1.8mg QD	作用机制:GLP-1 类似物可增加葡萄糖依赖胰岛素的分泌,降低胰高血糖素分泌,延迟胃排空和增加饱腹感 糖化血红蛋白降低 0.5%～1.0%;艾塞那肽缓释药可降低糖化血红蛋白 1.5%～1.9% 降低体重 禁忌证:多发性内分泌腺瘤综合征 2 型、甲状腺髓样癌家族史 不良反应:恶心、呕吐、腹泻,剂量相关性,暴露后逐渐减轻出血性胰腺炎、注射部位刺激
	艾塞那肽(百泌达) 250μg/ml 注射液; 2.4ml=60 即时释放剂量; (Bydureon)2mg 注射液=1 个缓释剂剂量	即释剂——5μg BID 用餐 60min 内使用;必要时 1 个月后改为 10μg BID;缓释剂——2mg 每周 CrCl<30ml/min 则不推荐使用	

（续表）

药物种类	药物名称(商品名)	剂量	说明
氯茴苯酸类	那格列奈[a](唐力) 60mg,120mg 片剂	120mg TID	作用机制:刺激葡萄糖依赖性胰岛素分泌 糖化血红蛋白降低 0.5%～1.5% 体重增加(增加胰岛素分泌) 餐时 15～30min 服用;未进食则不需服用 不良反应:低血糖 那格列奈——作用底物 CYP 2C9/3A4;竞争性抑制——考尼伐坦 瑞格列奈——作用底物 CYP 3A4/2C8;竞争性抑制——考尼伐坦;也可通过糖脂化代谢;竞争性抑制——吉非贝齐
	瑞格列奈(孚来迪) 0.5mg, 1mg, 2mg 片剂	起始:0.5mg(未治疗或糖化血红蛋白 $A_{1c}<8\%$);1～2mg(治疗前或 $A_{1c}>8\%$);最高剂量 4mg(16mg/d) CrCl 20～40ml/min:起始剂量每次 0.5mg	
磺脲类	格列美脲[a](亚莫利)1mg,2mg,4mg 片剂	1～2mg QAM 与早餐同服;最高剂量 8mg/d	作用机制:刺激胰腺分泌胰岛素,降低肝糖原合成 糖化血红蛋白降低 1%～2% 体重增加(胰岛素分泌增加) 不良反应:头晕、头痛、低血糖(随年龄增高概率增高) 与节食和胰岛素相比,磺脲类相关的脑血管死亡率增高 氨苯磺胺超敏反应、G6PD 缺乏患者慎用
	格列吡嗪[a](利糖妥)5mg,10mg 片剂	即释剂——5mg QD;最高剂量为 40mg;分次剂量>15mg	

（续表）

药物种类	药物名称（商品名）	剂　量	说　明
磺脲类	（利糖妥缓释片）2.5mg,5mg,10mg 缓释片剂	缓释片——5mg QD;最高剂量为 20mg; CrCl＜50ml/min:剂量减少一半	格列美脲、格列吡嗪——CYP 2C9 作用底物,代谢产物经尿液排泄 继发性衰竭通常伴随 B 细胞损坏;胰腺不能继续分泌胰岛素
	格列本脲[a]（达安疗） 1.25mg,2.5mg,5mg 片剂 （优降糖）1.5mg,3mg,6mg 微小片剂	常规片剂≠微小片剂 2.5～5mg(1.5～3mg 微小片剂)起始;最高剂量 20mg/d（微小片剂 12mg/d);如需分次最高剂量更有效 CrCl＜50ml/min:不推荐	
噻唑烷二酮类	吡格列酮(艾可拓) 15mg,30mg,45mg 片剂	15～30mg QD;最高剂量为 45mg	作用机制:过氧化物酶增殖物激活受体 γ 激动剂;增加胰岛素敏感性 糖化血红蛋白降低 0.5%～1.4% 体重增加

（续表）

药物种类	药物名称（商品名）	剂　量	说　明
噻唑烷二酮类	罗格列酮（文迪雅）2mg，4mg，8mg 片剂	4mg QD;最高剂量为 8mg/d（分次给药效果更好）	不良反应：水肿（高至 15%）、心力衰竭、头痛、骨折风险增加（罗格列酮远大于吡格列酮） 吡格列酮：膀胱癌风险增加 罗格列酮：心肌梗死风险增加 高密度脂蛋白水平增加（罗格列酮和吡格列酮）：低密度脂蛋白水平增加（罗格列酮）
胰淀粉样多肽类似物	普兰林肽 1000μg/ml;1.5ml（60 注射笔）；2.7ml（120 注射笔）注射器	1 型糖尿病——15μg 餐前皮下注射；每 3d 缓慢增量（如可耐受恶心），目标剂量 30～60μg 2 型糖尿病——15μg 餐前皮下注射；每 3d 缓慢增量（如可耐受恶心），目标剂量 30～60μg	作用机制：胰淀粉样多肽类似物；延迟胃排空，抑制食欲中枢，降低胰高血糖素分泌 糖化血红蛋白降低 0.5%～1.0% 降低体重（摄入减少） 为减少低血糖风险，起始时可减少一半胰岛素剂量 不良反应：重度低血糖，恶心呕吐，胃肌轻瘫、头痛 禁忌证：胃肌轻瘫、低血糖意识丧失（由于 β 受体阻断剂隐藏了低血糖症状，慎用）

AE—低血糖仅作为单药治疗可频繁引发低血糖的药物的 AE。

Source：Inzucchi SE，Bergenstal RM，Buse JB，et al. Management of hyperglycemia in type 2 diabetes：A patient centered approach. Position statement of the American Diabetes Association（ADA）and the European Association for the Study of Diabetes（EASD）. Diabetes Care，2012，35：1364.

[a] 非专利药物。

表 3.1.4 高血糖危象

标 准	糖尿病酮症酸中毒	高血糖高渗性综合征
病理生理学	胰岛素不足导致脂解作用(将脂肪组织降解为游离脂肪酸)来产能、酮体生成和代谢性酸中毒 诱发因素——快速进展 · 疾病/感染 · 胰岛素分泌不足 · 糖尿病(1 型糖尿病)起始症状	胰岛素抵抗脂解作用的后遗症;周围肌肉组织用来产能,无酮体生成 诱发因素——进展缓慢 · 未诊断/未治疗的糖尿病 · 疾病/感染
临床表现	体征/症状 · 恶心呕吐,腹部肌痛性痉挛 · 多尿、多饮、多食 · Kussmaul 呼吸 · 神智改变 · 水果味“酮体呼吸”	体征/症状 · 与糖尿病酮症酸中毒相似;消化系统症状较轻 · 无 Kussmaul 呼吸 · 神智改变常见 · 典型重度脱水
血糖	>250mg/dl	>600mg/dl
pH(动脉)	<7.2	>7.3
血清碳酸氢盐	<15mmol/L	>18mmol/L
血/尿酮体	+	—/少量
阴离子间隙	升高	多变
钾	多变;身体消耗总量	多变;身体消耗总量
水不足	5～7L	7～12L

（续表）

标　准	糖尿病酮症酸中毒	高血糖高渗性综合征
治疗		
容量 · 扩大细胞外容量/恢复肾灌注 　· 15～20ml/kg 生理盐水，1/2 生理盐水 　· 当葡萄糖≈200～250mg/dl 时换为 5%葡萄糖溶液＋1/2 生理盐水		
电解质 · 评估水化状态、电解质水平和尿量 　· K^+＜5.3mmol/L 　　· 确定有尿排出时可起始补钾治疗；酮症酸中毒在使用胰岛素前使用或同时使用→胰岛素会将 K^+ 离子内移至细胞内进而加重已存在的低钾血症 　· 碳酸盐置换存在争议，也许是有害的 · 如果 pH＜7.0 可考虑		
控制胰高血糖素 · 仅仅使用普通胰岛素；速效胰岛素无任何获益；增加花费 　· 可选快速注射：0.1U/kg 　· 0.1U/(kg·h)滴注(5～10U/h) · 按照 50～75mg/(dl·h)的速度缓慢降低葡萄糖 　· 目标值 200～250mg/dl——这时不要停用胰岛素 　　· 起始用 5%葡萄糖＋1/2 生理盐水治疗，继续滴注胰岛素来清除酮体(关闭阴离子间隙)		

3.2 甲状腺疾病

图 3.2.1 甲状腺功能亢进症的药物治疗流程

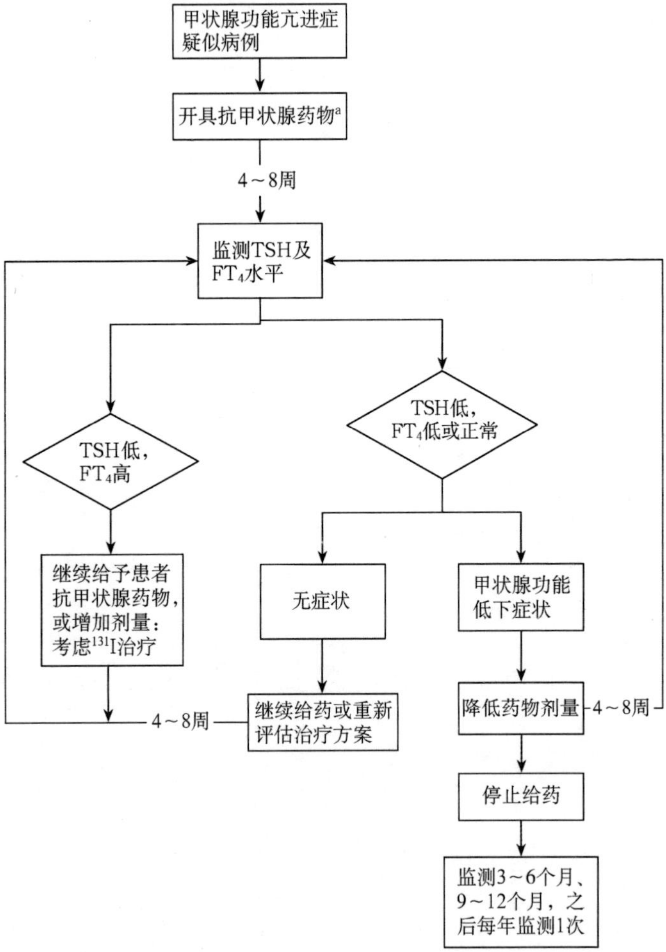

[a] 见表 3.2.4

图 3.2.2 甲状腺功能减退症的药物治疗流程

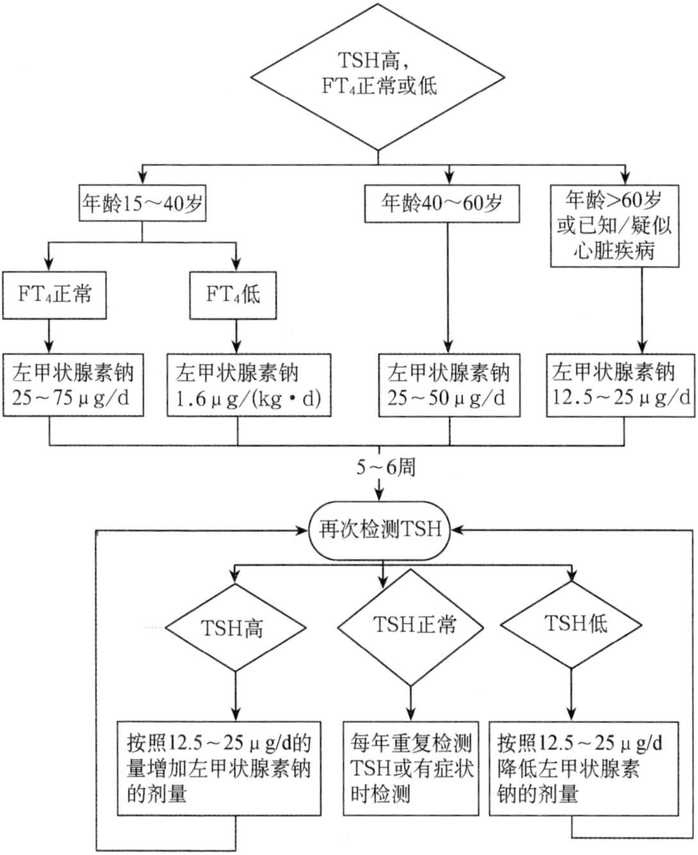

表 3.2.3 甲状腺替代试剂

产 品	来 源	相对功效	说 明
干甲状腺片 USP（甲状腺素和其他）	干燥的猪或牛甲状腺	1 粒(65mg)	促皮质激素含量不定；非专利商品名生物效价可能不同
左甲状腺素	合成四碘甲状腺原氨酸	60μg 口服 30μg 静脉给药	疗效是可预见的；当从天然甲状腺素换为左甲状腺素，剂量改为 1/2 粒；不同产品间吸收不同；半衰期＝7d，需每日服用；是首选药物
三碘甲状腺氨酸（碘塞罗宁）	合成三碘甲状腺原氨酸	15μg 口服或静脉给药	很少需要，起效快速，与四碘甲状腺原氨酸相比无预后获益
复方甲状腺素	合成四碘甲状腺原氨酸和三碘甲状腺原氨酸 4∶1 比例	50μg 四碘甲状腺原氨酸和 12.5μg 三碘甲状腺原氨酸	对高三碘甲状腺原氨酸含量具有潜在作用毒性

表 3.2.4 甲状腺功能亢进症治疗药物

<table>
<tr><th>药 物</th><th>剂 量</th><th>说 明</th></tr>
<tr><td colspan="3">硫脲类</td></tr>
<tr><td>甲巯咪唑（他巴唑）</td><td>起始：15～30mg QD
维持：5～10mg QD
甲状腺危象：60～120mg QD</td><td rowspan="2">硫脲类是 Graves 病的一线药物
患者甲状腺功能正常后华法林和凝血因子代谢降低，需密切监测 INR 值
患者甲状腺功能正常后地高辛代谢降低，监测 DSC
与PTU 相比，甲巯咪唑诱导 T_3 和 T_4 下降更迅速（J Clin Endocrinol Metab 1987；65：719）
妊娠早期孕妇首选 PTU</td></tr>
<tr><td>丙硫氧嘧啶（PTU）</td><td>起始：300mg TID
维持 100～200mg QD
甲状腺危象：600～1200mg QD</td></tr>
<tr><td colspan="3">其他药物</td></tr>
<tr><td>β 受体阻断药</td><td>见表 1.1.1</td><td>通过增加肾上腺素来减少症状</td></tr>
<tr><td>考来烯胺</td><td>4g QID</td><td>与单独使用甲巯咪唑相比，联合考来烯胺可快速降低 T_3 和 T_4 水平（J Clin Endocrinol Metab，1996，81：3191）</td></tr>
<tr><td>碘化钾（SSKI）</td><td>10 滴 QD</td><td>适用于轻度甲状腺功能亢进症的症状控制</td></tr>
</table>

第四章　神经病学

4.1　脑卒中

4.1.1　急性缺血性脑卒中使用 t-PA 的标准(表)

4.1.2　急性缺血性脑卒中的药物治疗(图)

4.1.3　缺血性卒中二级预防的药物治疗(表)

4.2　癫痫

4.2.1　癫痫的诊断标准(图)

4.2.2　癫痫的药物治疗(图)

4.2.3　抗癫痫药物剂量及治疗注意事项(表)

4.2.4　抗癫痫药物的药代动力学特点(表)

4.2.5　抗癫痫药物相互作用(表)

4.3　帕金森病

4.3.1　帕金森病的诊断标准(图)

4.3.2　早期帕金森病的药物治疗(图)

4.3.3　帕金森病运动并发症的处理(图)

4.3.4　抗帕金森病药物注意事项(表)

4.3.5　帕金森病治疗药物及剂量(表)

4.4　头痛

4.4.1　间歇性头痛的诊断标准(图)

4.4.2　间歇性头痛的药物治疗(图)

4.4.3　慢性头痛的诊断标准(图)

4.4.4　慢性头痛的药物治疗(图)
4.4.5　偏头痛持续状态的药物治疗(表)
4.4.6　治疗头痛的非甾体类抗炎药物和非阿片样镇痛药(表)
4.4.7　5-羟色胺受体激动药(曲坦类药物)和麦角胺制剂(表)
4.4.8　其他预防性治疗药物(表)
4.4.9　治疗头痛的辅助药物(表)

本章缩略语列表

AED	抗癫痫药	NSAID	非甾体类抗炎药
CBZ	卡马西平	PB	苯巴比妥
CNS	中枢神经系统	PFO	卵圆孔未闭
COMT	儿茶酚-O-甲基转移酶	PHT	苯妥英钠
DHE	双氢麦角胺	PRM	扑米酮
FBM	非氨酯	RUF	卢非酰胺
GTC	全身强直性阵挛	t-PA	阿替普酶(组织型纤溶酶原激活剂)
JME	少年肌阵挛性癫痫	TCA	三环类抗抑郁药
LAC	拉克酰胺	TGB	噻加宾
LEV	左乙拉西坦	TPM	托吡酯
LMWH	低分子量肝素	VPA	丙戊酸
LOC	意识丧失	VTE	静脉血栓栓塞
LTG	拉莫三嗪	XR	缓释剂
LV	左心室	ZON	唑尼沙胺
MAO	单胺氧化酶		
MAOI	单胺氧化酶抑制剂		

4.1 脑卒中

表 4.1.1 急性缺血性卒中使用 t-PA 的标准

入选标准

为使用 t-PA 下述必须全部属实：

- 年龄大于等于 18 周岁
- 临床确诊为缺血性卒中且导致了可评估的神经系统缺陷
- 开始治疗距离症状出现时间最好少于 4.5h

排除标准

为使用 t-PA 下述必须全部不符合：

- 头颅非增强 CT 可见颅内出血证据
- 仅仅很小程度或快速改善卒中症状
- 即使是普通 CT 也高度怀疑蛛网膜下腔出血
- 活动性内出血(如 21d 内存在胃肠道/胃溃疡出血)
- 已知的出血性体质,包括但不限于血小板计数<100 000/mm^3
- 患者 48h 内曾使用肝素且 APTT 升高
- 近期使用抗凝药(如华法林)且 PT(>15s)/INR 升高
- 3 个月内颅内手术史,重度头外伤史或卒中史
- 14d 内曾接受重大手术或有重度外伤
- 近期在无压迫部位行动脉穿刺术
- 7d 内行腰椎穿刺术
- 颅内出血病史、动静脉畸形病史或动脉瘤病史
- 卒中发生时有过癫痫发作
- 近期急性心肌梗死病史
- 治疗时收缩压>185mmHg 或舒张压>110mmHg

症状发生 3～4.5h 内额外的排除标准

- 年龄大于 80 岁
- 目前口服抗凝药物治疗
- NIH 卒中评分>25(重度卒中)
- 卒中合并糖尿病病史

Reproduced with permission from Fagan S, Hess DC. Stroke. In: Dipro JT, Talbert RL, Yee GC, Matzke GR, Wells BG, Posey LM, eds. Pharmacotherapy. A Pathophysiologic Approach. 8th ed. New York, NY: McGraw-Hill Companies, 2011.

图4.1.2 急性缺血性脑卒中的药物治疗[a]

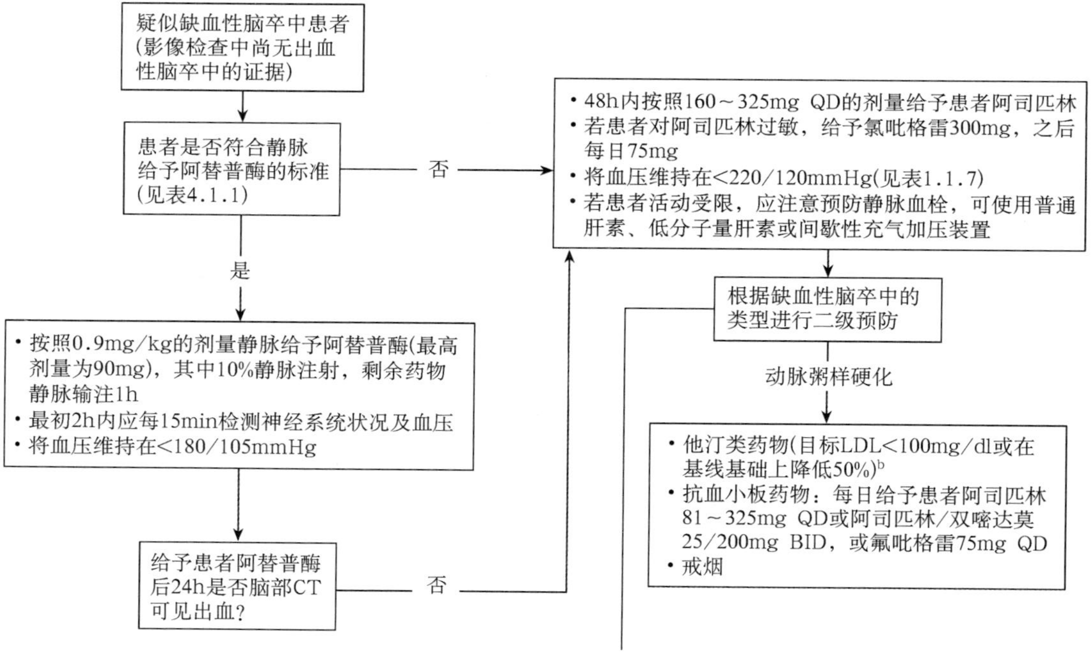

心因性血栓

心房颤动
- 剂量调整后的华法林(INR2～3)、阿哌沙班、达比加群、利伐沙班(见1.4.3)

LV血栓或风湿性心脏瓣膜病
- 剂量调整后的华法林(INR 2～3)

非风湿性自体心脏瓣膜病
- 阿司匹林81～325mg QD

人工心脏瓣膜
- 剂量调整后的华法林(INR 2.5～3.5)，除非双叶主动脉瓣(INR 2～3)

Sources：(1) Furie KL，Kasner SE，Adams RJ，et al.；on behalf of the American Heart Association Stroke Council，Council on Cardiovascular Nursing，Council on Clinical Cardiology，and Interdisciplinary Council on Quality of Care and Outcomes Research. Guidelines for the prevention of stroke in patients with stroke or transient ischemic attack：a guideline for healthcare professionals from the American Heart Association/American Stroke Association. Stroke，2011，42：227-276. (2)Lansberg MG，O' Donnell MJ，Khatri P，et al. Thrombosis，9th ed.：American College of Chest Physicians Evidence Based Clinical Practice Guidelines. Chest，2012，141：e601S-636S.

[a] 也可参考表4.1.3以获取关于药物的选择及剂量的更多详情

[b] 参考表1.3.1 及表1.3.4

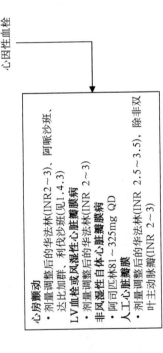

表 4.1.3 缺血性卒中二级预防的药物治疗

药 物	剂 量	说 明
抗血小板药物		
阿司匹林	160～325mg QD 急性期 81～325mg QD 后期治疗	对于动脉粥样硬化性卒中的二级预防，AHA/ASA 指南推荐阿司匹林或阿司匹林/双嘧达膜缓释剂作为一线药物，不耐受阿司匹林的患者可使用氯吡格雷(Stroke, 2011, 42:227)；ACCP 指南推荐阿司匹林/双嘧达膜缓释剂和氯吡格雷都优于阿司匹林，尽管花费更高，但效果更好(Chest, 2012, 141:e601S)
阿司匹林/双嘧达膜缓释剂(脑康平)25/200mg	1 片 BID	对于因卵圆孔未闭或非风湿性自体瓣膜疾病导致的心源性卒中，两个指南均推荐使用阿司匹林
氯吡格雷(波立维)75mg 片剂	1 片 QD	对于因出血风险以外原因不能服用抗凝药物的心房颤动患者，不考虑其出血风险，可使用阿司匹林联合氯吡格雷(Chest, 2012, 141:e601S)，但是如果效果不佳且出血风险很高则需避免使用(Lancet, 2004, 364:331)

（续表）

药　物	剂　量	说　明
抗凝药物		
华法林	根据 INR 值调量	ACCP 指南推荐对于心房颤动患者卒中二级预防中达比加群优于华法林（Chest，2012，141：e601S） 除非存在高出血风险，卒中后 1～2 周内启动治疗；除非存在禁忌证，直到开始抗凝药物治疗前都需使用阿司匹林
达比加群（泰毕全）150mg 片剂	见表 1.4.3	
利伐沙班（拜瑞妥）15mg 和 20mg 片剂		
阿哌沙班（eliqius）2.5mg 和 5mg 片剂		
他汀类药物		
阿托伐他汀（立普妥）10mg，20mg，40mg 或 80mg 片剂	选择药物剂量将 LDL 降至＜100mg/dl 或降低 50%（剂量见表 1.3.1）	1 项高剂量阿托伐他汀试验提供支持他汀类药物的证据（Stroke，2007，38：3198）；AHA/ASA 推荐大剂量（Stroke，2011，42：227） 可能是在类似剂量下和相似 LDL 目标值的类效应（其他他汀类见表 1.3.1）

4.2 癫痫

图4.2.1 癫痫的诊断标准

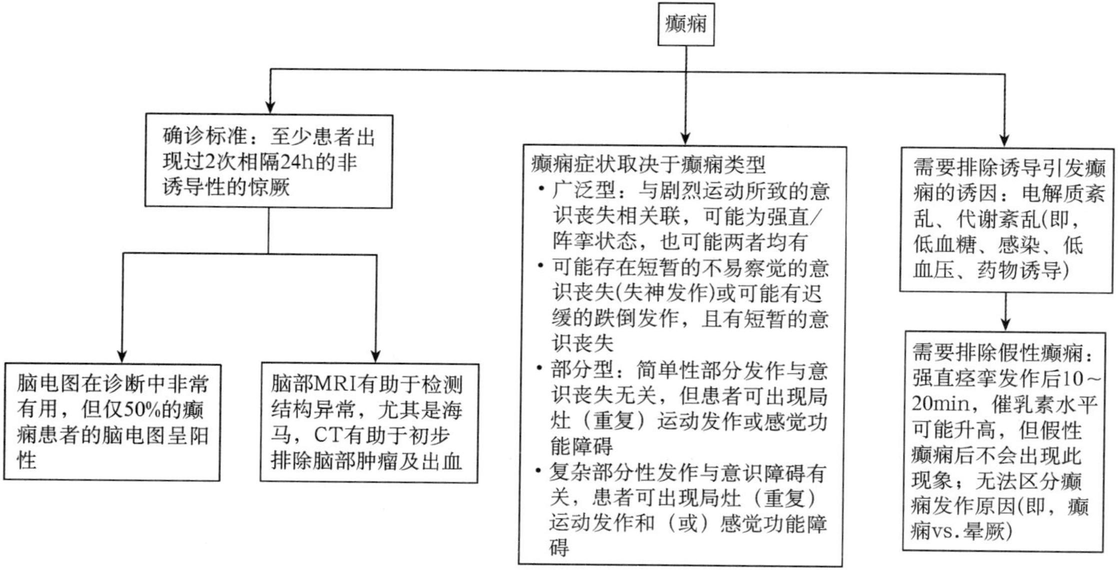

图 4.2.2 癫痫的药物治疗

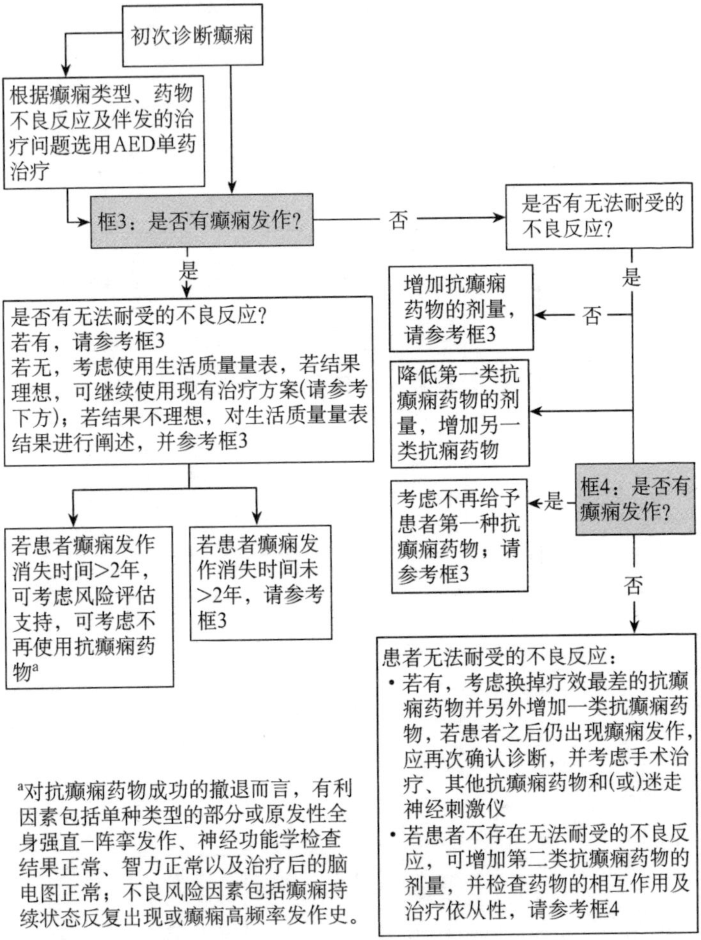
初次诊断癫痫
根据癫痫类型、药物不良反应及伴发的治疗问题选用AED单药治疗
框3：是否有癫痫发作?
否
是否有无法耐受的不良反应?
是
是否有无法耐受的不良反应?
若有，请参考框3
若无，考虑使用生活质量量表，若结果理想，可继续使用现有治疗方案(请参考下方)；若结果不理想，对生活质量量表结果进行阐述，并参考框3
若患者癫痫发作消失时间>2年，可考虑风险评估支持，可考虑不再使用抗癫痫药物a
若患者癫痫发作消失时间未>2年，请参考框3
是
增加抗癫痫药物的剂量，请参考框3
否
降低第一类抗癫痫药物的剂量，增加另一类抗痫药物
框4：是否有癫痫发作?
是
考虑不再给予患者第一种抗癫痫药物；请参考框3
否
患者无法耐受的不良反应：
• 若有，考虑换掉疗效最差的抗癫痫药物并另外增加一类抗癫痫药物，若患者之后仍出现癫痫发作，应再次确认诊断，并考虑手术治疗、其他抗癫痫药物和(或)迷走神经刺激仪
• 若患者不存在无法耐受的不良反应，可增加第二类抗癫痫药物的剂量，并检查药物的相互作用及治疗依从性，请参考框4

[a]对抗癫痫药物成功的撤退而言，有利因素包括单种类型的部分或原发性全身强直-阵挛发作、神经功能学检查结果正常、智力正常以及治疗后的脑电图正常；不良风险因素包括癫痫持续状态反复出现或癫痫高频率发作史。

Reproduced with permission from Rogers SJ，Cavazos JE. Epilepsy. In：Dipiro JT，Talbert RL，Yee GC，Matzke GR，Wells BG，Posey LM，eds. Pharmacotherapy. A Pathophysiologic Approach. 8th ed. New York，NY：McGraw-Hill Companies，2011.

表 4.2.3 抗癫痫药物剂量及治疗注意事项

药物	起始剂量(频率),缓慢增量和常规最高剂量		癫痫类型	说明
卡马西平	起始剂量	400mg/d(BID)	部分性发作,原发性强直-阵挛性发作(大发作)	中枢神经系统不良反应包括:复视、恶心、低钠血症、皮疹、恶病质
	缓慢增量	每周增加 200mg		
	最高剂量	400～2400mg/d(BID)		
乙琥胺	起始剂量	500mg/d(BID,有胃肠道不良反应)	失神发作	中枢神经系统不良反应,行为改变、头痛、恶病质
	缓慢增量	每 4～7d 增量 250mg		
	最高剂量	500～2000mg/d(BID,较大剂量 TID)		
非氨酯	起始剂量	1200mg/d(BID 或 TID)	部分性(仅难治性),Lennox-Gastaut 综合征中的迟缓性发作	厌食、失眠、头痛、恶心、呕吐、再生障碍性贫血、急性肝衰竭
	缓慢增量	每 2 周增加 600mg		
	最高剂量	3600mg/d(TID 或 QID)		
加巴喷丁	起始剂量	900mg/d(TID)(剂量>600mg 吸收降低)	部分性发作	中枢神经系统不良反应,足踝水肿,体重增加
	缓慢增量	根据耐受与否		
	最高剂量	4800mg/d(QID)		
拉考沙胺	起始剂量	100mg/d(BID)	部分性发作	共济失调、头晕、头痛、恶心、呕吐、肝酶升高、心电图 PR 间期增加
	缓慢增量	每周增加 100mg		
	最高剂量	400mg/d(BID)		

（续表）

药物	起始剂量(频率)，缓慢增量和常规最高剂量		癫痫类型	说明
拉莫三嗪（利必通）	起始剂量	使用丙戊酸 25mg 隔日一次；未使用丙戊酸 25～50mg/d(使用抗癫痫药酶诱导剂的患者使用 50mg)(BID，缓释片 QD)	部分性发作、强直-阵挛性发作（大发作）、失神发作、青少年肌阵挛性发作、Lennox-Gastaut 综合征	复视、头晕、皮疹、头痛、共济失调、行动不稳
	缓慢增量	每周或每 2 周增加 25mg(使用丙戊酸的患者缓慢加量)		
	最高剂量	使用丙戊酸则 100～500mg，未使用丙戊酸则 300～500mg(BID，缓释片 QD)		
左乙拉西坦(开浦兰)	起始剂量	500～1000mg/d(BID，缓释片 QD)	部分性发作、强直-阵挛性发作（大发作）、青少年肌阵挛性发作	镇静、行为异常、精神症状
	缓慢增量	每 2 周增加 1000mg		
	最高剂量	3000～4000mg/d(BID，缓释片 QD)		
奥卡西平（曲莱）	起始剂量	300～600mg/d(BID)	部分性发作、强直-阵挛性发作(大发作)	中枢神经系统不良反应，恶心、皮疹、低钠血症
	缓慢增量	每周 600mg 或少许		
	最高剂量	2400～3000mg/d(BID)		

（续表）

药　物	起始剂量(频率)，缓慢增量和常规最高剂量		癫痫类型	说　明
苯巴比妥(PB)	起始剂量	负荷剂量 10～20mg/kg，然后 1～3mg/(kg・d)(QD)	部分性发作、强直-阵挛性发作(大发作)	强肝诱导作用，突然停药尤其危险，中枢神经系统不良反应，行为改变，认知损伤，骨代谢性疾病，恶病质
	缓慢增量	根据耐受与否		
	最高剂量	180～300mg/d(QD 或 BID 根据剂量/耐受)		
苯妥英(PHT)	起始剂量	负荷剂量 15～20mg/kg，然后3～5mg/kg(200～400mg)口服 QD 或 BID 或 TID 根据耐受与否	部分性发作、强直-阵挛性发作(大发作)	中枢神经系统不良反应，认知损伤，免疫学反应，牙龈增生，结缔组织改变恶病质，皮疹，小脑综合征
	缓慢增量	每 7～10d 增量		
	最高剂量	500～600mg/d(QD 或 BID 或 TID 根据耐受与否及癫痫发作控制情况)		
普瑞巴林(乐瑞卡)	起始剂量	150mg/d(BID 或 TID)	部分性发作	头晕、嗜睡、视物模糊，足踝水肿，行为改变，体重增加
	缓慢增量	根据耐受与否		
	最高剂量	600mg/d(BID 或 TID)		

（续表）

药物	起始剂量(频率)，缓慢增量和常规最高剂量		癫痫类型	说明
扑米酮	起始剂量	100～125mg/d(QD)	部分性发作、强直-阵挛性发作(大发作)	同上，肝酶诱导作用不强，首剂起效时间慢，中枢神经系统不良反应，恶病质
	缓慢增量	每3d 增量 125～250mg/d(BID 或 TID)		
	最高剂量	750～2000mg/d(BID 或 TID)		
卢非酰胺	起始剂量	400～800mg/d(BID)	Lennox-Gastaut 综合征	头晕、恶心、呕吐、嗜睡、多器官超敏反应、癫痫持续状态、白细胞减少、QT 间期缩短
	缓慢增量	每 2d 增量 400～800mg		
	最高剂量	3200mg/d(BID)		
噻加宾	起始剂量	4～8mg/d(QD，较高剂量时 BID)	部分性发作	中枢神经系统不良反应、抑郁、木僵、震颤、紧张、无力
	缓慢增量	每周增量 4～8mg		
	最高剂量	80mg/d(TID)		
托吡酯(妥泰)	起始剂量	25～50mg/d(QD，较高剂量时 BID)	部分性发作、强直-阵挛性发作(大发作)、青少年肌阵挛性发作、Lennox-Gastaut 综合征	精神运动减慢、言语障碍、注意力集中困难、嗜睡、疲倦、头晕、头痛、代谢性酸中毒、急性闭角型青光眼、泌汗障碍、肾结石、体重下降
	缓慢增量	每周或每 2 周增加 25mg		
	最高剂量	200～1000mg/d(BID)		

（续表）

药物	起始剂量(频率),缓慢增量和常规最高剂量		癫痫类型	说明
丙戊酸（VPA）	起始剂量	15mg/kg(500～1000mg/d)BID或TID,如为depakote ER则QD,如为depakote delayed release则BID	部分性发作、强直-阵挛性发作（大发作）、失神发作、青少年肌阵挛性发作、Lennox-Gastaut综合征	胃肠道不适、镇静、行动不稳、震颤、血小板减少、急性肝衰竭、高氨血症；秃发、急性胰腺炎、多囊卵巢样综合征、体重增加、月经周期紊乱
	缓慢增量	每周增量10mg/kg		
	最高剂量	60mg/kg(3000～5000mg)(TID)；如为depakote delayed release则BID,如为depakote ER则QD		
氨己烯酸（喜保宁）	起始剂量	1000mg/d(BID)	儿童痉挛发作,部分性发作(仅难治性)	中枢神经系统不良反应,体重增加、震颤、贫血、永久性视力丧失、周围神经病、异常头颅MRI信号改变(幼儿会出现儿童痉挛发作)
	缓慢增量	每周增量500mg		
	最高剂量	3000mg/d(BID)		
唑尼沙胺	起始剂量	100～200mg/d(QD,较高剂量时BID)	部分性发作、强直-阵挛性发作（大发作）、青少年肌阵挛性发作	头晕、认知损害、恶心、镇静、皮疹、代谢性酸中毒、泌汗障碍、肾结石、体重下降
	缓慢增量	每2周增量200mg		
	最高剂量	600mg/d(BID)		

[a] 中枢神经系统不良反应包括:镇静/疲倦,共济失调/行动不稳和头晕。

表 4.2.4 抗癫痫药物的药代动力学特点

药物	半衰期(h)	血药浓度稳定时间(d)	排泄途径	诱导剂	抑制剂	目标血液浓度
CBZ	12M;5～14Co	21～18(完成自体诱导)	CYP 34A,CYP 1A2,CYP 2C8	CYP1A2,CYP 2C,CYP 3A,GT	无	4～12μg/ml(17～51μmol/L)
乙琥胺	A60;C30	6～12	CYP 3A4,12%～20%(肾)	无	无	40～100μg/ml(282～708μmol/L)
FBM	16～22	5～7	CYP 3A4,CYP 2E1,其他,50%(肾)	CYP 3A4	CYP 2C19,β氧化	30～60μg/ml(126～252μmol/L)
加巴喷丁	5～40	1～2	几乎100%(肾)	无	无	2～20μg/ml(12～117μmol/L)
LAC	15	3	CYP 2C19,70%(肾)	无	无	未定义
LTG	25.4M	3～15	GT,10%(肾)	GT	无	4～20μg/ml(16～78μmol/L)
LEV	7～10	2	经历非肝水解作用,66%(肾)	无	无	12～46μg/ml(70～270μmol/L)
奥卡西平	3～13	2	细胞溶质系统,1%药源,27%代谢(肾)	CYP 3A4,CYP 3A5,GT	CYP 2C19	3～35μg/ml(MHD)(12～139μmol/L)

（续表）

药物	半衰期(h)	血药浓度稳定时间(d)	排泄途径	诱导剂	抑制剂	目标血液浓度
PB	A46～136；C37～73	14～21	CYP 2C9，其他，25%（肾）	CYP 3A，CYP 2C，GT	无	10～40μg/ml（43～172μmol/L）
PHT	A10～34；C5～14	7～28	CYP 2C9，CYP 2C19，5%（肾）	CYP 3A，CYP 2C，GT	无	总：10～20mg/ml（40～79μmol/L） 非结合的：0.5～3μg/ml（2～12μmol/L）
普瑞巴林	A6～7	1～2	100%（肾）	无	无	未定义
PRM	A3.3～19；C4.5～14	1～4	大多数肾，同 PB[a]	同 PB（弱）	无	5～10μg/ml（23～46μmol/L）
RUF	6～10	2	水解作用，2%（肾）	CYP 3A4（弱）	CYP 2E1（弱）	未定义
TGB	5～13	2	CYP 3A4，2%（肾）	无	无	0.02～0.2μg/ml（0.05～0.5μmol/L）
TPM	18～21	4～5	未知的肝酶，70%（肾）	CYP 3A4（剂量依赖型）	CYP 2C19	5～20μg/ml（15～59μmol/L）

（续表）

药物	半衰期(h)	血药浓度稳定时间(d)	排泄途径	诱导剂	抑制剂	目标血液浓度
丙戊酸	A8～20；C7～14	1～3	GT，β氧化，2%(肾)	无	CYP 2C9，GT，环氧化物水解酶	50～100μg/ml (347～693μmol/L)
氨己烯酸	5～8	N/A	几乎100%(肾)	CYP 2C9	无	0.8～36μg/ml (6～279μmol/L)
ZON	24～60	5～15	CYP 3A4，35%(肾)	无	无	10～40μg/ml (47～188μmol/L)

Sources：(1)Faught E. Pharmacokinetic considerations in prescribing antiepileptic drugs. Epilepsia，2001，42(Suppl 4)：19-23.(2)Patalos PN，Berry DJ，Bourgeois BFD，et al. Antiepileptic drugs—best practice guidelines for therapeutic drug monitoring：a position paper by the subcommission on therapeutic drug monitoring，ILAE Commission on Therapeutic Strategies. Epilepsia，2008，49：1239-1276. (3)Halford JJ，Lapointe M. Clinical perspectives on lacosamide. Epilepsy Curr，2009，9：1-9. (4)Sabril [product information].Deerfield，IL：Lundbeck Inc；Feb 2012.

[a] 仅在患者应用肝酶诱导剂时可形成苯巴比妥临床相关浓度。

表 4.2.5 抗癫痫药物相互作用

抗癫痫药物	加用药物	效　果	抗癫痫药物	加用药物	效　果
CBZ	FBM	↑10,11 环氧化物[a]	普瑞巴林	相互作用不明	
		↓CBZ	PRM	CBZ	↓PRM，↑PB
	奥卡西平	↓CBZ		PHT	↓PRM，↑PB
	PB	↓CBZ		VPA	↑PRM，↑PB
	PHT	↓CBZ	RUF	CBZ	↓RUF
	丙戊酸	↑10,11 环氧化物[a]		PB	↓RUF
乙琥胺	CBZ	↓乙琥胺		PHT	↓RUF
	PB	↓乙琥胺		PRM	↓RUF
	PHT	↓乙琥胺		VPA	↑RUF
FBM	CBZ	↓FBM	TGB	CBZ	↓TGB
	PHT	↓FBM		PB	↓TGB
	VPA	↑FBM		PHT	↓TGB
加巴喷丁	相互作用不明			PRM	↓TGB
LAC	CBZ	↓LAC	TPM	CBZ	↓TPM
	PB	↓LAC		PB	↓TPM
	PHT	↓LAC		PHT	↓TPM
LTG	CBZ	↓LTG		PRM	↓TPM
	PB	↓LTG		VPA	↓TPM
	PHT	↓LTG	LEV	CBZ	↓LEV
	PRM	↓LTG		PB	↓LEV
	VPA	↑LTG		PHT	↓LEV

（续表）

抗癫痫药物	加用药物	效 果
奥卡西平[b]	CBZ	↓MHD
	PB	↓MHD
	PHT	↓MHD
PB	FBM	↑PB
	奥卡西平	↑PB
	PHT	↑PB
	VPA	↑PB
PHT	CBZ	↑或↓PHT
	FBM	↑PHT
	甲琥胺	↑PHT
	奥卡西平（>1200mg/d）	↑PHT
	PB	↑或↓PHT
	TPM	↑PHT
	VPA	↓PHT 然后可能↑PHT
	氨己烯酸	↓PHT
VPA	CBZ	↓VPA
	FBM	↑VPA
	LTG	↓VPA
	PB	↓VPA
	PHT	↓VPA
	PRM	↓VPA
	TPM	↓VPA
氨己烯酸	相互作用不明	
ZON	CBZ	↓ZON
	PB	↓ZON
	PHT	↓ZON
	PRM	↓ZON

Reproduced with permission from Rogers SJ，Cavazos JE. Epilepsy. In：Dipiro JT，Talbert RL，Yee GC，Matzke GR，Wells BG，Posey LM，eds. Pharmacotherapy. A Pathoophysiologic Approach. 8th ed. New York，NY：McGraw-Hill Companies，2011.

[a] 卡马西平-10,11-环氧化物是卡马西平的活性代谢物

[b] 奥卡西平是一种前药，可经醛酸化转化为有活性的10-单羟基衍生物

4.3 帕金森病

图4.3.1 帕金森病的诊断标准

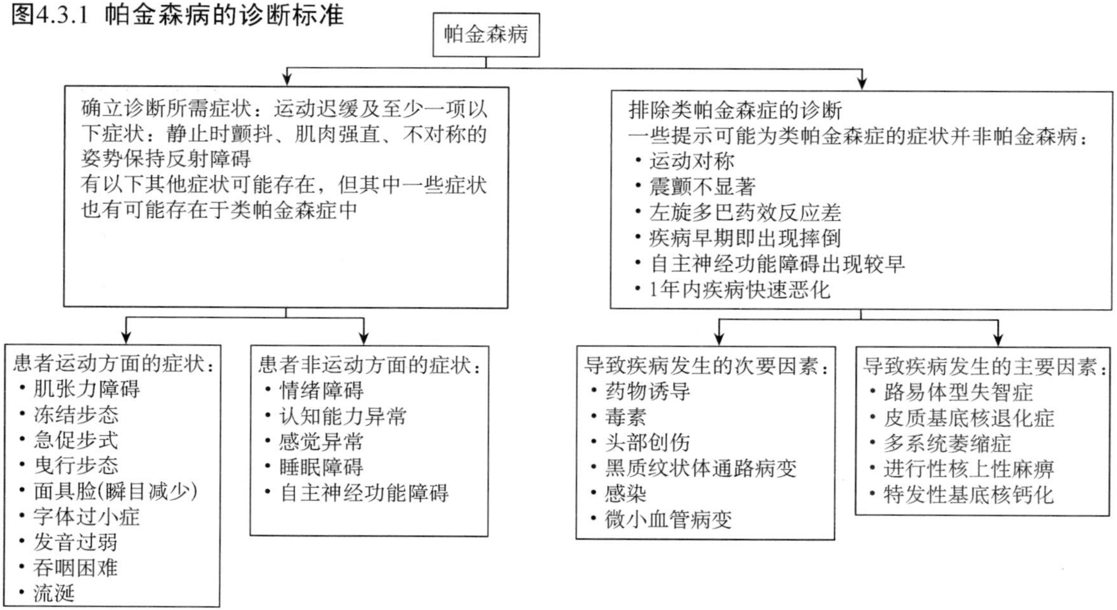
帕金森病
确立诊断所需症状：运动迟缓及至少一项以下症状：静止时颤抖、肌肉强直、不对称的姿势保持反射障碍
有以下其他症状可能存在，但其中一些症状也有可能存在于类帕金森症中
排除类帕金森症的诊断
一些提示可能为类帕金森症的症状并非帕金森病：
• 运动对称
• 震颤不显著
• 左旋多巴药效反应差
• 疾病早期即出现摔倒
• 自主神经功能障碍出现较早
• 1年内疾病快速恶化
患者运动方面的症状：
• 肌张力障碍
• 冻结步态
• 急促步式
• 曳行步态
• 面具脸(瞬目减少)
• 字体过小症
• 发音过弱
• 吞咽困难
• 流涎
患者非运动方面的症状：
• 情绪障碍
• 认知能力异常
• 感觉异常
• 睡眠障碍
• 自主神经功能障碍
导致疾病发生的次要因素：
• 药物诱导
• 毒素
• 头部创伤
• 黑质纹状体通路病变
• 感染
• 微小血管病变
导致疾病发生的主要因素：
• 路易体型失智症
• 皮质基底核退化症
• 多系统萎缩症
• 进行性核上性麻痹
• 特发性基底核钙化

Source：Chen JJ，Lew MF，Siderowf A. Treatment strategies and quality-of-care indicators for patients with Parkinson’s disease. JMCP，2009,15(3):S1-S21.

图4.3.2 早期帕金森病的药物治疗

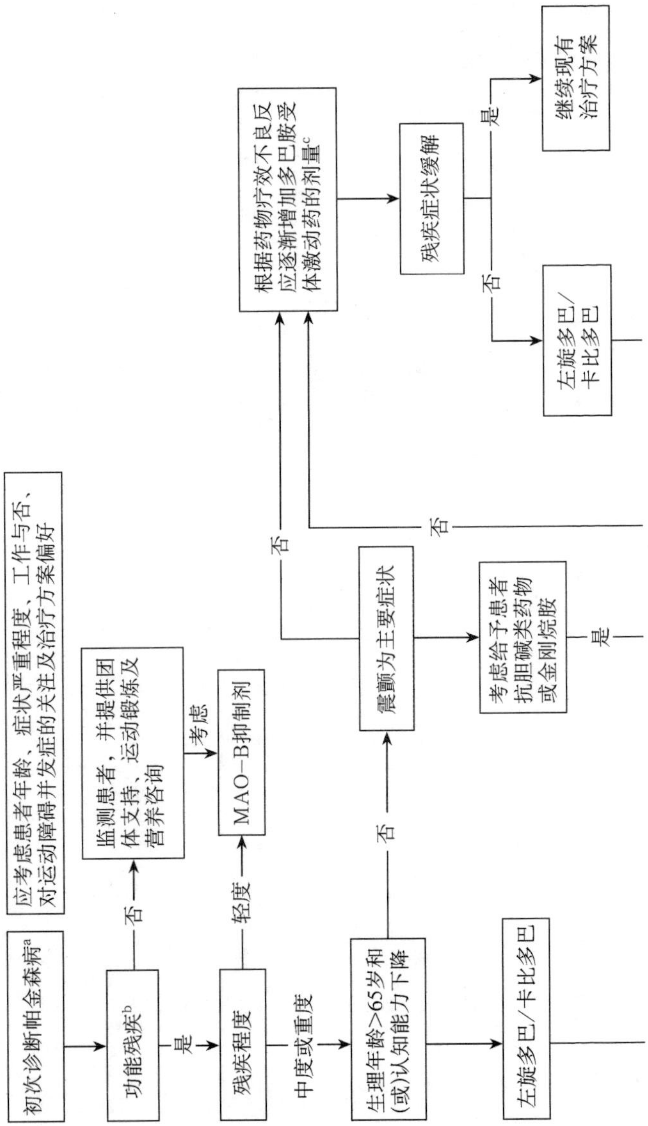

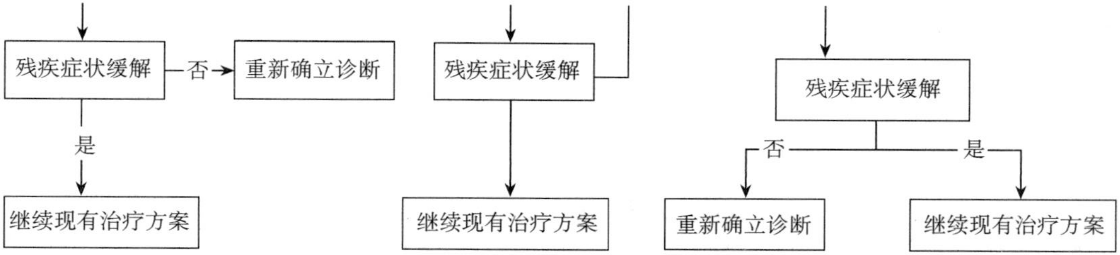

Adapted with permission from Algorithm for the early treatment of Parkinson' s disease developed by VA PADRECC Clinical Care Committee. In: Duda J, Robinson R. Diagnosing and managing Parkinson' s disease: practical strategies for the federal healthcare professional. U.S. Medicine Supplement. Med–IQ; 2011.

[a]评估患者帕金森病非运动方面症状的情况及治疗(即睡眠障碍，感觉异常，自主神经障碍，情绪障碍及认识能力异常). Refer to: Zesiewicz TA, Sullivan KL, Arnulf I, et al. Quality Standards Subcommittee of the American Academy of Neurology. Practice Parameter: treatment of nonmotor symptoms of Parkinson disease: report of the Quality Standards Subcommittee of the American Academy of Neurology. Neurology. 2010;74(11): 924-931.

[b]至少应每年就患者安全，非运动方面的症状相关的QOL标准进行评估，并评估现在的诊断及治疗方案. Refer to: Cheng EM, Tonn S, Swain–Eng R,et al.American Academy of Neurology Parkinson Disease Measure Development Panel.Quality improvement in neurology: AAN Parkinson disease quality measures: report of the Quality Measurement and Reporting subcommittee of the American Academy of Neurology. Neurology. 2010;75(22):2021 - 2027.

[c]评估患者冲动控制障碍行为（病理性赌博，进食，购物及性行为，若患者存在显著的既往史和/或症状，考虑使用其它药物；多巴胺激动剂治疗期间应定期监测患者冲动控制障碍症状）。

图4.3.3 帕金森病运动并发症的处理

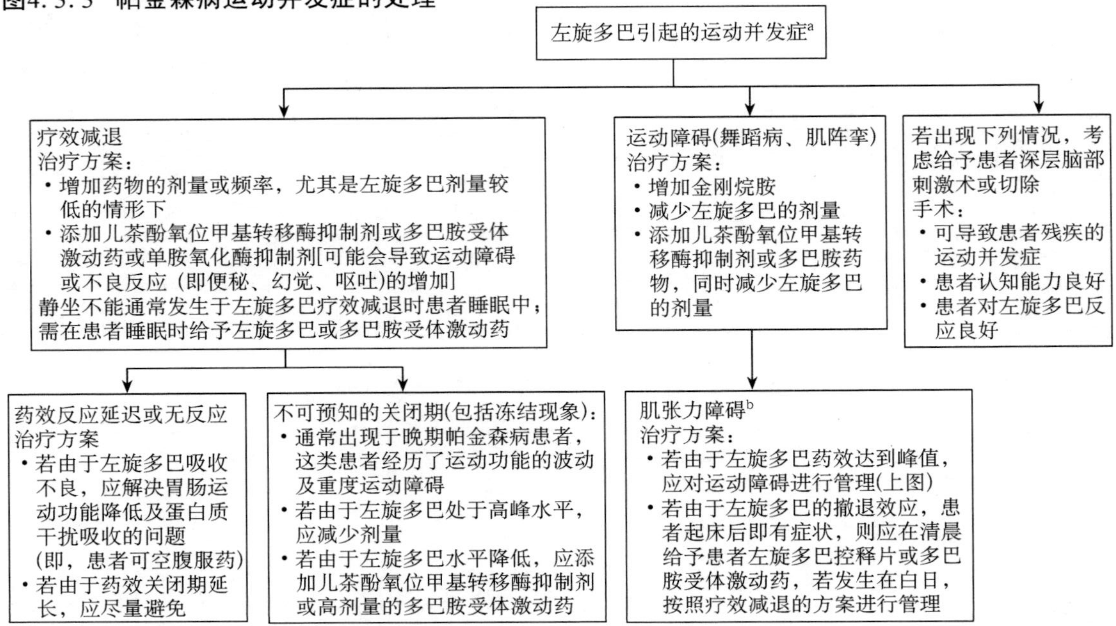

[a]发病年龄较早（即，<50岁）的患者更为常见
[b]也可能发生于既往未应用左旋多巴的患者中

表 4.3.4 抗帕金森病药物注意事项

治疗	说明
多巴胺受体激动剂	该类药物与恶心、呕吐、意识不清、幻觉、体位性低血压、下肢水肿、逼真的梦境、少见的强迫性行为(性欲旺盛、赌博、上网、囤积、购物)和睡眠发作有关;对左旋多巴无反应的患者无效;避免突然停药,因为会诱发多巴胺撤退综合征:焦虑、惊恐发作、抑郁、多汗、恶心、疲倦、头晕、疼痛;左旋多巴对该撤退综合征治疗无效
多巴胺替代治疗	常见不良反应为恶心、呕吐、立位晕厥、幻觉、运动失调和开关现象
单胺氧化酶 B 抑制剂	这些药物在使用选择性阿片类镇痛药的患者中禁忌使用,因为有发生 5-羟色胺综合征的风险;在使用 5-羟色胺再摄取抑制剂抗抑郁药的患者中不是禁忌;大剂量可能会出现 MAO-AI 活性
胆碱能拮抗剂	该类药物可能会引起口干、视物模糊、便秘、尿潴留、意识不清、幻觉、与摔倒及记忆力损伤相关的镇静;这些药物会诱发撤退反应,应避免突然停药;在年轻人、认知良好的患者中更易耐受;可治疗震颤和张力失调

表 4.3.5 帕金森病治疗药物及剂量

药物	日剂量	说明
多巴胺受体激动剂		
阿扑吗啡注射液 10mg/ml	起始给予 2mg 用于皮下测试，然后给予比可耐受剂量少 1mg 的剂量；隔几日增加 1mg；维持剂量 2～6mg/d，每日分为 3 次服用；轮替皮下注射部位，避免发展为皮下结节	治疗开始前 3d 使用曲美苄胺来防止恶心、呕吐；禁忌使用 5-羟色胺受体阻断药类药物，因为可致严重低血压和晕厥；避免使用丙氯拉嗪和甲氧氯普胺，因为其可以降低阿扑吗啡的疗效
溴隐亭片剂，胶囊	起始剂量 1.25mg/d；4～6 周缓慢增量；维持剂量 10～40mg/d，每日分为 3 次服用	麦角衍生激动剂可能会出现相关不良反应：罕见的心血管瓣膜纤维化、雷诺现象、红斑性肢痛病、腹膜后/肺纤维化
普拉克索片剂[a]	0.125mg 3 次/d；每周缓慢增量 0.125～0.25mg；维持剂量 1.5～4.5mg/d，每日分为 3 次服用	经肾排泄；在肾功能不全的患者根据肾功能调整剂量
罗匹尼罗片剂[a]	0.25mg 3 次/d；每周缓慢增量 0.25mg	经CYP1A2 代谢，所以强效抑制剂（如氟喹诺酮抗感染药物）和诱因（如吸烟）可能会改变该药的血药水平

（续表）

药　物	日剂量	说　明
卡比多巴/左旋多巴片剂[a]	25/100 1次/日（普通或口服分散片剂）；每周增量25/100来达到效果和耐受；维持剂量每日30/300～150/1500，分为3～5次服用	避免高蛋白饮食；餐前60min服用普通片剂；控释片和食物同服
	25/100 2次/日（控释片）；间隔至少6h，每3～7d增量一次；维持剂量每日50/200～500/2000，分为4次服用	控释片对控制左旋多巴所致的症状波动效果不佳
儿茶酚胺甲基转移酶抑制剂		
恩他卡朋片剂	每次服用左旋多巴/卡比多巴时口服1片，每日最多8片；维持剂量3～8片/日	10%患者出现腹泻，发生于开始药物治疗6～12周后；可引起尿液变色
恩他卡朋/左旋多巴/卡比多巴合剂		仅在左旋多巴/卡比多巴剂量稳定后服用
托卡朋片剂	100～200mg 3次/日；维持剂量每日300～600mg/d，分为3次服用	效果强于恩他卡朋；可致致命性肝衰竭，尤其在前6个月；需密切监测肝酶；10%的患者出现腹泻——出现于治疗开始后6～12周

（续表）

药　物	日剂量	说　明
单胺氧化酶B抑制剂		
司来吉兰片剂，胶囊，口服分散片剂，经皮贴剂[b]	5mg/d；可增至5mg 2次/日；维持剂量口服片剂5～10mg/d，早餐时服用5mg，午餐时服用5mg；口服分散片剂维持剂量为1.25～2.5mg/d	经肝代谢为甲基苯丙胺和苯丙胺；不良反应包括：失眠、神经过敏和幻觉；增加多巴的高峰作用，可以恶化已存在的运动失调或精神症状；口服分散片剂很少引起上述表现，因为其避免了肝代谢，减少了苯丙胺代谢物的产生
雷沙吉兰片剂	0.5mg/d；可增至1mg/d；维持剂量为0.5～1mg/d	该药不会代谢为苯丙胺；其通过CYP1A2代谢；研究表明作为辅助用药其效果强于司来吉兰
胆碱能拮抗剂		
苯扎托品	0.5mg/d；每3～5d增加0.5mg；维持剂量为1～3mg 1～2次/日	
苯海索片剂、溶液	1～2mg/d；每3～5d增加1～2mg；维持剂量为6～15mg 2～3次/日	

（续表）

药　物	日剂量	说　明
其他药物		
金刚烷胺片剂、胶囊、溶液	100mg/d;每 1～2 周增加 100mg;维持剂量 100～300mg/d;避免在睡觉时服用	经肾排泄,在肾功能不全的患者根据肾功能调整剂量;可以引起意识不清、夜梦、失眠、幻觉、易激惹和特发性网状青斑;可用于治疗震颤、强直、运动缓慢

[a]可获得缓释片;[b] FDA 未批准将经皮贴剂治疗帕金森病

4.4 头痛

图4.4.1 间歇性头痛的诊断标准

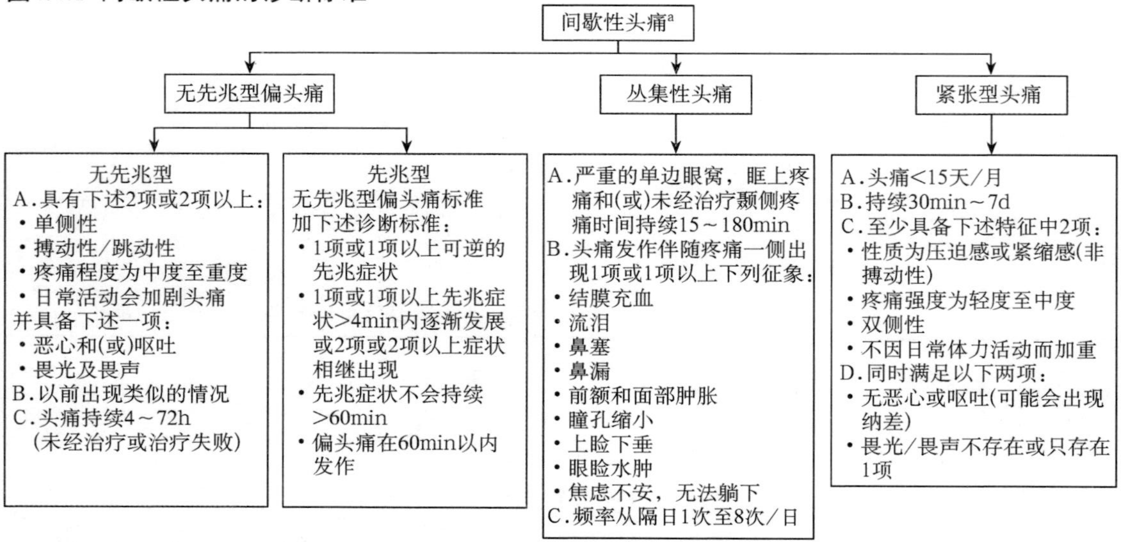
间歇性头痛[a]
无先兆型偏头痛
丛集性头痛
紧张型头痛
无先兆型
A.具有下述2项或2项以上：
• 单侧性
• 搏动性/跳动性
• 疼痛程度为中度至重度
• 日常活动会加剧头痛
并具备下述一项：
• 恶心和(或)呕吐
• 畏光及畏声
B.以前出现类似的情况
C.头痛持续4～72h
(未经治疗或治疗失败)
先兆型
无先兆型偏头痛标准
加下述诊断标准：
• 1项或1项以上可逆的先兆症状
• 1项或1项以上先兆症状>4min内逐渐发展或2项或2项以上症状相继出现
• 先兆症状不会持续>60min
• 偏头痛在60min以内发作
A.严重的单边眼窝，眶上疼痛和(或)未经治疗颞侧疼痛时间持续15～180min
B.头痛发作伴随疼痛一侧出现1项或1项以上下列征象：
• 结膜充血
• 流泪
• 鼻塞
• 鼻漏
• 前额和面部肿胀
• 瞳孔缩小
• 上睑下垂
• 眼睑水肿
• 焦虑不安，无法躺下
C.频率从隔日1次至8次/日
A.头痛<15天/月
B.持续30min～7d
C.至少具备下述特征中2项：
• 性质为压迫感或紧缩感(非搏动性)
• 疼痛强度为轻度至中度
• 双侧性
• 不因日常体力活动而加重
D.同时满足以下两项：
• 无恶心或呕吐(可能会出现纳差)
• 畏光/畏声不存在或只存在1项

Reproduced with permission from Institute for Clinical Systems Improvement. Health care guideline: diagnosis and treatment of headache. http://www.icsi.org/headache/headache_diagnosis_and_treatment_of_2609.html, January 2011, Accessed June 2, 2011.

[a]由评估和诊断检查排除器质性疾患

图4.4.2 间歇性头痛的药物治疗

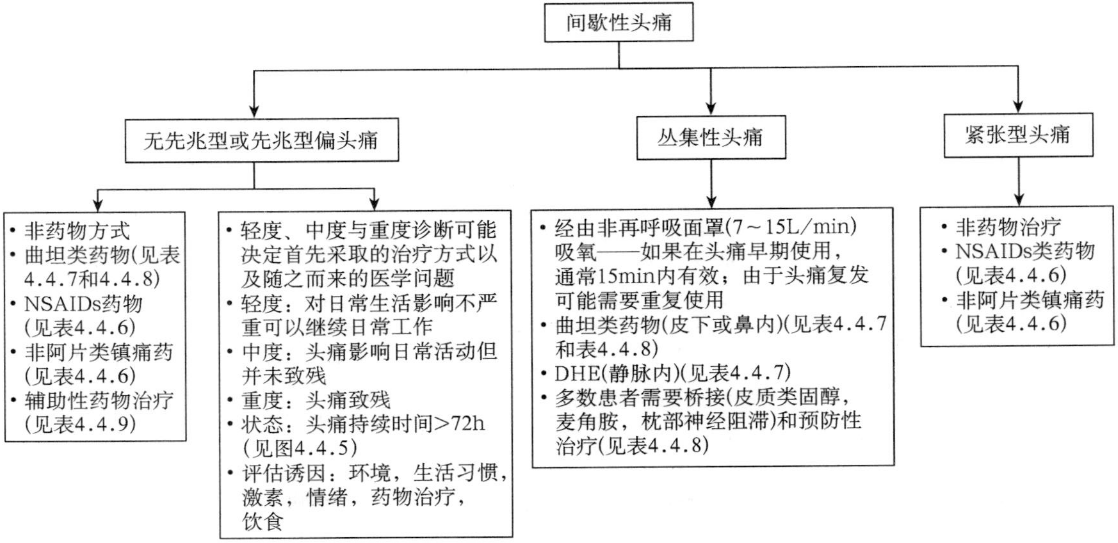

图4.4.3 慢性头痛的诊断标准

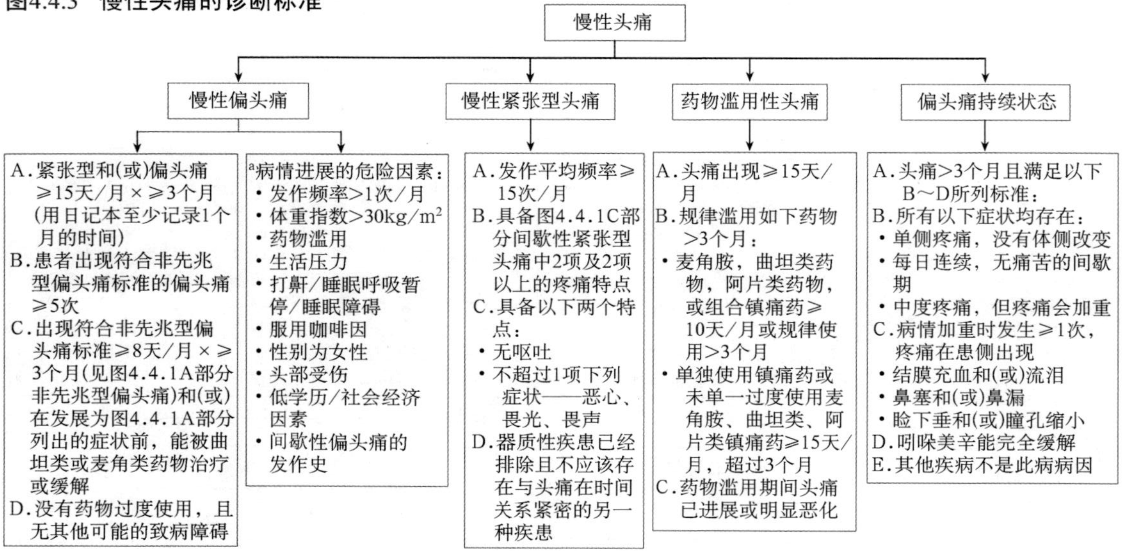
慢性头痛
慢性偏头痛
慢性紧张型头痛
药物滥用性头痛
偏头痛持续状态
A.紧张型和(或)偏头痛≥15天/月×≥3个月(用日记本至少记录1个月的时间)
B.患者出现符合非先兆型偏头痛标准的偏头痛≥5次
C.出现符合非先兆型偏头痛标准≥8天/月×≥3个月(见图4.4.1A部分非先兆型偏头痛)和(或)在发展为图4.4.1A部分列出的症状前，能被曲坦类或麦角类药物治疗或缓解
D.没有药物过度使用，且无其他可能的致病障碍
[a]病情进展的危险因素：
• 发作频率>1次/月
• 体重指数>30kg/m²
• 药物滥用
• 生活压力
• 打鼾/睡眠呼吸暂停/睡眠障碍
• 服用咖啡因
• 性别为女性
• 头部受伤
• 低学历/社会经济因素
• 间歇性偏头痛的发作史
A.发作平均频率≥15次/月
B.具备图4.4.1C部分间歇性紧张型头痛中2项及2项以上的疼痛特点
C.具备以下两个特点：
• 无呕吐
• 不超过1项下列症状——恶心、畏光、畏声
D.器质性疾患已经排除且不应该存在与头痛在时间关系紧密的另一种疾患
A.头痛出现≥15天/月
B.规律滥用如下药物>3个月：
• 麦角胺，曲坦类药物，阿片类药物，或组合镇痛药≥10天/月或规律使用>3个月
• 单独使用镇痛药或未单一过度使用麦角胺、曲坦类、阿片类镇痛药≥15天/月，超过3个月
C.药物滥用期间头痛已进展或明显恶化
A.头痛>3个月且满足以下B～D所列标准：
B.所有以下症状均存在：
• 单侧疼痛，没有体侧改变
• 每日连续，无痛苦的间歇期
• 中度疼痛，但疼痛会加重
C.病情加重时发生≥1次，疼痛在患侧出现
• 结膜充血和(或)流泪
• 鼻塞和(或)鼻漏
• 睑下垂和(或)瞳孔缩小
D.吲哚美辛能完全缓解
E.其他疾病不是此病病因

Reproduced with permission from Institute for Clinical Systems Improvement. Health care guideline: diagnosis an treatment of headache. http://www.icsi.org/headache/headache_diagnosis_and_treatment_of_2609.html. January 201 Accessed June 3, 2011.

[a] Neurology: Clinical Practice, 2011, 76(suppl2):S37-542

图4.4.4 慢性头痛的药物治疗

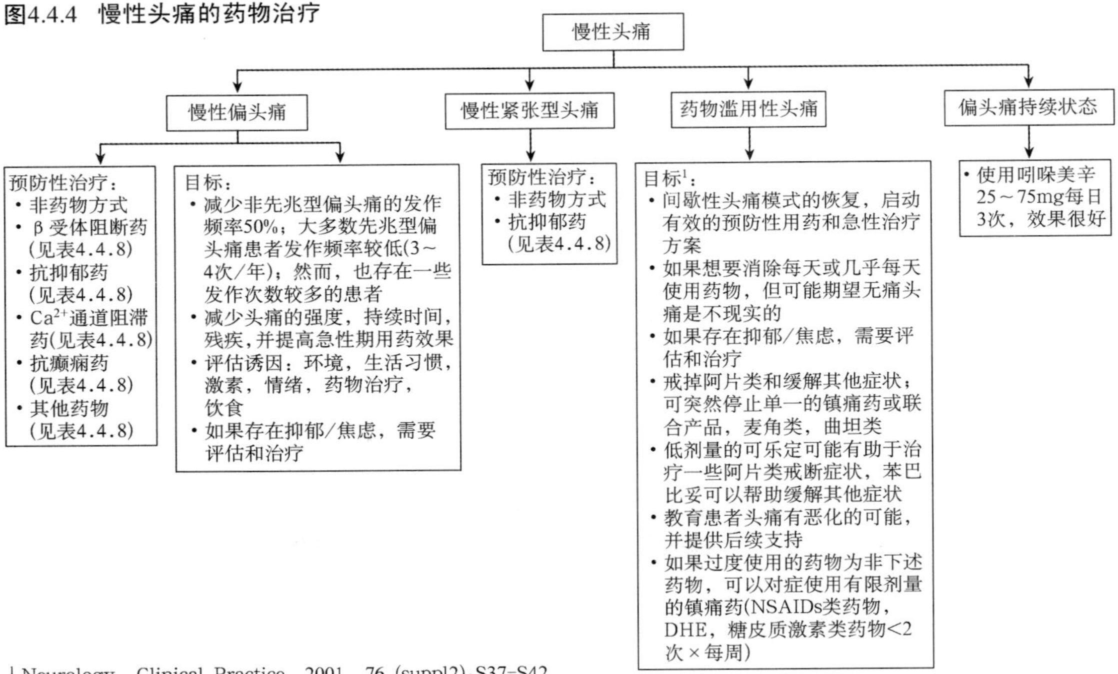

[1] Neurology：Clinical Practice，2001，76 (suppl2):S37-S42

图 4.4.5 偏头痛持续状态的药物治疗

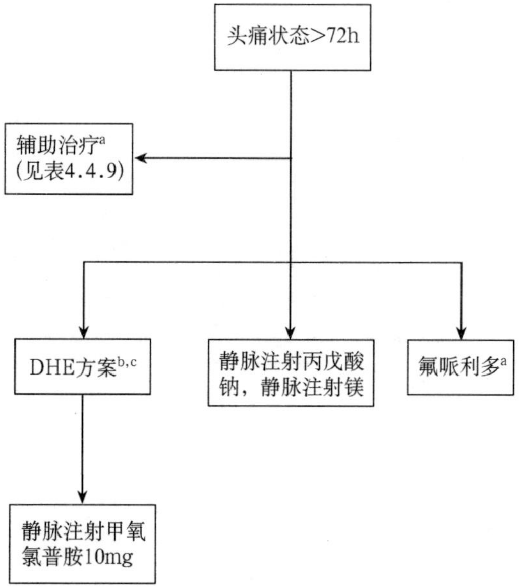

[a]患者在用抗精神病药治疗前应输注 250～500ml 液体以避免直立性低血压

[b]避免在下列人群使用：孕妇、心脏病史患者、变异型心绞痛、严重外周血管病、DHE 试验剂量胸痛发作、在 24h 内接受曲坦类或麦角衍生物类药物治疗、血压升高、脑血管疾病患者，偏瘫型偏头痛或基底动脉型偏头痛患者(定义为以下任何三个：复视、构音障碍、耳鸣、眩晕、暂时性听力损失或精神错乱)

[c]See Institute for Clinical Systems Improvement. Health care guideline: diagnosis and treatment of headache. http://www.icsi.org/headache/headache _ diagnosis _ and _ treatment _ of _ 2609.html. January2011

表 4.4.6 治疗头痛的非甾体类抗炎药和非阿片类镇痛药

药 物	日剂量	说 明
非甾体类抗炎药		
阿司匹林	500～1000mg 每 4～6h	最大日剂量 4g
布洛芬	200～800mg 每 6h	避免剂量＞2.4g/d
萘普生钠	起始 550～825mg，3～4h 后重复给药 220mg	避免剂量＞1375g/d（译者注：原书如此）
萘普生 500mg/舒马普坦 85mg	起始 1 片，2h 后重复给药 1 片；最大日剂量 2 片	避免弄碎或咀嚼片剂
双氯芬酸钾	起始 50～100mg；8h 后重复给药 50mg	避免剂量＞150mg/d
酮咯酸鼻喷雾剂	每个鼻孔各喷一次，每 6～8h 一次；最大日剂量 126mg	年龄大于 65 周岁、肾功能不全或体重＜50kg 的患者剂量减少至仅喷 1 个鼻孔 1 次；最大日剂量 63mg；鼻喷雾剂首剂后需在 24h 内丢弃鼻管
酮咯酸注射剂	30mg 静脉注射；60mg 肌内注射；6h 可重复给药；最大日剂量 120mg	年龄大于 65 周岁、肾功能不全或体重＜50kg 的患者剂量减少至 15mg 静脉注射；30mg 肌内注射；6h 后可重复给药；最大日剂量 60mg；口服给药仅适用于连续注射治疗满 5d 的患者

（续表）

药　物	日剂量	说　明
非阿片类镇痛药		
对乙酰氨基酚	起始 1000mg；必要时每 4～6h 重复给药	最大日剂量 4g
对乙酰氨基酚 250mg/阿司匹林 250mg/咖啡因 65mg	1～2 片 每 4～6h	可获得的非处方制剂为埃克塞德林偏头痛止痛片
阿司匹林或对乙酰氨基酚联合布他比妥，咖啡因	1～2 片 每 4～6h	因发展为慢性头痛的风险增加，将剂量限定为 4 片/日，用法为 2 日/周
布托啡诺鼻喷雾剂	起始每个鼻孔喷一次，1 个小时可重复给药	将剂量限定为 4 次/d；在非阿片类治疗无效或不能耐受时使用
利多卡因鼻滴液（4%）	头痛时起始每个鼻孔 1～4 滴（头痛如为双侧，则两个鼻孔均用药）	疼痛在 15min 内缓解，但是复发很常见；丛集性头痛在使用利多卡因前可用 0.5%去甲肾上腺素滴液来减轻充血

表 4.4.7 5-羟色胺受体激动药(曲坦类)和麦角胺制剂[b]

药 物	剂 量	说 明
曲坦类[a]		
阿莫曲坦片剂	起始 6.25mg 或 12.5mg;2h 重复	最佳剂量 12.5mg;最高剂量 25mg;12～17 岁患者效果显著强于安慰剂
依来曲坦片剂	起始 20mg 或 40mg;2h 重复	最大单剂剂量 40mg;最大日剂量 80mg
夫罗曲坦片剂	起始 2.5mg 或 5mg;2h 重复	最佳剂量 2.5～5mg,最大日剂量 7.5mg
那拉曲坦片剂	起始 1mg 或 2.5mg;4h 重复	最佳剂量 2.5mg,最大日剂量 5mg
利扎曲普坦片剂	起始 5mg 或 10mg(普通或口服分片片剂);2h 重复	最佳剂量 10mg,最大日剂量 30mg;两种口服剂型的药物起始作用相似;对使用普萘洛尔的患者使用低剂量(5mg),最大日剂量 15mg;2 周内不要给予 MOAI
舒马普坦片剂	起始 25mg、50mg、85mg 或 100mg;2h 重复	最佳剂量 50～100mg,最大剂量 200mg/d;联合使用萘普生,85mg/500mg;2 周内不要给予 MOAI
舒马普坦鼻喷雾剂	起始 5mg、10mg 或 20mg;2h 重复	最佳剂量 20mg,最大日剂量 40mg;1 次喷为 5～20mg;1 个鼻孔喷 1 次;2 周内不要给予 MOAI
舒马普坦注射液	起始 6mg 皮下注射;1h 重复	最大日剂量 12mg;2 周内不要给予 MOAI
佐米曲普坦片剂	起始 2.5mg 或 5mg(普通或口服分片片剂);2h 重复	最佳剂量 2.5mg,最大日剂量 10mg;不要将片剂分开;2 周内不要给予 MOAI
佐米曲普坦鼻喷雾剂	起始 5mg(1 喷);2h 重复	最大日剂量 10mg;2 周内不要给予 MOAI

（续表）

药物	剂量	说明
麦角胺类药物[b]		
双氢麦角胺鼻喷雾剂	起始每个鼻孔 1 喷（0.5mg）；15min 后重复(共 4 喷)	最大日剂量 3mg；使用前喷 4 次；喷鼻时不要仰头或通过鼻子吸入；8h 后丢弃鼻管
双氢麦角胺注射剂 1mg/ml	起始 0.25～1mg 肌内注射、静脉注射或皮下注射；每 1 小时重复	最大日剂量 3mg 或每周 6mg
酒石酸麦角胺口服片剂(1mg)和咖啡因 100mg	起始 2mg；然后必要时每 30min 重复 1～2mg	最大日剂量 6mg 或每周 10mg；使用前给予止吐药
酒石酸麦角胺舌下片剂(2mg)	与上述口服片剂相同	与上述口服片剂相同
酒石酸麦角胺直肠栓剂（2mg）和咖啡因(100mg)	起始植入 1/2 或 1 个栓剂；1h 后重复	最大日剂量 4mg 或每周 10mg；使用前给予止吐药

Reproduced with permission from Minor DS. Headache disorders. In：Dipro JT，Talbert RL，Yee GC，Matzke GR，Wells BG，Posey LM，eds. Pharmacotherapy. A Pathophysiologic Approach. 8th ed. New York，NY：McGraw-Hill Companies，2011.

[a] 个体之间反应差异较大；轻度头痛早期即开始使用效果更好；24h 内不要给予麦角胺衍生物；对于心脏缺血、未控制的高血压、脑血管疾病、偏瘫型偏头痛和颅底偏头痛的患者禁忌使用

[b] 肾或肝病、冠状动脉、脑血管或周围血管疾病、未控制高血压、败血症患者、妊娠期女性及哺乳期女性禁忌使用

表 4.4.8 其他预防性治疗药物

药 物	每日剂量	说 明
β受体阻断药		
普萘洛尔[a,b]	80～240mg	• 一线治疗药物 • 加重哮喘、二度或三度心脏传导阻滞、左室功能不全、周围血管疾病和损坏身体活性 • 与 TCA 合用在某些患者中效果增强(可使用小剂量 TCA)
噻吗洛尔[a]	10～20mg	
美托洛尔[b]	50～200mg	
安替洛尔	50～100mg	
纳多洛尔	80～120mg	
奈必洛尔	5mg	
抗癫痫药		
托吡酯[a]	50～200mg	• 一线治疗药物(加巴喷丁除外) • 托吡酯不良反应:感觉异常、体重下降、味觉障碍、记忆障碍、肾结石 • 丙戊酸盐不良反应:恶心、疲倦、震颤、体重增加、头晕、出生缺陷 • 加巴喷丁不良反应:镇静、头晕、体重增加 • 拉莫三嗪缓慢增加剂量,每 2 周增加 25mg 以避免皮疹;仅对先兆型偏头痛患者有效
丙戊酸盐/丙戊酸[a,b]	800～1000mg	
加巴喷丁	1200～2400mg	
拉莫三嗪	100mg	

（续表）

药　物	每日剂量	说　明
抗抑郁药		
阿米替林	25～150mg	一线治疗药物（治疗期间三环类抗抑郁药疗效会增加；可能降低偏头痛敏感性）（Neurol Sci，2011，32：S1111） 对不能耐受抗胆碱能药物作用（嘴唇眼睛干涩、便秘、尿潴留、意识不清、心脏作用）的患者避免使用
去甲替林	10～150mg	
地昔帕明	150mg	
多塞平	10～300mg	
文拉法辛	75～225mg	
钙离子通道阻滞剂		
维拉帕米[b]	240～480mg	二线治疗药物；对于二度或三度心脏传导阻滞或左室功能不全的患者避免使用
血管紧张素转化酶抑制药		
赖诺普利	20mg	二线或三线治疗药物 对于存在血管性水肿、肾功能不全、低血压、容量不足、高钾血症和妊娠患者避免使用
血管紧张素受体阻断药		
坎地沙坦	16mg	二线或三线治疗药物 除了血管性水肿，余均与赖诺普利相同

（续表）

药 物	每日剂量	说 明
肉毒杆菌毒素		
A 型肉毒杆菌毒素（保妥适©）[a]	155U 分为 31 个部位（头和颈）	对于间歇性偏头痛无效；12 周重复使用
中草药、维生素、矿物质		
辅酶 Q10	300mg	分次服用来避免胃肠道症状；降低偏头痛频率；服用 3 个月起效；对于儿童偏头痛有效
蜂斗菜提取物（蜂斗叶属根）	150mg	分次服用来避免胃肠道症状；对雏菊过敏的患者避免使用；可降低儿童偏头痛频率（初步证据）
黑叶母菊	250μg	剂量参考欧苷菊活性成分；对雏菊过敏的患者避免使用；对于妊娠患者避免使用可能导致子宫收缩
核黄素（维生素 B_2）	400mg	降低偏头痛频率
镁	400～600mg	对于妊娠或者准备妊娠的女性为适当选择；尤其对先兆型偏头痛患者；儿童可使用氧化物来降低偏头痛频率及严重程度

[a] FDA 认证；[b] 提供缓释剂

表 4.4.9 治疗头痛的辅助药物

药　物	剂　量	说　明
咖啡因	口服最小剂量 65mg	可引起震颤、恶心
甲氧氯普胺	症状发生时 10mg 静脉给药	可引起嗜睡、锥体外系症状
丙氯拉嗪	5～10mg 静脉给药或肌内注射或 25mg 直肠栓剂	
异丙嗪	25mg 静脉给药、肌内注射或直肠栓剂	

Reproduced with permission from Institute for Clinical Systems Improvement. Health care guideline: diagnosis and treatment of headache. http://www.icsi.org/headache/headache_diagnosis_and_treatment_of_2609.html, January 2011, Accessed June 3, 2011.

第五章　消化系统疾病

5.1	**恶心、呕吐**
5.1.1	治疗恶心、呕吐的药物(表)
5.1.2	预防 CINV 和 RINV 的药物及剂量(表)
5.1.3	预防 CINV 和 RINV 的方法(表)
5.2	**胃食管反流病和消化性溃疡**
5.2.1	评估及治疗 GERD 的推荐(表)
5.2.2	PUD 的评价和处理(图)
5.2.3	治疗 GERD 和 PUD 的抑酸药(表)
5.2.4	根治幽门螺杆菌的方法(表)
5.3	**肝硬化**
5.3.1	肝硬化并发症的药物治疗(表)

本章缩略语列表			
ANV	预期性恶心、呕吐	NK-1	神经激肽 1
CINV	化疗引起的恶心、呕吐	NSAID	非甾体类抗炎药
COX-2	环氧合酶-2	PONV	术后恶心呕吐
GERD	胃食管反流病	PPI	质子泵抑制剂
5-HT 3	5-羟色胺 3	PUD	消化性溃疡
H_2RA	组胺 2 受体阻断药	RINV	辐射引起的恶心、呕吐
MALT	黏膜相关淋巴组织		

5.1 恶心、呕吐

表 5.1.1 治疗恶心、呕吐的药物

药物	常规剂量	剂型
抗组胺/抗胆碱能药物[a]		
赛克力嗪	旅行前 50mg;4～6h 后重复给药,必要时给药	片剂
茶苯海明	50～100mg Q4～6h,必要时给药	片剂,咀嚼片剂,胶囊
苯海拉明	25～50mg Q4～6h,必要时给药	片剂,胶囊,液体
	10～50mg Q2～4h,必要时给药	肌内注射,静脉注射
羟嗪(安泰乐)	25～100mg Q4～6h,必要时给药	肌内注射
美克洛嗪	旅行前 1h 12.5～25mg;12～24h 后重复给药,必要时给药	片剂,咀嚼片剂
东莨菪碱	1.5mg Q72h	经皮贴剂
曲美苄胺	300mg TID-QID	胶囊
苯二氮䓬类药物[b]		
阿普唑仑(安宁神)	0.5～2mg TID	片剂
劳拉西泮	0.5～1mg TID	片剂,静脉注射
多巴胺 2 受体拮抗药		
氯丙嗪	10～25mg Q4～6h,必要时给药	片剂,注射液
	25～50mg Q4～6h,必要时给药	肌内注射,静脉注射

（续表）

药　物	常规剂量	剂　型
氟哌利多	2.5mg；必要时加用 1.25mg	肌内注射，静脉注射
氟哌啶醇	1～5mg Q12h 必要时给药	片剂，注射液，肌内注射，静脉注射
甲氧氯普胺	10mg QID（餐前，睡觉时）	片剂，静脉注射
	20～40mg TID 或 QID 必要时给药	片剂，静脉注射
丙氯拉嗪	5～10mg 3～4 次/日必要时给药	片剂，注射液
	5～10mg Q3～4h 必要时给药	肌内注射
	2.5～10mg Q3～4h 必要时给药	静脉注射
	25mg BID 必要时给药	栓剂
异丙嗪（非那根）	12.5～25mg Q4～6h 必要时给药	片剂，注射液，栓剂，肌内注射[c]
5-羟色胺 3 受体拮抗药		
昂丹司琼（枢复宁）	4～8mg BID 或 TID	片剂，口腔崩解片，静脉注射

[a]最适用于前庭功能异常引发的恶心和呕吐。

[b]弱效止吐药，用作辅助用药或治疗焦虑相关的恶心和呕吐。

[c]避免静脉给药，因为会有严重渗漏性损伤的风险。

表 5.1.2 预防 CINV 和 RINV 的药物及剂量

药 物	适应证	剂 量	剂 型
5-羟色胺 3 受体拮抗药			
多拉司琼	CINV	化疗前 100mg	片剂
	迟发性 CINV	100mg QD	片剂
格拉司琼	CINV,RINV	化疗/放疗前 2mg	片剂
	迟发性 CINV	1～2mg QD	片剂
	CINV	化疗前 1mg	静脉注射
	CINV	化疗前 24h 34.3mg	经皮贴剂
昂丹司琼	CINV	化疗前 16～24mg	片剂,口腔崩解片
	CINV	化疗/放疗前 8～12mg	静脉注射
	RINV	8mg BID	片剂,口腔崩解片
	迟发性 CINV	8mg QD-BID	片剂,口腔崩解片
帕洛诺司琼	CINV	化疗前 0.25mg	静脉注射
	CINV	化疗前 0.5mg	片剂
神经激肽 1 受体拮抗剂			
阿瑞匹坦	CINV	化疗前 125mg	胶囊
	迟发性 CINV	化疗后第 2、3 天 80mg	胶囊
福沙匹坦	CINV	化疗前 150mg	静脉注射

（续表）

药　物	适应证	剂　量	剂　型
苯二氮䓬类			
阿普唑仑	ANV	化疗前 0.5～2mg TID	片剂
劳拉西泮	ANV	化疗前夜及当日早上 0.5～2mg	片剂
皮质类固醇激素			
地塞米松	CINV	化疗前 8～12mg[a]	片剂，静脉注射
	迟发性 CINV	化疗后第 2、3 天 8mg QD	片剂，静脉注射
	RINV	分为 1～5 次给药 4mg	片剂，静脉注射

Sources：（1）Prevention of chemotherapy and radiotherapy—induced emesis. Results of the 2004 Perugia International Antiemetic Consensus Conference. Ann Oncol，2006，17：20-28.（2）Basch E，Prestrud AA，Hesketh PJ，et al. Antiemetics：American Society of Clinical Oncology Clinical Practice Guideline Update. J Clin Oncol，2011，29：4189-4198.

[a] 12mg 适用于高呕吐风险疗法式包含 NK1 拮抗剂的中等风险疗法，8mg 适用于所有其它方法。

表 5.1.3 预防 CINV 和 RINV 的方法

呕吐风险	风险定义	治疗
CINV 治疗方案		
高危	蒽环类抗生素＋环磷酰胺，卡莫司汀，顺铂，环磷酰胺≥1500mg/m^2，达卡巴嗪，放线菌素 D，氮芥，链脲霉素	5-羟色胺 3 拮抗药(第 1 天)＋地塞米松(第 1～3 天)[a]＋NK 1 拮抗药[b]
中危	卡铂，阿糖胞苷＞1g/m^2，环磷酰胺＜1500mg/m^2，柔红霉素，多柔比星，表柔比星，伊达比星，异环磷酰胺，伊立替康，奥沙利铂，丙卡巴肼	首选：帕洛诺司琼(第 1 天)＋地塞米松(第 1～3 天) 备选：5-羟色胺 3 拮抗药[c]＋地塞米松＋/－NK 1 拮抗药
低危	硼替佐米，卡培他滨，西妥昔单抗，阿糖胞苷＞1g/m^2，多西他赛，厄洛替尼，依托泊苷，氟尿嘧啶，吉西他滨，拉帕替尼，甲氨蝶呤，丝裂霉素，米托蒽醌，紫杉醇，培美曲塞，索拉非尼，舒尼替尼，替莫唑胺，托泊替康，曲妥珠单抗	地塞米松(第 1 天)
迟发型 CINV		化疗后 2～3d 5-羟色胺 3 拮抗药＋地塞米松＋/－ NK 1 拮抗药

（续表）

呕吐风险	风险定义	治疗
RINV 治疗方案		
中危至高危	上腹部，上半身，半身或全身放疗	每次化疗前及治疗后 24h 给予 5-羟色胺 3 拮抗药（昂丹司琼或格拉司琼）＋地塞米松 5d（1～5 周期）
低危	头部，头或颈，胸部，骨盆	每次化疗前给予 5-羟色胺 3 拮抗药（昂丹司琼或格拉司琼）

Sources：（1）Prevention of chemotherapy and radiotherapy-induced emesis. Results of the 2004 Perugia International Antiemetic Consensus Conference. Ann Oncol，2006，17：20-28.（2）Basch E，Prestrud AA，Hesketh PJ，et al. Antiemetics：American Society of Clinical Oncology Clinical Practice Guideline Update. J Clin Oncol，2011，29：4189-198.

[a] 也可于第 1～4 日给予患者地塞米松。

[b] 第 1～3 日给予阿瑞匹坦，第 1 日仅给予福沙匹坦。

[c] 除非已应用 NK-1 受体拮抗剂，否则优先选用昂丹司琼或格拉司琼。

5.2 胃食管反流病和消化性溃疡

表 5.2.1 评估及治疗 GERD 的推荐

评价标准	调整生活方式[a]	药物治疗
美国胃肠病协会胃食管反流病定义："胃内容物反流导致困扰症状和(或)并发症"。症状是"困扰的"指不良反应影响个体的福祉[a]	肥胖或超重的患者减轻体重；休息时有困难的患者需抬高床头；避免夜宵；避免引起症状的食物	非处方抗酸剂，H2RAs 或 PPIs 用于轻度、非频发灼痛或反流；如果症状持续超过 2 周则需寻求药物帮助[b]；PPIs 是治疗胃食管反流病的首选抗酸剂；H2RAs 效果强于安慰剂但是不如 PPIs 强[a]；胃食管反流病患者需要持续服用抗酸剂，既可控制症状，也可预防并发症[b]

Sources：[a] Kahrilas PJ，Shaheen NJ，Vaezi MF，et al. American Gastroenterological Association Medical Position Statement on the management of gastroesophageal reflux disease. Gastroenterology，2008，135：1383-1391.

[b] DeVault KR，Castell DO. Updated guidelines for the diagnosis and treatment of gastroesophageal reflux disease. Am J Gastroenterol，2005，100：190-200.

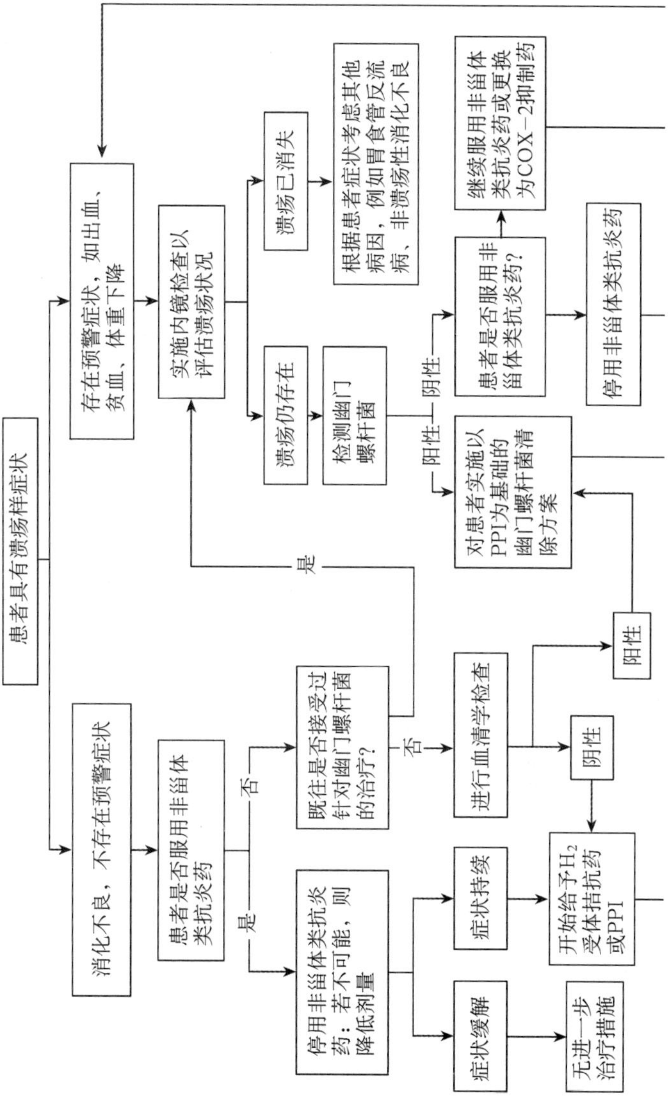

图5.2.2 PUD的评价和处理

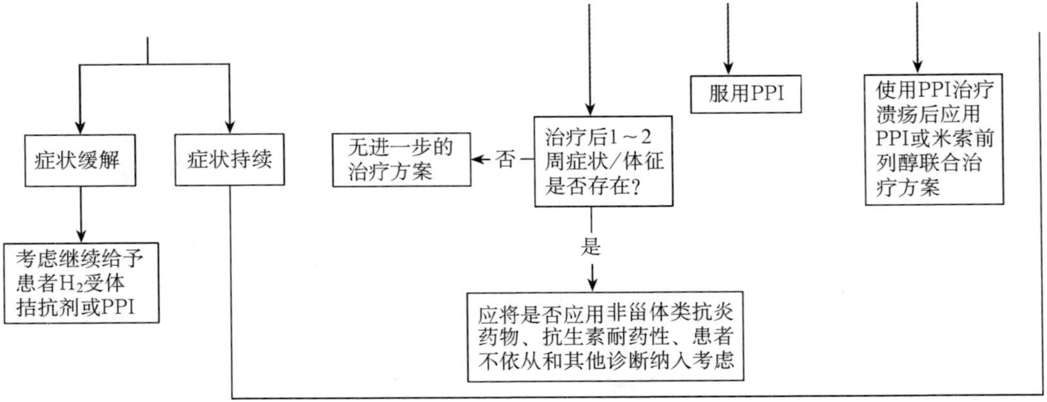

Reproduced with permission from Berardi RR, Fugit RV. Peptic ulcer disease. In: DiPiro JT, Talbert RL, Matzke GR, Posey LM, Wells BG, Yee GC, eds. Pharmacotherapy: A Pathophysiologic Approach. 8th ed. New York, NY: McGraw-Hill, 2011, chap 40. Figure 40-5.

表 5.2.3 治疗 GERD 和 PUD 的抑酸药

药　物	剂　量	说　明
质子泵抑制剂		
埃索美拉唑(耐信)	20～40mg QD	PPIs 可使服用 NSAID 治疗患者的胃溃疡复发风险降低 4%～6%(Ann Int Med. 2010;152:101)；
右兰索拉唑	30～60mg QD	
兰索拉唑	15～30mg QD	PPI 治疗与骨折风险增加相关(Arch Int Med. 2010;170:765)；风险与剂量及用药持续时间相关；
泮托拉唑	40mg QD	长期治疗会出现低镁血症，测量血清镁离子水平，必要时给予镁离子补充治疗，尤其在服用噻嗪类利尿剂及地高辛的患者中
奥美拉唑	20～40mg QD	
奥美拉唑碳酸氢钠	20～40mg QD	
雷贝拉唑	20mg QD	PPIs 应用与肺炎及艰难梭菌感染发生增加相关
H_2 受体拮抗药		
西咪替丁	200～400mg BID 800mg QHS	低剂量(非处方)对偶发性消化不良有效，但是对伴随食管炎的胃食管反流或消化性溃疡无效
法莫替丁	10～20mg BID 40mg QHS	
尼扎替丁	75～150mg BID 300mg QHS	大剂量对轻中度胃食管反流有效，但是对重度胃食管反流的疗效不如 PPIs
雷尼替丁	75～150mg BID 300mg QHS	与西咪替丁存在多重药物相互作用

表 5.2.4 根治幽门螺杆菌的方法

种 类	三联疗法	四联疗法	序贯疗法	检测幽门螺杆菌指征
抑酸药	PPI	PPI 或 H_2RA	PPI	明确指征： · 消化性溃疡（活动性或既往病史） · 胃黏膜相关组织样淋巴瘤 · 年龄＜55 岁且无预警症状的不明消化不良[a] 次级指征： · 消化不良不伴溃疡 · 胃食管反流病 · 使用 NSAID · 不能解释的缺铁性贫血 · 胃癌高危人群
抗生素 1	克拉霉素 500mg BID	四环素 500mg QID	阿莫西林 1000mg BID，前 5d	
抗生素 2	阿莫西林 1000mg BID 或甲硝唑 500mg BID（如青霉素过敏）	甲硝唑 250～500mg QID	克拉霉素 250～500mg BID＋甲硝唑 250～500mg BID,第 6～10 天	
另加药物	—	铋剂 525mg QID	—	
周期	10～14d	10～14d	10d	
说明	仅在局部幽门螺杆菌克拉霉素敏感性存在时使用 PPI 剂量如为 BID 则更有效（除埃索美拉唑之外）；所有 PPIs 疗效相同	局部幽门螺杆菌克拉霉素敏感性存在时考虑作为一线药物 可作为三联疗法失败的补救治疗 不要用多西环素替代四环素	在欧洲高治愈率，但是在南美洲并没有广泛推荐作为一线治疗，因为在该人群中缺乏有效性证据	

Sources：(1) Chey WD, Wong BC. American College of Gastroenterology guideline on the management of Helicobacter pylori infection. Am J Gastroenterol, 2007, 102:1808-1825. (2) PL Detail－Document, H. Pylori Treatment: An Update. Pharmacist's Letter/Prescriber's Letter. February 2012.

[a] 预警症状包括出血、贫血、早饱、不明原因的体重下降、进行性吞咽困难、吞咽疼痛、反复呕吐、胃肠道肿瘤家族史、食道癌既往史。

5.3 肝硬化

表 5.3.1 肝硬化并发症的药物治疗

临床症状	药物治疗	说明
腹水	螺内酯 100～400mg QD 呋塞米 40～100mg QD 白蛋白 25%,8g/通过腹膜腔穿刺移除 1L 液体 腹膜腔穿刺	螺内酯可直接用于醛固酮增高症;这是导致腹水的一个主要病因 呋塞米用于排出额外的液体;与腹膜腔液体相比,尤其适用于减少血管/周围液体;使用会引起血管内容积耗竭 比例为 100∶40mg 螺内酯;呋塞米用来维持钾离子平衡 仅仅给予白蛋白,如果液体≥5L 可行腹膜腔穿刺
肝性脑病	乳果糖 15～45ml TID Q1～2h 利福昔明 400mg TID;最高剂量 1200mg/d	乳果糖缓慢增量至 3～4 次/日或至患者耐受 血氨水平与受损程度无关,评估患者症状 对难治性或不能耐受乳果糖的患者可使用利福昔明
肝肾综合征	第 1 天白蛋白 25%1g/kg;然后 20～40mg/d 米多君 5～7.5mg TID,最高可增至 12.5mg TID 奥曲肽 100μg SQ TID,最高可增至 200μg TID	血白蛋白水平≥4.5g/L 时可停用

（续表）

临床症状	药物治疗	说明
门静脉高压	普萘洛尔 10mg BID，最高可增至 80mg/d 纳多洛尔 20mg QD，最高可增至 160mg QD	可减少门静脉高压所致的静脉曲张出血风险 目标：心率降低 25%或降低至 55～60 次/分（门静脉高压的替代性非侵入性标志） 起始低剂量，缓慢加量；肝硬化患者基线血压常较低
自发性细菌性腹膜炎	头孢噻肟 2g 静脉给药 Q8h 头孢曲松 1g 静脉给药 Q12h 或 2g Q24h 哌拉西林/他唑巴坦 3.375g 静脉给药 Q6h 白蛋白 25% 1.5g/kg 第 1 天；1g/kg 第 3d	主要病菌包括：大肠埃希菌，肺克雷白杆菌，肺炎链球菌-单核微生物；病菌确定后使用窄谱抗生素 静脉曲张出血期间为选择性预防可使用头孢曲松 1g 静脉滴注 QD 白蛋白可减少自发性细菌性腹膜炎患者发生肝肾综合征的风险
预防远期自发性细菌性腹膜炎	环丙沙星每周 750mg 甲氧苄啶/磺胺甲噁唑 1DS 片剂 5×/周	可降低自发性细菌性腹膜炎的病死率 与每日用药相比，间歇疗法更好是由于存在抗生素抵抗
静脉曲张出血	奥曲肽 50～100mg 静脉推注，然后 25～50mg/h 持续静脉滴注 预防性抗生素：见上述用于自发性细菌性腹膜炎的经验性治疗	治疗期限存在争议；静脉曲张结扎后持续用药至少 24h；某些文献推荐总共用 5d 合并或未合并腹水的静脉曲张出血急性期推荐预防性使用抗生素

第六章　肺部疾病

6.1　哮喘

6.1.1　哮喘急性加重的医院处理(图)

6.1.2　哮喘急性加重时药物剂量(表)

6.1.3　未使用长效控制药物的重度哮喘患者的分级(表)

6.1.4　儿童及成人慢性哮喘治疗指南(表)

6.1.5　治疗慢性哮喘的药物及剂量(表)

6.1.6　吸入性糖皮质激素剂量(表)

6.1.7　不存在影响茶碱清除的因素下成人和>1 岁儿童口服缓释茶碱剂量的调节(图)

6.1.8　改变茶碱类清除率的因素(表)

6.1.9　成人和≥12 岁儿童慢性哮喘中奥马珠单抗剂量(表)

6.1.10　全身皮质类固醇剂量换算(表)

6.1.11　吸入性和全身皮质类固醇的不良反应(表)

6.2　慢性阻塞性肺疾病

6.2.1　稳定性 COPD 起始药物治疗的 GOLD 指南(表)

6.2.2　稳定性 COPD 用药方案(表)

6.2.3　支气管扩张药物不良反应(表)

6.2.4　慢性阻塞性肺疾病急性加重期的药物治疗(表)

本章缩略语列表			
CAT	COPD评估测试	MDI	定量吸入器
DPI	干粉吸入器	mMRC	改良版英国医学研究委员会呼吸困难问卷
FEV1	第1秒用力呼气量	NAEPP	全国哮喘教育和预防计划
FVC	用力肺活量	PEF	呼气峰流速
GOLD	慢性阻塞性肺疾病全球倡议	PDE-4	磷酸二酯酶4
ICS	吸入性糖皮质激素	SABA	短效β受体激动药
ICU	重症监护病房	SAMA	短效毒蕈碱性拮抗药
LABA	长效β受体激动药	SaO_2	动脉血氧饱和度
LAMA	长效毒蕈碱拮抗药		
LTRA	白三烯受体拮抗药		

6.1 哮喘

图6.1.1 哮喘急性加重的医院处理

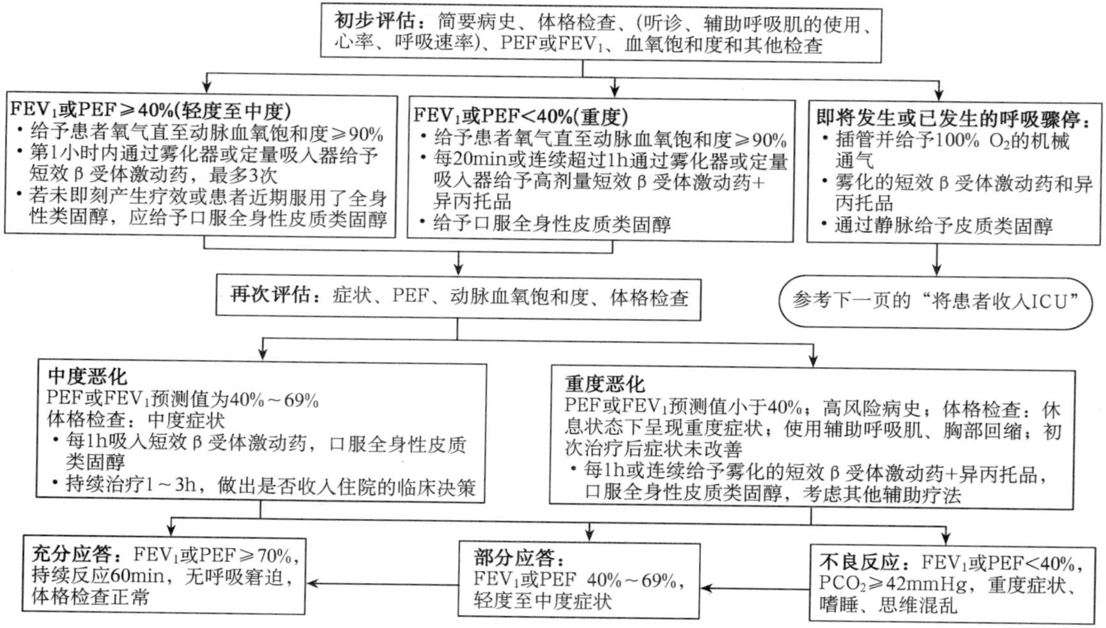

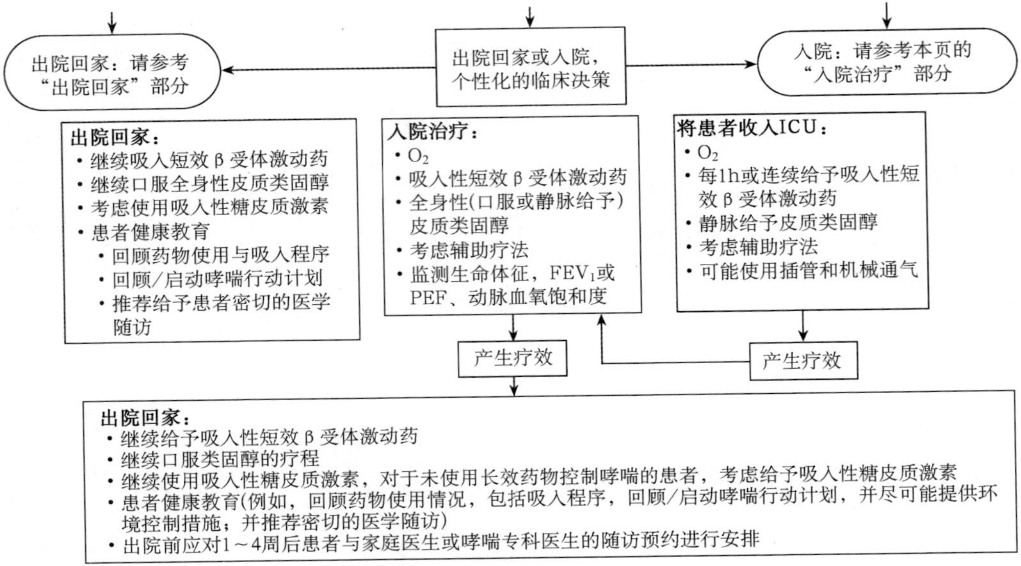

Adapted from NHLBI. National Asthma Education and Prevention Program Expert Panel Report 3. Guidelines for the Diagnosis and Management of Asthma. NIH Publication No. 08-5846. Bethesda, MD: US Department of Health and Human Services, 2007.

表 6.1.2 哮喘急性加重时药物剂量

药 物	成人剂量	儿童剂量(≤12 岁)	说 明
短效 β_2 受体激动药			
沙丁胺醇气雾剂	2.5～5mg 每 20min 一次，共 3 次，然后 2.5～10mg 每 1～4h，按需给药，或 10～15mg/h 连续使用	0.15mg/kg(最小剂量 2.5mg)每 20min 一次，共 3 次，然后 0.15～0.3mg/kg(最多 10mg)每 1～4h，按需给药，或 0.5mg/(kg·h)持续使用	对于绝大多数患者直接吸入与气雾剂疗效相同，但是在很多严重患者中并无数据表明(Chest，2005，127：335)
沙丁胺醇 MDI	4～8 喷 每 30min，最多 4h，然后每 1～4h 按需给药	4～8 喷 每 20min 一次，共 3 次，然后每 1～4h 按需给药	对于≤4 岁的儿童使用有瓣膜的室式雾化器
左旋沙丁胺醇气雾剂	1.25～2.5mg 每 20min 一次，共 3 次，然后 2.5～5mg 每 1～4h，按需给药，或 5～7.5mg/h 持续使用	0.075mg/kg(最小剂量 1.25mg)每 20min 一次，共 3 次，然后 0.075～0.15mg/kg(最多 5mg)每 1～4h，按需给药，或 0.25mg/(kg·h)持续使用	大部分研究表明与沙丁胺醇相比无疗效或耐受优势(Formulary，2009，440108)；也许会遇到个别例外情况；2.5mg 沙丁胺醇＝1.25mg 左旋沙丁胺醇
左旋沙丁胺醇 MDI	4～8 喷 每 30min，最多 4h，然后每 1～4h 按需给药	4～8 喷 每 20min 一次，共 3 次，然后每 1～4h 按需给药	

（续表）

药物	成人剂量	儿童剂量(≤12岁)	说明
短效胆碱能拮抗剂			
异丙托溴铵气雾剂	500μg 每 30min 一次，共 3 次，然后每 2～4h 按需给药	250μg 每 20min 一次，共 3 次，然后 250μg 每 2～4h	必须和沙丁胺醇联合使用，也许可以和 0.5ml 沙丁胺醇 0.5%溶液放在 1 个雾化器中
短效 β_2 受体激动药			
异丙托溴铵 MDI	4～8 喷 每 2～4h 按需给药	4～8 喷 每 2～4h 按需给药	对于≤4 岁的儿童使用有瓣膜的室式雾化器
皮质类固醇			
泼尼松片剂/泼尼松龙口服液(15mg/5ml)	40～80mg/d 口服 1～2 次	1～2mg/kg(最高增至 60mg/d)口服，分为 2 次	服用最好直到 PEF 达到预测值/个人最佳值的 70%；在大多数患者中 7～10d 疗程不需减量，尤其服用 ICS 的患者
甲泼尼龙	32～64mg/d 口服 1～2 次 40～80mg/d 静脉给药 1～2 次	2～4mg/kg(最高增至 60mg/d)静脉给药	留置静脉输液给予禁食患者或需要 ICU 治疗和(或)插管的重度恶化的患者；出院时甲泼尼龙 160mg 肌内注射＝片剂口服 8d 逐渐减量的剂量(chest，2004，126:362)

表 6.1.3 未使用长效控制药物的重度哮喘患者的分级

0～11 岁儿童					
情况		间歇性	轻度持续	中度持续	重度持续
损伤	症状频率	≤2 日/周	>2 日/周但并非每日发作	每日	时时发作
	夜间惊醒次数（0～4 岁）	无	1～2 次/月	3～4 次/月	1 周大于 1 次
	夜间惊醒次数（5～11 岁）	≤2 次/月	3～4 次/月	1 周>1 次，不是每夜发作	每周发作 7 次
	需使用 SABA 控制症状	≤2 日/周	>2 日/周但并非每日发作	每日	每日数次
	妨碍正常活动	无	局限性少	一些局限性	很大局限性
	肺功能(5～11 岁)	FEV_1>80% FEV_1/FVC>85%	FEV_1>80%， FEV_1/FVC>80%	FEV_1 60%～80%， FEV_1/FVC 75%～80%	FEV_1<60%， FEV_1/FVC<75%
风险	恶化频率(0～4 岁)	0～1 次/年	6 个月≥2 次或每年≥4 次哮喘发作>1d		
	恶化频率(5～11 岁)	0～2 次/年	>2 次/年		
	起始治疗步骤	第 1 步	第 2 步	第3 步，并考虑短期服用口服皮质类固醇	

（续表）

成人和≥12岁儿童					
情况		间歇性	轻度持续	中度持续	重度持续
损伤	症状频率	≤2日/周	>2日/周但并非每日发作	每日	时时发作
	夜间惊醒次数(0～4年)	≤2次/月	3～4次/月	1周>1次，不是每夜发作	每周发作7次
	需使用SABA控制症状	≤2日/周	>2日/周但不是>1次/日	每日	每日数次
	妨碍正常活动	无	局限性少	一些局限性	很大局限性
	肺功能	FEV_1>80% FEV_1/FVC 正常	FEV_1>80% FEV_1/FVC正常	FEV_1 60%～80% FEV_1/FVC降低5%	FEV_1<60% FEV_1/FVC降低>5%
风险	恶化频率	0～2次/年	>2次/年		
	起始治疗步骤	第1步	第2步	第3步，并考虑短期服用口服皮质类固醇	第4步或第5步

改编自 NHLBI. National Asthma Education and Prevention Program, Expert Panel Report 3. Guidelines for the Diagnosis and Management of Asthma. NIH Publication No. 08-5846. Bethesda, MD: US Department of Health and Human Services, 2007, 72-77.

表 6.1.4 儿童及成人慢性哮喘治疗指南

步骤	0～4 岁		5～11 岁		成人和≥12 岁儿童	
	首选	备选	首选	备选	首选	备选
1	SABA,按需给予	N/A	SABA,按需给予	N/A	SABA,按需给予	N/A
2	小剂量 ICS	孟鲁司特或色甘酸钠	小剂量 ICS	LTRA,色甘酸钠或茶碱类	小剂量 ICS	LTRA,色甘酸钠或茶碱类
3	中等剂量 ICS	N/A	中等剂量 ICS	小剂量 ICS+LABA, LTRA 或茶碱类	中等剂量 ICS 或小剂量 ICS+LABA	小剂量 ICS+LABA,LTRA,茶碱类或齐留通
4	中等剂量 ICS+孟鲁司特或 LABA	N/A	中等剂量 ICS+LABA	中等剂量 ICS+LTRA 或茶碱类	中等剂量 ICS+LABA	中等剂量 ICS+LABA,LTRA,茶碱类或齐留通
5	大剂量 ICS+孟鲁司特或 LABA	N/A	大剂量 ICS+LABA	大剂量 ICS+LTRA 或茶碱类	大剂量 ICS+LABA,过敏性哮喘患者考虑奥马珠单抗	N/A

（续表）

步骤		0～4 岁		5～11 岁		成人和≥12 岁儿童	
		首选	备选	首选	备选	首选	备选
6		大剂量 ICS＋孟鲁司特或 LABA＋口服皮质醇激素	N/A	大剂量 ICS＋LABA＋口服皮质醇激素	大剂量 ICS＋LTRA 或茶碱类＋口服皮质醇激素	大剂量 ICS＋LABA＋口服皮质醇激素，过敏性哮喘患者考虑奥马珠单抗	N/A
其他方法	SABA，按需给药	适用于所有患者短暂解除症状；急性期可给予 Q20min×3 次					
	SQ 过敏免疫疗法	＞4 岁的任何过敏患者均可在第 2 步或以上考虑治疗					
控制评估	升级治疗	症状不能很好控制或使用 SABA＞2 次/每周；评估治疗依从性及环境措施					
	降级治疗	控制很好 3 个月					

改编自 NHLBI. National Asthma Education and Prevention Program，Expert Panel Report 3. Guidelines for the Diagnosis and Management of Asthma. NIH Publication No. 08－5846. Bethesda，MD：US Department of Health and Human Services，2007，305，306，and 343.

表 6.1.5 治疗慢性哮喘的药物及剂量

药　物	制　剂	成人剂量	儿童剂量(≤12 岁)	说　明
SABAs				
沙丁胺醇气雾剂	0.021%(0.63mg/3ml) 0.042%(1.25mg/3ml) 0.083%(2.5mg/3ml) 0.5%(2.5mg/0.5ml)	2.5～5mg Q4～6h,按需给药	0.63～1.25mg Q4～6h,按需给药	
沙丁胺醇 MDI	万托林 HFA,丙卡特罗 HFA,舒喘宁 HFA(均为每喷 90μg)	2 喷 Q4～6h,按需给药	1～2 喷 Q4～6h,按需给药	对于≤4 岁的儿童使用有瓣膜的室式雾化器
左旋沙丁胺醇气雾剂	左旋沙丁胺醇 0.31mg/3ml,0.63mg/3ml; 1.25mg/3ml;1.25mg/0.5ml	1.25～2.5mg Q6～8h,按需给药	0.31～0.63mg Q6～8h,按需给药	大部分研究表明与沙丁胺醇相比无疗效或耐受优势(Formulary, 2009, 44:108);可能有个别例外情形发生;2.5mg 沙丁胺醇＝1.25mg 左旋沙丁胺醇
左旋沙丁胺醇 MDI	左旋沙丁胺醇 HFA(每喷 45μg)	2 喷 Q4～6h,按需给药	1～2 喷 Q4～6h,按需给药	
吡布特罗 MDI	吡布特罗自动喷吸器	2 喷 Q4～6h,按需给药	不推荐使用	

（续表）

药 物	制 剂	成人剂量	儿童剂量(≤12 岁)	说 明
LABAs				
福莫特罗 DPI	福莫特罗干粉吸入剂每颗胶囊 12μg	通过 aerolizer 的干粉吸入器吸人 1 粒 Q12h	通过 aerolizer 的干粉吸入器吸人 1 粒 Q12h	没有 ICS 则不推荐 LABAs,该药可增加哮喘相关死亡率
沙美特罗 DPI	施立稳每吸 50μg	1 吸 Q12h	1 吸 Q12h	
肥大细胞稳定剂				
色甘酸钠气雾剂	20mg/2ml	20mg 3～4 次/日	20mg 3～4 次/日	使用 2～4 周开始起效;长期应用效果消失
SAMAs				
异丙托溴铵气雾剂	0.03%(0.5mg/2.5ml)	0.5mg Q6～8h,按需给药	0.25～0.5mg Q6～8h,按需给药	慢性哮喘中不像 SABAs 一样有效;仅作为不能耐受 SABAs 患者的替代治疗或在急性哮喘中作为 SABA 的附加药物
异丙托溴铵 MDI	爱喘乐 HFA 每吸 17μg	2 吸 Q6h,按需给药	1～2 吸 Q6h,按需给药	

（续 表）

药 物	制 剂	成人剂量	儿童剂量(≤12 岁)	说 明
白三烯调节剂				
孟鲁司特	10mg 片剂；4mg 咀嚼片剂；5mg 阻嚼片剂；4mg 颗粒	10mg QD	6 个月至 5 岁：4mg QPM 5～12 岁：5mg QPM	
扎鲁司特	10mg 片剂；20mg 片剂	20mg BID	5～12 岁：10mg BID	
齐留通	控释片 1200mg 片剂	1200mg BID	不推荐使用	AST/ALT>3 倍正常值发生于 3% 的患者中；在治疗的前 3 个月每个月监测 LFTs
IgE 抑制剂				
奥马珠单抗	150mg 注射液	见表 6.1.9	不推荐使用	
LABA/ICS 联合制剂(ICS 制剂见表 6.1.6)				
氟替卡松/沙美特罗 DPI	氟替卡松和沙美特罗吸入剂($\mu g/\mu g$)100/50，250/50 和 500/50	1 吸 Q12h	1 吸 Q12h(年龄 4～11 岁，最大 100/50μg)	

（续 表）

药 物	制 剂	成人剂量	儿童剂量(≤12 岁)	说 明
氟替卡松/沙美特罗 MDI	氟替卡松和沙美特罗吸入剂(μg/μg)45/21,115/21 和 230/21	2 喷 Q12h	2 喷 Q12h	
布地奈德/福莫特罗 MDI	布地奈德-福莫特罗（μg/μg)80/4.5 或 160/4.5	2 吸 Q12h	2 吸 Q12h,(最高剂量 80/4.5,<5 岁不推荐使用）	使用低至中等剂量 ICS 的患者使用 80/4.5 剂量；使用中等至高剂量 ICS 的患者使用 160/4.5 剂量（Prod Info：Symbicort,2010）
甲基黄嘌呤				
茶碱类	茶碱 24h 缓释胶囊（Q24h） 100mg，200mg，300mg 和 400mg；茶碱控释片（Q24h） 400mg 和 600mg；茶碱制剂 80mg/15ml；缓释片（Q12h） 100mg，200mg，300mg，400mg，450mg 和 600mg	起始剂量、剂量调整和监测见图 6.1.7	起始剂量、剂量调整和监测见图 6.1.7	茶碱是一类窄谱作用药物；首选药物未很好控制症状的患者可考虑用茶碱作为附加治疗药物；常见不良反应包括：恶心，失眠，震颤和焦虑；临床重要的药物相互作用见表 6.1.8

表 6.1.6 吸入性糖皮质激素剂量[a]

药物	制剂	低剂量	中等剂量	大剂量
0～4 岁儿童				
布地奈德悬液[b]	普米克(布地奈德)0.25mg/2ml(2ml)；0.5mg/2ml(2ml)；1mg/2ml(2ml)	0.25～0.5mg QD（或分为 BID）	0.75～1mg QD（或分为 BID）	＞1mg QD
氟替卡松 MDI	Flovent HFA 44μg，110μg 或每吸 220μg	88μg BID[c]	110～176μg BID	＞176μg BID
5～11 岁儿童				
倍氯米松 MDI	QVAR 每吸 40μg 或 80μg	40～80μg BID	120～160μg BID	＞160μg BID
布地奈德 DPI	普米克每吸 90μg 或 180μg	90～180μg BID	270～360μg BID	＞360μg BID
布地奈德悬液[b]	普米克（布地奈德）0.25mg/2ml（2ml）；0.5mg/2ml（2ml）；1mg/2ml(2ml)	0.5mg QD(或分为 BID)	1mg QD(或分为 BID)	2mg QD(或分为 BID)
环索奈德 MDI	环索奈德每吸 80μg 或 160μg	80μg QD-BID	160μg BID	＞160μg BID
氟尼缩松 MDI	氟尼缩松每吸 80μg	80μg BID	160μg BID	＞160μg BID
氟替卡松 MDI	Flovent HFA 每吸 44μg，110μg 或 220μg	44～88μg BID[c]	110～176μg BID	＞176μg BID
成人和≥12 岁的儿童				
倍氯米松 MDI	QVAR 每吸 40μg 或 80μg	40～160μg BID	200～240μg BID	＞240μg BID
布地奈德 DPI	普米克每吸 90μg 或 180μg	90～270μg BID	360～540μg BID	＞540μg BID

（续表）

药　物	制　剂	低剂量	中等剂量	大剂量
环索奈德 MDI	环索奈德 80μg 或 160μg/吸	80μg QD-BID	160μg BID	＞160μg BID
氟尼缩松 MDI	氟尼缩松 80μg/吸	160μg BID	240～320μg BID	＞320μg BID
氟替卡松 MDI	Flovent HFA 44μg,110μg 或 220μg/吸	44～132μg BID	176～220μg BID	＞220μg BID
莫米松 DPI	糠酸莫米松干粉吸入剂 110μg 或 220μg/吸	220μg QD	440μg QD	＞440μg QD

Sources：(1) NHLBI, Expert Panel Report 3. Guidelines for the Diagnosis and Management of Asthma. NIH Publication No. 08－5846. (2) Global Strategy for Asthma Management and Prevention, Global Initiative for Asthma (GINA) 2011. http://www.ginasthma.org/. (3) Inhaled corticosteroid dose comparison. Pharmacist's Letter/Prescriber's Letter, 2009, 25(8):250801.

[a] ICS Pearls：通常需 1～2 周可首次出现症状缓解，4～6 周症状缓解最为显著，FEV_1 及 PEF 可在 3～6 周得到改善。气道高反应性可在 2～3 周后出现缓解，并在 1～3 个月后出现显著改善。运动激发敏感性可在 4 周后得到改善，对于轻度哮喘且疾病控制良好的患者，按需给予吸入性糖皮质激素并联合使用沙丁胺醇与按计划应用糖皮质激素的疗效类似，但总体类固醇显露量较少。(JAMA 2012；308：987，Lancet 2011；377：650)

[b] 可与法丁胺酮(0.5%溶液)、左旋沙丁胺醇(1.25mg/5ml)或异丙托溴铵混合于同一容器内，仅能由喷流雾化器使用

[c] 由于药物递送量减少，使用有瓣膜的面罩量式雾化器时，给予较高剂量氟替米松 HFA(88μg BID)

图 6.1.7 不存在影响茶碱清除的因素下成人和>1 岁儿童口服缓释茶碱剂量的调节[a]

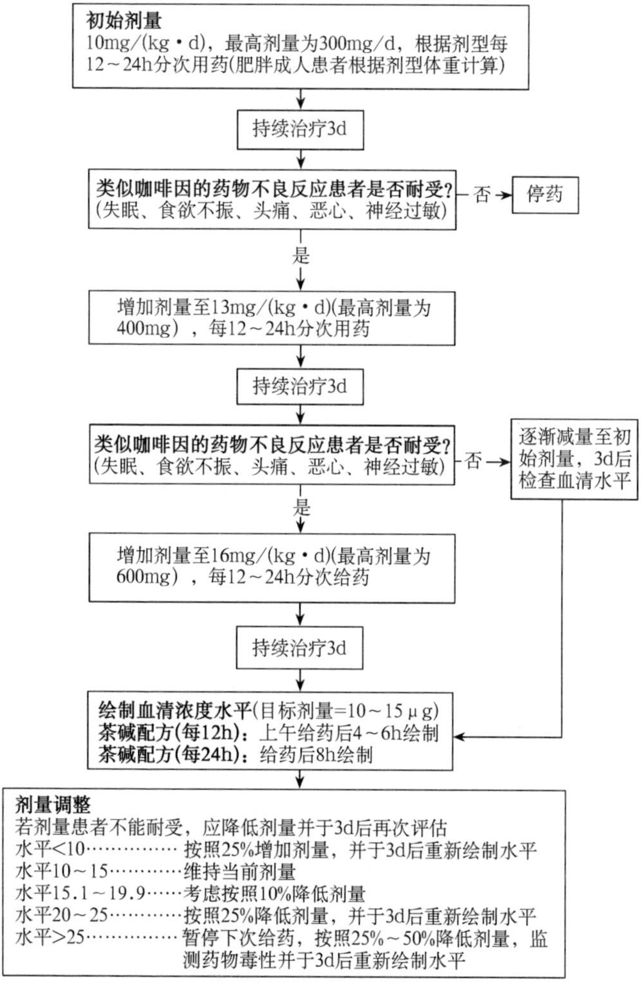
初始剂量
10mg/(kg·d)，最高剂量为300mg/d，根据剂型每12~24h分次用药(肥胖成人患者根据剂型体重计算)
持续治疗3d
类似咖啡因的药物不良反应患者是否耐受?(失眠、食欲不振、头痛、恶心、神经过敏)
否
停药
是
增加剂量至13mg/(kg·d)(最高剂量为400mg)，每12~24h分次用药
持续治疗3d
类似咖啡因的药物不良反应患者是否耐受?(失眠、食欲不振、头痛、恶心、神经过敏)
否
逐渐减量至初始剂量，3d后检查血清水平
是
增加剂量至16mg/(kg·d)(最高剂量为600mg)，每12~24h分次给药
持续治疗3d
绘制血清浓度水平(目标剂量=10~15μg)
茶碱配方(每12h)：上午给药后4~6h绘制
茶碱配方(每24h)：给药后8h绘制
剂量调整
若剂量患者不能耐受，应降低剂量并于3d后再次评估
水平<10…………按照25%增加剂量，并于3d后重新绘制水平
水平10~15…………维持当前剂量
水平15.1~19.9……考虑按照10%降低剂量
水平20~25…………按照25%降低剂量，并于3d后重新绘制水平
水平>25…………暂停下次给药，按照25%~50%降低剂量，监测药物毒性并于3d后重新绘制水平

[a] 影响茶碱清除率的因素请参考表 6.1.8

表 6.1.8 改变茶碱类清除率的因素

清除率下降	下降(%)	清除率上升	上升(%)
西咪替丁	−25～−60	利福平	+53
红霉素,克拉霉素	−25～−50	卡马西平	+50
别嘌醇	−20	苯巴比妥	+34
普萘洛尔	−30	苯妥英	+70
环丙沙星	−20～−50	烤肉	+30
干扰素	−50	高蛋白饮食	+25
噻苯达唑	−65	吸烟	+40

Reproduced with permission from Kelly W, Sorkness CA. Asthma. In Dipiro JT, Talbert RL, Yee GC, et al., eds. Pharmacotherapy: A Pathophysiologic Approach. 8th ed. New York, NY: McGraw-Hill, 2011.

表 6.1.9 成人和≥12 岁儿童慢性哮喘中奥马珠单抗剂量

预处理	30～60kg	>60～70kg	>70～90kg	>90～150kg
血清 IgE 水平				
≥30～100	每 4 周 150mg	每 4 周 150mg	每 4 周 150mg	每 4 周 300mg
>100～200	每 4 周 300mg	每 4 周 300mg	每 4 周 300mg	每 2 周 225mg
>200～300	每 4 周 300mg	每 2 周 225mg	每 2 周 225mg	每 2 周 300mg
>300～400	每 2 周 225mg	每 2 周 225mg	每 2 周 300mg	不推荐使用
>400～500	每 2 周 300mg	每 2 周 300mg	每 2 周 375mg	不推荐使用
>500～600	每 2 周 300mg	每 2 周 375mg	不推荐使用	不推荐使用
>600～700	每 2 周 375mg	不推荐使用	不推荐使用	不推荐使用

Source: Product Information: XOLAIR(R) subcutaneous injection, omalizumab subcutaneous injection. Genentech, Inc, South San Francisco, CA, 2010.

表 6.1.10 全身皮质类固醇剂量换算

类固醇	等效的抗炎剂量	相关盐皮质激素活性	生物活性持续时间
氢化可的松	20mg	2	8～12h
泼尼松/泼尼松龙	5mg	1	12～36h
甲泼尼龙	4mg	0	12～36h
曲安西龙	4mg	0	12～36h
地塞米松	0.8mg	0	36～54h
倍他米松	0.6mg	0	36～54h

计算皮质类固醇等效剂量＝类固醇 A 的剂量×(类固醇 B 的等效剂量÷类固醇 A 的等效剂量)

举例:泼尼松 80mg×(甲泼尼龙 4mg÷泼尼松 5mg)＝甲泼尼龙 64mg

表 6.1.11 吸入性和全身皮质类固醇的不良反应[a]

药物种类	不良反应	报道发生率	出现时间	说　明
全身肾上腺皮质激素类	皮肤破损/紫癜	3%(关节炎患者中)	多变	老年人中最常见,剂量和周期依赖性
	类库欣综合征表现	大剂量或长期应用常见	2 个月	随剂量增高发生率增加;每日服用泼尼松>7.5mg 6 个月患者中有 25%的患者发生(Ann Rheum Dis, 2009, 68: 1119)
	欣快/精神病	5%	1～2 周	每日<20mg 泼尼松罕见;停药后 1 周症状消失
	白内障	多变	1 年或更长	进展至双侧后囊;风险与剂量和周期相关
	骨质疏松	多变	多变	剂量和周期依赖性;前 6 个月骨质流失最严重;报道的长期治疗的骨折发生率高达 25%
	高血糖症	近 100%	立即	
	中性粒细胞增多症	近 100%	4～6h	服用 40mg 泼尼松后平均细胞计数改变:WBC 增加 $4\times10^3/mm^3$[范围$(2～7)\times10^3$],淋巴细胞减少 70%,单核细胞减少 90%,无核左移(J Clin Invest, 1968, 47:249)
	肾上腺抑制	剂量和周期依赖性	>3 周(如果低剂量)	何种剂量或使用周期不会导致 HPA 抑制仍不清楚,但是每日泼尼松剂量<7.5～20mg 使用<3 周发生风险很低(J Clin Invest. 1964;43:1824; N Engl J Med, 2003, 348: 727)

（续表）

药物种类	不良反应	报道发生率	出现时间	说　明
ICS	言语障碍	约 50%	1～2 周	最常见的 ICS 不良反应；服药后刷牙和漱口可减少；发生率呈剂量相关性
	鹅口疮	不明确	1～2 周	服药后刷牙和漱口可减少
	儿童生长缓慢	剂量和周期依赖性	6 个月内	大剂量更常见，治疗第 1 年生长减少 1～2cm（Pediatr Drugs，2011，13：11）；与奈多罗米或安慰剂相比，接受布地奈德 400mg/d 治疗的患者最终成年身高平均低 1.2cm（N Engl J Med，2012，367：904.）；短期研究表明，与氟替卡松（Pediatr Allergy Immunol，2010，21：e199）及布地奈德（Pediatr Allergy Immunol，2007，18：391）相比，环索奈德对生长的影响较小

[a] 支气管扩张药物的不良反应见表 6.2.3

6.2 慢性阻塞性肺疾病

表 6.2.1 稳定性 COPD 起始药物治疗的 GOLD 指南[a]

患者分组	肺功能分级	症状和风险	首　选	次　选	备　选[b]
A	$FEV_1/FVC<0.70$ 及 GOLD1（$FEV_1>80\%$）或 GOLD2（FEV_1 50%～80%）	风险低，症状少 每年恶化≤1 次 mMRC 0～1 CAT<10	SAMA PRN 或 SABA PRN	LAMA 或 LABA 或 SABA 和 SAMA	茶碱
B	$FEV_1/FVC<0.70$ 及 GOLD1（$FEV_1>80\%$）或 GOLD2（FEV_1 50%～80%）	风险低，症状多 每年恶化≤1 次 mMRC≥2 CAT≥10	LAMA 或 LABA	LAMA 和 LABA	SABA 和（或）SAMA 或茶碱
C	$FEV_1/FVC<0.70$ 及 GOLD3（FEV_1 30%～49%）或 GOLD4（$FEV_1<30\%$）	风险高，症状少 每年恶化≥2 次 mMRC 0～1 CAT<10	ICS 和 LABA 或 LAMA	LAMA 和 LABA	PDE-4 抑制剂或 SABA 和（或）SAMA 或茶碱

（续表）

患者分组	肺功能分级	症状和风险	首　选	次　选	备　选[b]
D	$FEV_1/FVC < 0.70$ 及 GOLD3（FEV_1 30%～49%）或 GOLD4（FEV_1 <30%）	风险高，症状多 每年恶化≥2 次 mMRC≥2 CAT≥10	ICS 和 LABA 或 LAMA	ICS 和 LAMA 或 ICS 和 LABA 和 LAMA 或ICS 和 LABA 和 PDE-4 抑制剂 或 LAMA 和 LABA 或 LAMA 和 PDE-4 抑制剂	羧甲司坦[c] 或 SABA 和（或）SAMA 或茶碱

Adapted by the author from the Global Strategy for Diagnosis, Management and Prevention of COPD 2011; used with permission from the Global Initiative for Chronic Obstructive Lung Disease (GOLD), www.goldcopd.org.

[a] 每个表格中的药物均按字母顺序排列，而非优先顺序

[b] 本列药物可单独用药或与第 1 列及第 2 列的药物联合用药

[c] 羧甲司坦在美国境内不可用

表 6.2.2 稳定性 COPD 用药方案

药物	制剂	分类	剂量	说明
短效支气管扩张药物				
沙丁胺醇 MDI（每喷 90mg）	万托林 HFA，丙卡特罗 HFA，舒喘宁 HFA	SABA	2 喷，Q4～6h，按需给药	SABA 按需给药与 SABA 按计划给药的临床效果相当，但总体药物给药量较低（Am J Respir Crit Care med，2001，163：85）
沙丁胺醇气雾剂	2.5mg/3ml（0.083%）；2.5mg/0.5ml(0.5%）	SABA	2.5mg，Q4～6h，按需给药	
左旋沙丁胺醇 MDI（每喷 45μg）	左旋沙丁胺醇 HFA	SABA	2 喷，Q4～6h，按需给药	
左旋沙丁胺醇气雾剂	左旋沙丁胺醇 1.25mg/3ml	SABA	1.25mg，Q4～6h，按需给药	
吡布特罗 MDI	吡布特罗自动喷吸器	SABA	2 喷，Q4～6h，按需给药	
异丙托溴铵（每喷 17μg）	爱喘乐 HFA	SAMA	2 喷，Q6h，按需给药	异丙托溴铵作用时间长于沙丁胺醇，二者改善肺功能疗效相当；异丙托溴铵/沙丁胺醇联合制剂比单独应用的扩张支气管效果更强（Chest，1994，105：1411）
异丙托溴铵气雾剂	0.25mg/ml	SAMA	500μg，Q6h，按需给药	
异丙托溴铵/沙丁胺醇 MDI	可必特 0.18mg/0.103mg	SAMA/SABA	2 喷，Q4～6h，按需给药	
异丙托溴铵/沙丁胺醇气雾剂	0.5mg/2.5mg/3ml	SAMA/SABA	3ml，Q4～6h，按需给药	

（续表）

药物	制剂	分类	剂量	说明
长效支气管扩张药物				
阿福特罗气雾剂	吸必扩 15μg/2ml	LABA	15μg BID	GOLD 和 NICE 指南均未指出 LABA 或 LAMA 哪个更好；试验表明，与沙美特罗相比治疗 6 个月，改善 FEV_1（+0.137L vs. +0.085L，P<0.001）（Chest，2002，122:47）、恶化次数（145 vs. 187 天）、每年恶化频率（0.64 vs. 0.72）更加受益（N Engl J Med，2011，364：1093）
福莫特罗 DPI	福莫特罗干粉吸入剂每个胶囊 12mg	LABA	通过 Aerolizer 干粉吸入器吸入 1 粒 Q12h	
沙美特罗 DPI	施立稳每吸 50μg	LABA	1 吸 Q12h	
噻托溴铵	思力华每个胶囊 18μg	LAMA	通过 Aerolizer 干粉吸入器吸入 1 粒 BID	
茶碱	剂型见表 6.1.5	甲基黄嘌呤	初始剂量、剂量调整、监测见图 6.1.7	茶碱是一类窄谱作用药物；需监测血药浓度避免中毒；需长期扩张支气管的未控制症状患者可考虑将其作为附加药物

（续表）

药物	制剂	分类	剂量	说明
ICS				
布地奈德 DPI	普米克每吸 90μg 或 180μg	ICS	360μg BID	绝大多数 COPD 数据来源于氟替卡松和布地奈德研究；没有支气管扩张药的 ICS 疗效是很小的，且仅限于 FEV_1 ＜50% 的患者（Chest，2010，137：318）
氟替卡松 MDI	Flovent HFA 每吸 44μg，110μg 或 220μg	ICS	440μg BID	
莫米松 DPI	糠酸莫米松干粉吸入剂每吸 110μg 或 220μg	ICS	440μg BID	
氟替卡松/沙美特罗 DPI	氟替卡松和沙美特罗吸入剂 100/50μg，250/50μg 和 500/50μg	ICS/LABA 联合	500/50μg 1 吸 BID	ICS＋LABA 联合治疗比单用 ICS（Cochrane Database Sys Rev. 2007）、LABA（N Engl J Med. 2007；356：775）或噻托溴铵（Am J Respir Crit Care Med. 2008；177：19.）更佳；一些人主张蓝河噻托溴铵、ICS 和 LABA 联合治疗，但是并没有相关研究
氟替卡松/沙美特罗 MDI	氟替卡松和沙美特罗吸入剂 45/21μg，115/21μg 和 230/21μg	ICS/LABA 联合	230/21μg 2 吸 BID	
布地奈德/福莫特罗 MDI	布地奈德-福莫特罗 80/4.5μg 或 160/4.5μg	ICS/LABA 联合	160/4.5μg 2 吸 BID	

（续表）

药 物	制 剂	分 类	剂 量	说 明
PDE-4 抑制剂[a]				
罗氟司特	罗氟司特 500μg 片剂	PDE-4 抑制剂	500μg QD	与LABA 或 LAMA 合用可改善 FEV_1（Lancet，2009；374:695）；减低慢性支气管炎患者的恶化率，但是分析表明患者如存在肺气肿则改善不显著（Br J Pharmacol 2011；163：53）

Sources：(1) Global Strategy for the Diagnosis，Management and Prevention of COPD，Global Initiative for Chronic Obstructive Lung Disease（GOLD）2011. http://www.goldcopd.org(2) National Clinical Guideline Centre (2010). Chronic Obstructive Pulmonary Disease：Management of Chronic Obstructive Pulmonary Disease in Adults in Primary and Secondary Care. London：National Clinical Guideline Centre. http://guidance.nice.org.uk/CG101/Guidance/pdf/English

[a] GOLD COPD 指南 2013 年最新更新推荐其作为二线药物，与 LAMA 或 LABA 合用于 GOLD C 患者或表 6.2.1 中联合用药用案，适用于 GOLD D 患者(http://www.goldcopd.org)

表 6.2.3 支气管扩张药物不良反应[a]

药物种类	常见	严重/显著	说明
SABA	震颤(7%),心动过速,焦虑	低钾血症,心绞痛,快速型心律失常	平均增加 10～15 次/分;心绞痛和快速型心律失常罕见(各有少数病例)
LABA	头痛(17%),震颤(8%)	高血压(2%),皮疹(1%～3%),头晕(2%),高糖血症(1%)	
甲基黄嘌呤	咖啡因样不良反应(恶心、神经过敏、失眠、头痛、厌食)	中毒相关不良反应(茶碱水平>20μg/ml):呕吐,低钾血症,高糖血症,癫痫发作,心动过速,室性心律失常	茶碱不良反应的发生很难定义;中毒性呕吐是强有力的证据,且是顽固症状;成人癫痫控制困难且与老年人高死亡率相关
异丙托溴铵(SAMA)	苦味(20%),口腔干燥(4%)	尿潴留,瞳孔散大(罕见)	瞳孔散大在一些患者中曾有报道,通常与面具雾化过程中局部暴露相关
噻托溴铵(LAMA)	口腔干燥(16%),便秘(4%)	皮疹(2%),肌痛(1%),言语障碍(1%)	2 项研究使得异丙托溴铵和噻托溴铵与心血管死亡的关联引起注意;然而,FDA 在回顾了 2010 年的这些研究认为该药是安全的

[a] 参见表 6.1.11 获取 ICS 及全身性类固醇药物副作用相关信息

图 6.2.4 慢性阻塞性肺疾病急性加重期的药物治疗

支气管扩张药

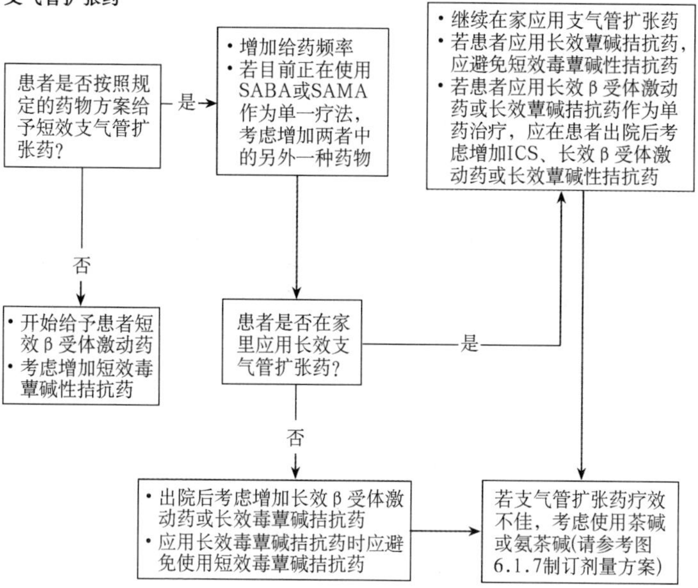

糖皮质激素

- 每日给予泼尼松30～40mg，连续给予7～14d
- 继续给予吸入性糖皮质激素

抗生素

抗生素适应证
- 痰量增加或呼吸困难，并伴有脓痰
- 重度恶化，需机械通气
- 肺炎的临床症状

抗生素的选择
- 根据可能的病原体，局部易感性模式、疾病的严重程度和假单胞菌风险因素，选择经验性的治疗手段
- 抗生素的最优方案研究及不同病原体之间的对比研究均有限

轻度到中度恶化(无铜绿假单胞菌风险因素)
无特定顺序：
- 阿莫西林(流感嗜血杆菌耐药率高的地区给予克拉维酸)
- 阿奇霉素或克拉霉素(肺炎对大环内酯类耐药率高的地区应避免使用)
- 多西环素
- 左氧氟沙星，莫西沙星

导致慢性阻塞性肺疾病加重的病原体类型
- 流感嗜血杆菌20%～30%
- 肺炎链球菌10%～15%
- 卡他莫拉菌10%～15%
- 铜绿假单胞菌5%～10%
- 肺炎衣原体3%～5%

重度恶化或存在假单胞菌的风险因素
- 风险因素包括既往90d内住院时间>48h，铜绿假单胞菌感染史，重度恶化
- 抗铜绿假单胞菌β内酰胺类：哌拉西林/他唑巴坦、头孢吡肟、亚胺培南/西司他丁，美罗培南，多利培南
- 抗假单胞菌喹诺酮类药物：环丙沙星(若存在肺炎链球菌的可能，不作为单药治疗)，每日给予左氧氟沙星750mg

Sources：(1) Global Strategy for the diagnosis Management and Prevention of COPD，Global initiative for Chronic Obstructive Lung Disease (GOLD) 2013. http://www.goldcopdorg (2) National Clinical Guideline Centre (2010). Chronic Obstructive Pulmonary Disease Management of Chronic Obstructive Pulmonary Disease in Adults in Primary and Secondary Care. London：National Clinical Guideline Centre. http://guidancenice org.uk/CG101.Guidance/pdf/English (3) Sethi，S，Murphy，TF. Infection in the pathogenesis and course of chronic obstructive pulmonary disease. N Engl J Med，2008，359:2355.

第七章　肾疾病

7.1　慢性肾病

7.1.1　慢性肾病并发症的药物治疗(表)

7.1.2　维持透析前患者血钙、血磷内环境稳定的药物治疗(表)

本章缩略语列表			
ACEIs	血管紧张素转换酶抑制剂	CKD	慢性肾病
ARB	血管紧张素受体拮抗剂	25(OH)D	25 羟基维生素 D (骨化二醇)
BB	β受体阻断药	1,25 (OH)2D	1,25 二羟维生素 D (骨化三醇)
CCB	钙通道阻滞剂		

7.1 慢性肾病

表 7.1.1 慢性肾病并发症的药物治疗

并发症	治疗药物	说明
高血压	首选 ACEIs/ARBs	目标血压<130/80mmHg 大多数患者需要多重用药；根据并发疾病选择额外的药物(见表 1.1.2)；如果没有其他明显的症状可选择噻嗪类利尿药(如果 Crcl>30ml/min)作为第 2 种药物；第 3 种药物选择 CCB 或 BB[Am J Kidney Dis，2004，43 (Suppl 1)：S1]
蛋白尿	ACEIs/ARBs	ACEIs 和 ARB 均可降低 35%～40%的蛋白排出(Am J Kidney Dis. 2004，43：S1) ACEIs 和 ARB 合用比单用更能降低蛋白尿但是会加重肾疾病 (Lancet，2008，372：547) 螺内酯合用 ACEIs 或 ARB 比单用更能降低蛋白尿(Clin J Am Soc Nephrol，2006，1：256) 合用时注意密切监测血钾水平 缓慢增加 ACEIs/ARB 至最高耐受剂量(剂量见表 1.1.1)，用药开始 1 周后监测血钾和血肌酐水平
高脂血症	他汀类	目标 LDL-C<100mg/dl(Am J Kidney Dis，2005，45：S1-S153) 他汀类是否可以减缓慢性肾病进展还存在争议

（续表）

并发症	治疗药物	说明
贫血	促红细胞生成素和铁	一项试验表明静脉用铁制剂或1～3个月口服铁可用于TSAT≤30%和铁蛋白≤500ng/ml的任何患者(Kidney Int Suppl. 2012，2:279.) 血红蛋白90～100g/L时可考虑使用促红细胞生成素，绝大多数患者血红蛋白最高值=115g/L(Kidney Int Suppl，2012，2:279.)；促红细胞生成素和铁制剂的用量见表11.1.1至11.1.2
慢性肾病矿物质及骨疾病	活性维生素D，维生素D前体或类似物；钙离子类似物	适应证和剂量见表7.1.2 K/DOQI(2003)治疗目标：PTH=(慢性肾病3期35～70pg/ml，慢性肾病4期70～110pg/ml)；血磷水平2.7～4.6mg/dl；血钙水平正常；Ca-P<55(Am J Kidney Dis，2003，42:S1) KDIGO(2009)治疗目标：PTH，血钙和血磷正常范围[Kidney Int，2009，76(Suppl 113):S1]
高磷血症	磷酸盐黏合剂	
代谢性酸中毒	$NaHCO_3$片剂(650mg=7.7mmol Na^+和HCO_3^-) Na^+枸橼酸盐溶液(枸橼酸=1mmol Na^+和HCO_3^-) Na^+/K^+枸橼酸盐溶液(多枸橼酸=1mmol/L Na^+和K^+和2mmol/L HCO_3^-	目标维持血清HCO_3^-=24mmol/L 计算碱缺失公式：[0.5L/kg×体重(kg)]×[(正常CO_2)-(测量CO_2)] 为避免容量超负荷可在数日补充整个不足 碱缺失补充完毕以后，可缓慢增加维持剂量达到血清HCO_3^-=24mmol/L 使用Na^+/K^+枸橼酸盐溶液可引起高钾血症

表 7.1.2 维持透析前患者血钙、血磷内环境稳定的药物治疗

药物	剂量	说明
维生素 D 前体		
胆骨化醇（维生素 D_3）	血清 25(OH)D＝16～30ng/ml：800～1000IU 每日口服	可首选麦角骨化醇（Am J Kidney Dis，2003，42：S1） 治疗 6 个月后测定血清 25(OH)D 水平，并再评价 慢性肾病进展可致维生素 D 前体活性丧失，因为缺乏肾功能逆转所致的维生素 D 活化 骨软化症的患者需要给予活性维生素 D 制剂而不是前体
麦角骨化醇（维生素 D_2）	血清 25(OH)D＝16～30ng/ml：800IU 每日口服或50 000IU 每月口服 血清 25(OH)D＝5～15ng/ml：50 000IU 口服每周×4，然后月服 血清 25(OH)D＜5ng/ml：50 000IU 口服 每周×12，然后月服，或者500 000IU 肌内注射×1	

（续表）

药　物	剂　量	说　明
活性维生素 D 及类似物		
骨化三醇	0.25μg 每日口服	如果血清 25(OH)D＞30ng/ml 及 PTH 升高可考虑使用活化维生素 D 制剂 如果血钙＞9.5mg/dl 或血磷＞4.6mg/dl，活性维生素 D 制剂在慢性肾病 3～4 期是禁用的 监测血钙、血磷水平每个月 3 次，然后 3 个月 1 次；监测 PTH 每 3 个月 2 次，然后每 6 个月 1 次 帕立骨化醇转换为度骨化醇的剂量大约为 1μg 变为 0.57μg(Am J Nephrol，2005，25:591)
度骨化醇	1μg 每日口服，每 2 周可增量 0.5mcg(最大 3.5mcg)来达到目标 iPTH 降低值	
帕立骨化醇	1μg 每日口服或 2μg 口服 3 次×每周，每 2～4 周调整剂量来达到目标 iPTH 降低值	
钙类似物		
西那卡塞	30～180mg 每日口服	非透析患者使用西那卡塞是有争议的，它可增加低钙血症和高磷血症发生风险；需每周监测直到稳定，必要时每 2～4 周缓慢增量 对难治性患者可考虑其他疗法

（续表）

药物	剂量	说明
磷酸盐黏合剂		
醋酸钙	3～6片（每片含元素钙168mg）餐时服用，每日3次（每次剂量含元素钙0.5～1g）	首选钙离子制剂，除非校正后血钙水平＞10.2mg/dl 醋酸钙含较少量钙元素（25% *vs*. 40%），对于需限制钙摄入的患者为首选
碳酸钙	餐时服用，每日3次，含元素钙0.5～1g	
碳酸镧	750～1500mg，餐时服用，每日3次	
碳酸司维拉姆	800mg，餐时服用，每日3次	

第八章　风 湿 病

8.1　类风湿关节炎

8.1.1　早期类风湿关节炎的药物治疗(表)

8.1.2　DMARDs 药物剂量、不良反应及监测指标(表)

8.2　骨性关节炎(NSAID 用药剂量和不良反应见表 14.1.1 和表 14.1.2)

8.3　痛风

8.3.1　急性痛风性关节炎的治疗流程(图)

8.3.2　急、慢性痛风的药物治疗(表)

本章缩略语列表

DMARD	改善病情抗风湿药	MTX	甲氨蝶呤
HCQ	羟氯喹	NSAID	非甾体类抗炎药
LEF	来氟米特	TNF	肿瘤坏死因子

8.1 类风湿关节炎

表 8.1.1 早期类风湿关节炎的药物治疗

预后特点	根据疾病活动度治疗[b]		
	疾病活动度低	疾病活动度中等	疾病活动度高
无不良预后特点[a]	DMARD 单一治疗	DMARD 单一治疗	DMARD 单一治疗或 HCQ 联合 MTX
存在不良预后特点[a]	联合 DMARD 治疗:(MTX+HCQ 或 LEF 或柳氮磺吡啶)或(柳氮磺吡啶+HCQ)或(MTX+HCQ+柳氮磺吡啶)	联合 DMARD 治疗:(MTX+HCQ 或 LEF 或柳氮磺吡啶)或(柳氮磺吡啶+HCQ)或(MTX+HCQ+柳氮磺吡啶)	抗TNF+/-MTX 或联合 DMARD 治疗:(MTX+HCQ 或 LEF 或柳氮磺吡啶)或(柳氮磺吡啶+HCQ)或(MTX+HCQ+柳氮磺吡啶)

Source: Singh JA, Furst DE, Bharat A, et al. 2012 Update of the 2008 American College of Rheumatology Recommendations for use of disease-modifying antirheumatic drugs and biologic agents in the treatment of rheumatoid arthritis. Arth Care Res, 2012, 64(5):625-639.

[a] 不良预后特征:功能受限、关节外疾病、骨质破坏(X线检查)、类风湿因子阳性或抗环瓜氨酸肽抗体阳性

[b] 基于经验证的量表进行分类,例如患者活动度量表(PAS)、临床疾病活动指数或疾病活动度分数

表 8.1.2 DMARDs 药物剂量、不良反应及监测指标

药 物	剂 量	不良反应	监 测
无生物活性的抗风湿药			
HCQ	起始：400～600mg 口服 QD 4～12 周；最高剂量 200～400mg 口服 QD	常见：胃肠道不良反应，光过敏，头发变白 严重：视网膜病变(使用 5～7 年后 1%)，血管性水肿，肝毒性，支气管痉挛，剥脱性皮炎，Stevens-Johnson 综合征，骨髓毒性	基线、每 5 年或更短时间检查眼睛(一些专家推荐每年检查)；不要超过视网膜病变阈值 200～400mg QD；累积剂量 1000g 与视网膜病变相关 长期治疗需检测全血细胞计数血小板计数
MTX	10～15mg 口服 1 周 1 次，每 2～3 周增量每周 5mg，至最高剂量每周 20～30mg	常见：脱发(0.5%～3%)，腹泻(1%～3%)，恶心和呕吐(>10%)，白细胞减少(1%～3%)，血小板减少(3%～10%)，头晕(1%～35%) 严重：肝纤维化(7%)，全血细胞减少(1%～3%)，毒性表皮松解坏死，胃肠道出血，口腔炎(2%～10%)，获得性感染	妊娠 X 类 基线及每 1～2 个月肝功能、肾功能(80%～90%尿液中无改变) 治疗起始前检查胸部 X 线及肺功能

（续表）

药　物	剂　量	不良反应	监　测
LEF	负荷剂量：100mg 口服 QD×3d 维持：20mg 口服 QD，如不能耐受减至 10mg QD	常见：脱发（9%～17%），皮疹（10%～12%），腹泻（17%～27%），口腔溃疡（3%～5%），头痛（7%～13%） 严重：Stevens-Johnson 综合征，毒性表皮松解坏死，骨髓毒性，肝坏死（增加 LFTs 1.5%～4.4%），机会性感染，间质性肺疾病	妊娠 X 类 基线及每月共 6 个月、其后每 6～8 周监测全血细胞计数及血小板计数及 LFTS 水平 间质性肺疾病和严重感染的症状和体征
米诺环素	100mg 口服 BID	常见：前牙齿变色；头晕（9%），眩晕，光过敏 严重：超敏反应，大脑假性肿瘤	肝炎症状出现则监测 LFTs 如果合并慢性肾病则监测肌酐（无指南）
柳氮磺吡啶	起始：0.5～1g/d 口服 BID 最高剂量至 3g QD	常见：瘙痒（3%～4%），皮疹（3%～13%），胃肠道不良反应（33%），头痛（9%～33%），发热（3%～5%） 严重：Stevens-Johnson 综合征（罕见），骨髓毒性，肝坏死，超敏反应，男性不育，间质性肺纤维化	基线、其后每 3 个月监测全血细胞计数、血小板计数及 LFTS 尿结晶

（续表）

药　物	剂　量	不良反应	监　测
生物活性非 TNF 抗风湿药			
阿巴西普	<60kg:500mg 静脉给药 30min,第 2、4 周重复;然后每 4 周 60～100kg:750mg 静脉给药 30min,余同上 >100kg:1000mg 静脉给药 30min,余同上	常见:恶心(约 10%),感染(37%～54%),头痛(12%～18%),尿路感染(6%),加重 COPD(43%) 严重:尿路感染(0.2%～0.5%),肺炎(0.2%～0.5%),肿瘤(1.3%)	感染的症状和体征;治疗前应排除结核

（续表）

药　物	剂　量	不良反应	监　测
利妥昔单抗	1000mg 静脉给药，2 周后 1000mg 静脉给药联合 MTX，每 16～24 周重复	常见：输液反应，发热，淋巴细胞减少，寒战，感染 严重：重度输液反应（荨麻疹，低血压，血管性水肿，低氧血症，支气管痉挛，肺浸润，急性呼吸窘迫综合征，心肌梗死，心室颤动，心源性休克，过敏样事件或死亡）在首次输注病例中发生率高达 77%	输注 30min 前前驱给予甲泼尼龙 100mg 静脉给药，抗组胺药和自动气道正压 JC 病毒感染导致 PML 和死亡，可发生于利妥昔单抗治疗的患者
托珠单抗	4mg/kg 静脉输注 1h，每 4 周一次；根据临床反应增至 8mg/kg（最大 800mg）	普通：高血压（4%～6%），皮疹（2%～4%），腹泻（＞5%），LFT 抬高（48%），鼻咽炎（4%） 严重：注射部位反应（5%），胃肠道穿孔，血小板减少（1.7%），中性粒细胞减少（3.4%），过敏反应（0.2%），尿路感染（6%～8%），潜在恶性肿瘤	中性粒细胞计数 500～1000/mm^3，升高超过 1000/mm^3 时停止治疗，重新开始以 4mg/kg，临床需要时增至 8mg/kg，中性粒细胞绝对计数低于 500/mm^3 时中断治疗 感染的症状和体征，包括结核，即使治疗起始时潜在的结核试验为阴性

（续表）

药物	剂量	不良反应	监测
白细胞介素-1受体拮抗蛋白质	100mg/d 皮下注射	常见：注射部位反应（71%） 严重：免疫系统超敏反应，感染性疾病（2%～3%），恶性淋巴瘤，心搏呼吸骤停	重度肾损害或终末期肾病：CrCl <30ml/min，100mg SQ 隔日1次
生物活性抗 TNF 抗风湿病药			
阿达木单抗	40mg 皮下注射，隔周1次；治疗期间其他抗风湿药继续使用；未接受 MTX 治疗的患者可增至 40mg 皮下注射，每周1次	常见：注射部位反应/疼痛（12%～19%），皮疹（12%），抗体产生，阿达木单抗（1%～12%），抗核抗体阳性（12%），头痛（12%），鼻窦炎（11%），上呼吸道感染（17%） 严重：心力衰竭（<5%），再生障碍性贫血（罕见），红细胞增多症（<5%），白细胞减少（<5%），全血细胞减少（<5%），血小板减少（不常见），免疫系统超敏反应（约1%），恶性肿瘤和感染风险	如果发生狼疮样综合征则停止治疗 治疗期间和治疗后真菌和其他严重的全身感染症状及体征，尤其是既往发生过感染复发的患者

（续表）

药 物	剂 量	不良反应	监 测
依那西普	50mg SQ 每周，可以一次注射 50mg 或一日内分为 2 次给药，每次 25mg，1d 内注射完或每次 25mg，1 周 2 次，给药时间间隔 72～96h	常见：注射部位反应（37%～43%），鼻炎（12%～14%），上呼吸道感染（17%～65%） 严重：心力衰竭（≤0.1%），多形红斑，恶性黑色素瘤，坏死性筋膜炎，原发性皮肤血管炎，皮肤癌，皮肤鳞状细胞癌，Stevens-Johnson 综合征，毒性表皮松解坏死，再生障碍性贫血（＜0.01%），白细胞减少，中性粒细胞减少，全血细胞减少（＜0.01%），血小板减少，自身免疫性肝炎（＜1%），感染和恶性肿瘤风险	ESR、类风湿因子、C 反应蛋白用来评估疗效指征 在基线评估 TB，并在治疗期间监测，真菌感染风险增加及治疗期间 LFT，心力衰竭风险

（续表）

药　物	剂　量	不良反应	监　测
赛妥珠单抗	起始：400mg 皮下注射（可 200mg 2 次皮下注射）1 次，然后第 2、4 周重复 维持：200mg 皮下注射每 2 周 1 次或 400mg（可 200mg 2 次皮下注射）每 4 周 1 次	常见：感染（例如鼻咽炎，喉炎，病毒感染），尿路感染（如膀胱感染，细菌尿，膀胱炎）和关节痛 严重：潜在的心血管不良反应，TB 和其他感染，骨髓毒性	发展为重度感染的风险增加，可能导致入院或死亡及淋巴瘤和其他恶性肿瘤
戈利木单抗	50mg 皮下注射每个月 1 次，联合 MTX	常见：高血压（3%），注射部位反应（6%），LFT 抬高（3%～4%），支气管炎（2%），鼻窦炎（2%），上呼吸道感染（16%） 严重：恶性肿瘤和感染风险增高（总体 28%），视神经炎，中枢神经系统脱髓鞘，吉兰-巴雷综合征	基线筛查 TB；监测新发的或恶化的心力衰竭

8.2 骨性关节炎(NSAID 用药剂量及不良反应见表 14.1.1 和表 14.1.2)

8.3 痛风

图 8.3.1 急性痛风性关节炎的治疗流程

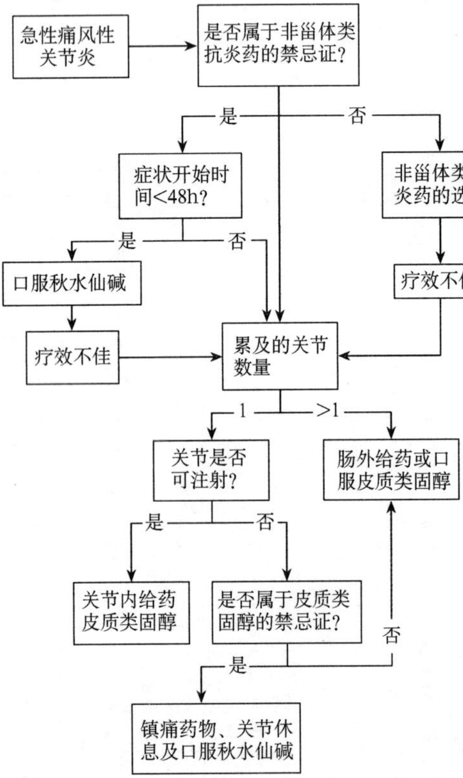

From Ernst ME, Clark EC. Chapter 102: Gout and hyperuricemia. In: DiPiro JT, Talbert RL, Yee GC, et al., eds. Pharmacotherapy: A Pathophysiological Approach. 8th ed. New York, NY: McGraw-Hill, 2011, 1627, with permission.

表 8.3.2 急、慢性痛风的药物治疗

药 物	剂 量	说 明
急性痛风		
皮质类固醇	30～60mg，口服，泼尼松等剂量（见表 6.1.10）	单个关节受累首选关节内注射（曲安西龙 10～40mg 或相同）
秋水仙碱	1.2mg 口服×1，然后 1h 后 0.6mg 口服	如 CrCl＜30ml/min，至少每 2 周重复 1 次 胃肠道不良反应常见（恶心、呕吐、腹泻）
NSAIDs	见表 14.1.1	NSAID 中吲哚美辛效果更好，尽管没有相关证据 早期大剂量，可致肾功能不全和心力衰竭
慢性痛风		
别嘌呤醇	100～300mg，每日口服（可分为 2～3 次）	缓慢每周增量 100mg/d 至最高剂量（肾功能正常）800mg/d 来维持尿酸水平＜6mg/dl 如 CrCl 10～20ml/min，最高剂量为 200mg/d 皮疹是最常见的不良反应（1%）
秋水仙碱	0.6mg，每日口服	如CrCl＜30ml/min，则 0.3mg 每日口服或 0.6mg 隔日 1 次
非布司他	40mg，每日口服	2 周后如尿酸水平＞6mg/dl 则剂量增加至 80mg 每日口服 皮疹是常见的不良反应（0.5%～1.6%）
NSAIDs	使用最低有效剂量（见表 14.1.1）	
丙磺舒	250mg，口服，BID	可缓慢增量至 2000mg/d 来保持尿酸水平＜6mg/dl 如 CrCl＜50ml/min 则不推荐使用 肾结石患者不推荐使用

第九章　精神疾病

9.1　抑郁症
9.1.1　抑郁症的评估和处理流程(图)
9.1.2　抗抑郁药物用药方案(表)
9.1.3　抗抑郁增效剂(表)
9.1.4　影响抗抑郁药物选择的情况(表)
9.2　焦虑症
9.2.1　广泛性焦虑症处理流程(图)
9.2.2　广泛性焦虑症的药物治疗(图)
9.2.3　治疗抵抗性广泛性焦虑症的药物治疗(图)
9.2.4　伴或不伴广场恐怖症的恐慌症处理(图)
9.2.5　伴或不伴广场恐怖症的恐慌症的药物治疗(图)
9.2.6　治疗抵抗性恐慌症的药物治疗(图)
9.2.7　抗焦虑症药(表)
9.2.8　抗焦虑治疗的其他药物(表)
9.2.9　治疗焦虑的苯二氮革类药物(表)
9.2.10　特殊人群首选药物(表)
9.3　睡眠障碍
9.3.1　失眠的评价和处理(图)
9.3.2　治疗失眠的药物及剂量(表)
9.3.3　发作性睡病的评估和处理(图)

9.3.4 治疗发作性睡病的药物剂量(表)
9.3.5 阻塞性睡眠呼吸暂停评估和处理流程(图)
9.3.6 治疗阻塞性睡眠呼吸暂停的药物剂量(表)
9.4 不宁腿综合征
9.4.1 RLS评估和处理流程(图)
9.4.2 治疗 RLS 的药物(表)

本章缩略语列表

A	成人	MAOI	单胺氧化酶抑制剂
AP	抗精神病药	QIDS-SR	抑郁症状快速自测量表
BZD	苯二氮䓬	PHQ9	患者健康问卷
BZRA	苯二氮䓬类受体激动剂	RLS	不宁腿综合征
C	胶囊	S	溶液
CPAP	持续正压通气	SNRI	5-羟色胺-去甲肾上腺素再摄取抑制剂
Dx	诊断	SSRI	选择性 5-羟色胺再摄取抑制剂
E	老人	T	药片
ECG	心电图	TCA	三环类抗抑郁药
ECT	电休克疗法		
H_X	病史		

9.1 抑郁症

图9.1.1 抑郁症的评估和处理流程

初步评估：以下因素至少5项存在2周或2周以上：①情绪低落；②对活动的兴趣及乐趣显著减少；③体重或食欲显著变化；④失眠或嗜睡；⑤情绪易激惹或反应迟缓；⑥疲劳或能量损耗；⑦自我感觉无用或过度的或不适当的罪恶感；⑧思考或集中精力的能力下降；⑨反复出现的死亡或自杀的想法。这些症状可能导致日常功能的显著困难或损伤

↓

确定患者的合并症及同时给予的药物
- 获取患者完整的医疗、家族和精神病学的历史，包括既往住院及自杀情况
- 考虑可能导致症状发生的药物和医疗手段
- 排除其他精神疾病，如双相型障碍。若罹患其他精神疾病，需由精神病专家进行评估

与抑郁症状相关联的药物：
降压药：可乐定、利尿药、肼屈嗪、甲基多巴、普萘洛尔、利血平
激素：口服避孕药、类固醇激素、促肾上腺皮质激素
痤疮治疗药物：异维A酸
其他：干扰素β

↓

初始治疗
- 确定靶症状及治疗目标
- 为防止自杀意念或行为进一步恶化，需与患者共同制订一项详尽的安全计划
- 抗抑郁药物治疗应基于患者偏好、既往反应、安全性、耐受性/不良反应、伴发疾病合并症，潜在的药物相互作用、药动学参数及成本
- 应考虑使用标准化的评定量表，例如QIDS−SR或PHQ−9

与抑郁症状相关联的临床情况：
心血管系统疾病：冠状动脉硬化性心脏病、心力衰竭、心肌梗死
内分泌疾病：甲状腺功能减退症、库欣综合征
传染病：艾滋病、单核细胞增多、结核病
基础代谢疾病：低钠血症、低钾血症、脑病
神经系统：阿尔茨海默症、癫痫症、舞蹈病、多发性硬化症、帕金森病
其他：贫血、系统性红斑狼疮、恶性肿瘤

↓

第1～4周评估
充分应答：
若不存在耐受问题，维持目前的治疗
部分或无应答：
1. 评估依从性
2. 若有临床指征，且不存在耐受问题，需增加剂量
3. 若症状严重，考虑电休克疗法

第4～8周评估
充分应答/缓解：
进入持续治疗阶段
部分应答：
1.若不存在耐受问题，需增加剂量或
2.增加药物治疗或
3.增加心理治疗或
4.更换为另一种类的抗抑郁药物
无应答：
1.考虑导致无应答的原因
2.更换为另一种类的抗抑郁药物
3.考虑电休克疗法

无应答需考虑的因素：
- 诊断错误
- 伴发疾病合并症，包括物质滥用
- 药物剂量不足
- 治疗持续时间不足
- 药动学和药效学的因素
- 持续的不良反应
- 依从性差
- 未解决的心理压力或心理问题

持续治疗阶段：
在现在治疗的基础上增加4～9个月

维持治疗阶段：
对于有慢性症状或3次及以上抑郁史，且成功完成持续治疗阶段的患者，继续现有的治疗方案
维持治疗的其他注意事项：
- 残留症状的存在
- 心理社会应激源
- 家族史
- 发病严重程度

Source: American Psychiatric Association. Practice Guideline for the Treatment of Patients with Major Depressive Disorder. 3rd ed. Arlington, VA: American Psychiatric Association, 2010.

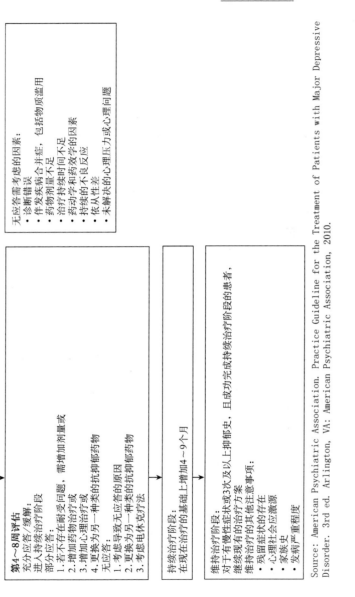

表 9.1.2 抗抑郁药物用药方案

药　物	剂　型	普通剂量范围	监　测
SSRIs			
西酞普兰	片剂，口服液	20～40mg/d	监测 ECG，Mg^{2+} 和 K^{+}，因其可引起 QT 间期延长
艾司西酞普兰	片剂，口服液	10～20mg/d	
氟西汀	片剂，胶囊，口服液	20～80mg/d	老年人及肝功能受损的患者避免使用(长 $t_{1/2}$)
帕罗西汀	片剂，控释片剂，口服混悬液	10～60mg/d	避免突然停药，因为可致戒断综合征
舍曲林	片剂，口服液	25～200mg/d	
再摄取抑制剂			
安非他酮	即释片，缓释片，延释片	300～450mg/d，分次给药 150～400mg/d，分次给药 150～300mg/d，	癫痫或进食困难者禁用
度洛西汀	缓释胶囊	20～60mg/d	可致尿潴留 肝功能受损，长期滥用酒精或 CrCl＜30ml/min 的患者避免使用

（续表）

药　物	剂　型	普通剂量范围	监　测
文拉法辛	片剂，延释胶囊，缓释片	75～300mg/d	监测血压 避免突然停药，因为可致戒断综合征 服用控释片可见“幽灵片”
地文拉法辛	片剂，口服分散片	50～400mg/d	避免突然停药，因为可致戒断综合征
TCAs			
阿米替林	片剂	10～300mg/d	可致蓝绿尿
地昔帕明	片剂	10～300mg/d	可致蓝绿尿
丙米嗪	片剂，胶囊	10～300mg/d	
去甲替林	胶囊，口服液	30～150mg/d	
MAOIs			
苯乙肼	片剂	60～90mg/d，分次给药	需要慎用药物及食物
司来吉兰	经皮贴剂	6～12mg/d	9mg 和 12mg 贴剂需注意食物相互作用
反苯环丙胺	片剂	10～60mg/d	比三环类抗抑郁药起效迅速 需要慎用药物及食物
异卡波肼	片剂	20～60mg/d，分次给药	需要慎用药物及食物

（续表）

药　物	剂　型	普通剂量范围	监　测
新型机制药物			
米氮平	片剂，口服分散片	15～45mg/d	引起明显镇静作用 引起甘油三酯增高 监测体重
奈法唑酮	片剂	300～600mg/d	监测肝功能，肝衰竭体征
曲唑酮	片剂	150～600mg/d	睡前服用 可致镇静 可致阴茎异常勃起
维拉佐酮	片剂	20～40mg/d	需同食物同服，可更好吸收

经允许转印自 Mascarenas CA. Major depressive disorder. In：Richardson MM，Chessman KH，Chant C，Cheng JWM，Hemstreet BA，Hume AL，et al.，eds. Pharmacotherapy Assessment Program. 7th ed. Neurology and Psychiatry. Lenexa，KS：American College of Clinical Pharmacy，2012，7-26.

表 9.1.3 抗抑郁增效剂

药 物	日总剂量(mg)	至反应时间(周)
阿立哌唑	5～15	1～4
安非他酮	300(分次给药)	1～6
丁螺酮	30～45(分次给药)	2～6
锂剂	600～900	1～4
米氮平	15～30	4
哌甲酯	10～40	1～2
碘塞罗宁	0.25～0.5	1～6
奥氮平	5～15	4～8
利培酮	0.5～2	1～12
喹硫平	150～300	1～4

经允许转印自 Mascarenas CA. Major depressive disorder In: Richardson MM, Chessman KH, Chant C, Cheng JWM, Hemstreet BA, Hume AL, et al., eds. Pharmacotherapy Assessment Program. 7th ed. Neurology and Psychiatry. Lenexa, KS: American College of Clinical Pharmacy, 2012, 7-26.

表 9.1.4 影响抗抑郁药物选择的情况

状　态	推　荐	避免/警惕	说　明
良性前列腺增生		阿米替林；丙米嗪；帕罗西汀	避免原因为抗胆碱能不良反应
进食障碍	氟西汀	安非他酮	服用安非他酮存在癫痫发作风险
心血管疾病	舍曲林	TCAs；西酞普兰；米氮平	TCAs；西酞普兰可能会致 ECG 改变
慢性疼痛/神经病	度洛西汀；文拉法辛；地文拉法辛；TCAs		
糖尿病		TCAs	可能会恶化胰高血糖素调控；小剂量可用于糖尿病神经病变
痴呆	西酞普兰；艾司西酞普兰；舍曲林	TCAs	抗胆碱能不良反应
肝功能不全	地文拉法辛	氟西汀；度洛西汀；奈法唑酮	度洛西汀和奈法唑酮与肝毒性相关
高血压		TCAs；文拉法辛；地文拉法辛；度洛西汀	增加交感神经症状

（续表）

状　态	推　荐	避免/警惕	说　明
狭角型青光眼		阿米替林；丙米嗪；帕罗西汀	抗胆碱能不良反应
肥胖	安非他酮；SSRIs（除帕罗西汀外）；SNRIs	米氮平；TCAs；MAOIs	
癫痫发作	SSRIs SNRIs	安非他酮 TCAs	
卒中	SSRIs		慎用抗血小板和抗凝药物
他莫昔芬	文拉法辛；地文拉法辛；西酞普兰；艾司西酞普兰	帕罗西汀；氟西汀；安非他酮	CYP 2D6 抑制剂可阻止其转化为活性成分
烟草使用	安非他酮；去甲替林		
体重低下	米氮平	安非他酮	

经允许转印自 Mascarenas CA. Major depressive disorder In：Richardson MM，Chessman KH，Chant C，Cheng JWM，Hemstreet BA，Hume AL，et al.，eds. Pharmacotherapy Assessment Program. 7th ed. Neurology and Psychiatry. Lenexa，KS：American College of Clinical Pharmacy，2012，7-26.

9.2 焦虑症

图 9.2.1 广泛性焦虑症处理流程

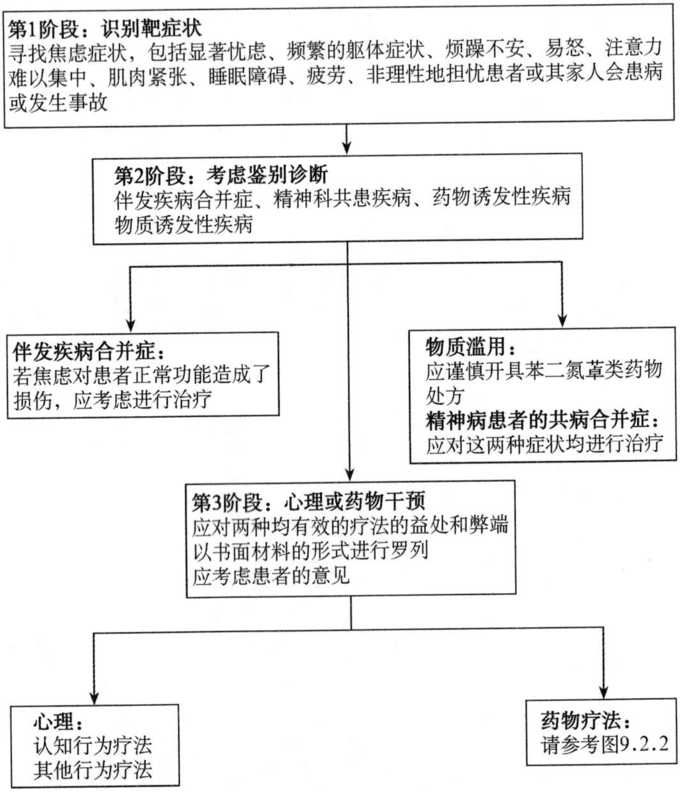
第1阶段：识别靶症状
寻找焦虑症状，包括显著忧虑、频繁的躯体症状、烦躁不安、易怒、注意力难以集中、肌肉紧张、睡眠障碍、疲劳、非理性地担忧患者或其家人会患病或发生事故
第2阶段：考虑鉴别诊断
伴发疾病合并症、精神科共患疾病、药物诱发性疾病
物质诱发性疾病
伴发疾病合并症：
若焦虑对患者正常功能造成了损伤，应考虑进行治疗
物质滥用：
应谨慎开具苯二氮䓬类药物处方
精神病患者的共病合并症：
应对这两种症状均进行治疗
第3阶段：心理或药物干预
应对两种均有效的疗法的益处和弊端以书面材料的形式进行罗列
应考虑患者的意见
心理：
认知行为疗法
其他行为疗法
药物疗法：
请参考图9.2.2

Sources：Canadian Psychiatric Association clinical practice guidelines for the management of anxiety disorders. Can J Psychiatry，2006，51(Suppl. 2)：1S-92S；National Institute for Health and Clinical Excellence (2011) [Generalized anxiety disorder and panic disorder (with or without agoraphobia) in adults]. [113] London：National Institute for Health and Clinical Excellence.

图 9.2.2　广泛性焦虑症的药物治疗

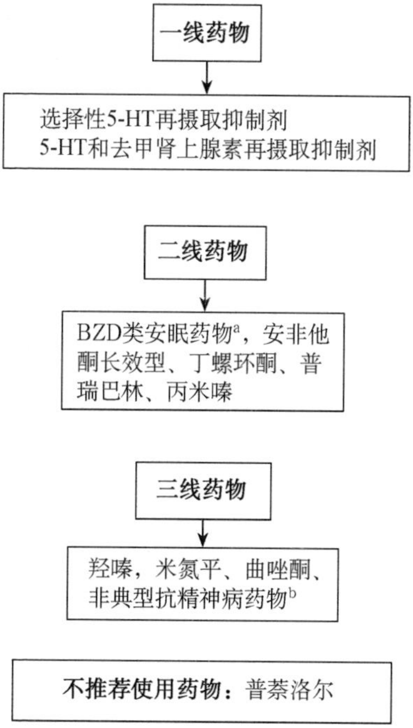

Source：Canadian Psychiatric Association clinical practice guidelines for the management of anxiety disorders. Can J Psychiatry，2006，51(Suppl. 2)：1S-92S.

[a] 初始治疗等待一线药物产生疗效期间，BZD 可作为一线药物加入

[b] 考虑将患者转诊至心理卫生专科

图 9.2.3 治疗抵抗性广泛性焦虑症的药物治疗

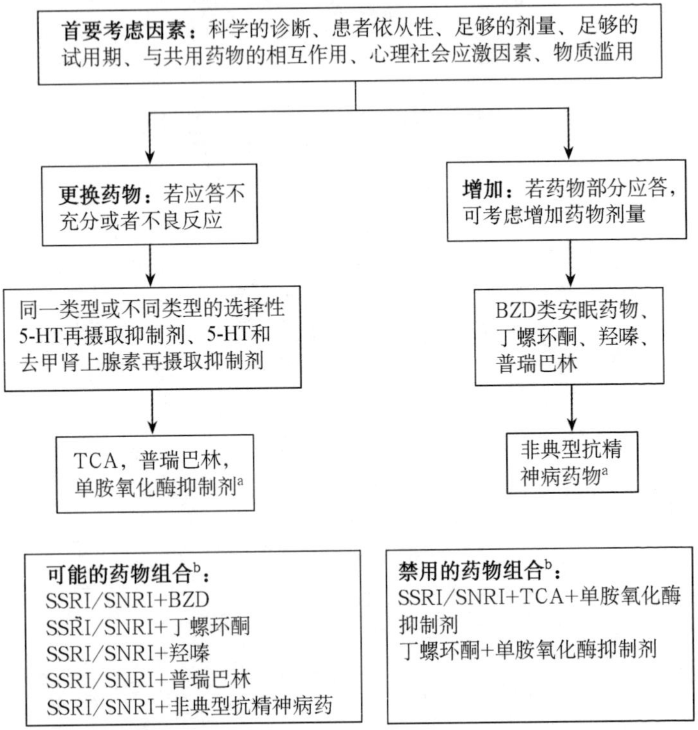

Source：World Federation of Societies of Biological Psychiatry (WFSBP) guidelines for the pharmacological treatment of anxiety，obsessive-compulsive and post-traumatic stress disorders—first revision. World J Biol Psychiatry，2008，9(4)：248-312.

[a] 考虑将患者转诊至心理卫生专科

[b] Canadian Psychiatric Association clinical practice guidelines for the management of anxiety disorders. Can J Psychiatry，2006，51(Suppl. 2)：1S-92S.

图 9.2.4 伴或不伴广场恐怖症的恐慌症处理

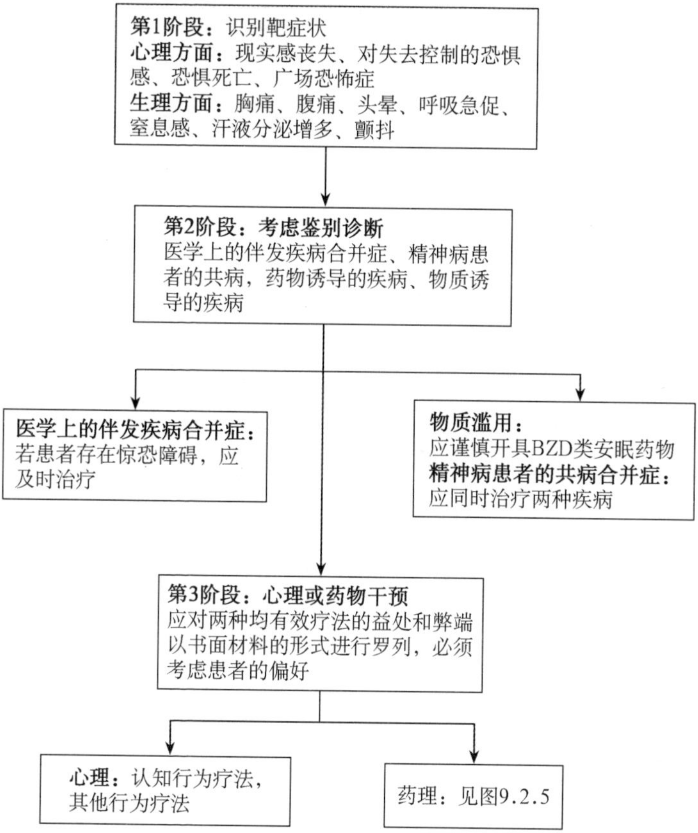
第1阶段：识别靶症状
心理方面：现实感丧失、对失去控制的恐惧感、恐惧死亡、广场恐怖症
生理方面：胸痛、腹痛、头晕、呼吸急促、窒息感、汗液分泌增多、颤抖
第2阶段：考虑鉴别诊断
医学上的伴发疾病合并症、精神病患者的共病，药物诱导的疾病、物质诱导的疾病
医学上的伴发疾病合并症：若患者存在惊恐障碍，应及时治疗
物质滥用：应谨慎开具BZD类安眠药物
精神病患者的共病合并症：应同时治疗两种疾病
第3阶段：心理或药物干预
应对两种均有效疗法的益处和弊端以书面材料的形式进行罗列，必须考虑患者的偏好
心理：认知行为疗法，其他行为疗法
药理：见图9.2.5

Sources：(1) Canadian Psychiatric Association clinical practice guidelines for the management of anxiety disorders. Can J Psychiatry, 2006, 51(Suppl. 2):1S-92S. (2) National Institute for Health and Clinical Excellence (2011) [Generalized anxiety disorder and panic disorder (with or without agoraphobia) in adults]. [113] London: National Institute for Health and Clinical Excellence.

图 9.2.5 伴或不伴广场恐怖症的恐慌症的药物治疗

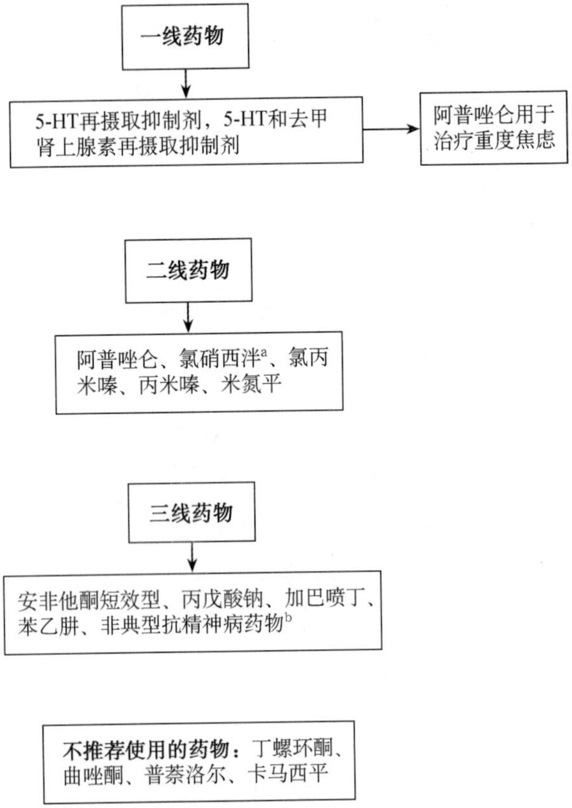

Source：Canadian Psychiatric Association clinical practice guidelines for the management of anxiety disorders. Can J Psychiatry，2006，51(Suppl. 2)：1S-92S.

[a] 治疗初期短期辅助性应用氯硝西泮可使反应快速增加

[b] 考虑将患者转诊至心理卫生专科

图 9.2.6 治疗抵抗性恐慌症的药物治疗

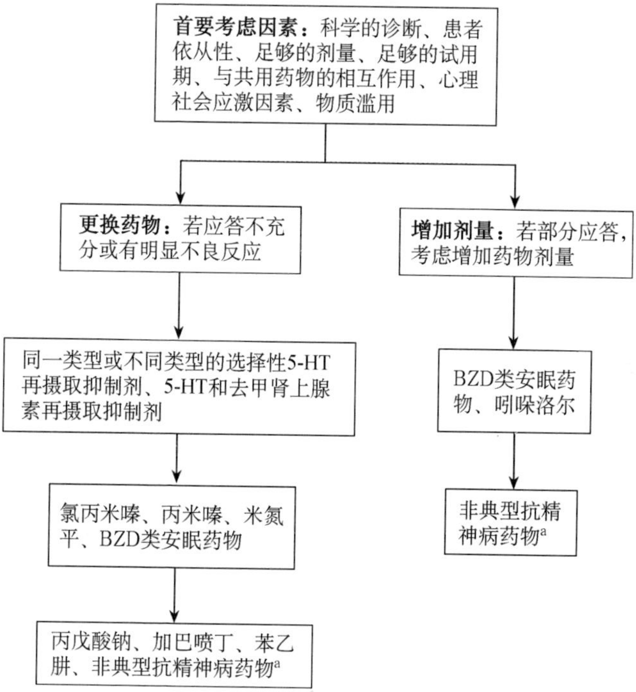

Sources：(1) World Federation of Societies of Biological Psychiatry (WFSBP) guidelines for the pharmacological treatment of anxiety, obsessive-compulsive and post-traumatic stress disorders—first revision. World J Biol Psychiatry. 2008;9(4):248-312. (2) Canadian Psychiatric Association clinical practice guidelines for the management of anxiety disorders. Can J Psychiatry, 2006, 51(Suppl. 2):1S-92S.

[a] 考虑将患者转诊至心理卫生专科

表 9.2.7 抗焦虑症药

通用名	商品名	GAD 起始剂量(mg/d)	GAD 剂量范围(mg/d)	PD 起始剂量(mg/d)	PD 剂量范围(mg/d)
SSRIs					
西酞普兰[a]	喜普妙	20	20～60[b]	20	20～60[b]
艾司西酞普兰	来士普	5～10	10～20	5～10	10～20
氟西汀[a]	百优解	20	20～80	20	20～80
氟伏沙明[a]	兰释	50	100～300,分为 BID	50	100～300,分为 BID
帕罗西汀[a]	帕罗西汀	20	20～50	10	10～60
舍曲林[a]	左洛复	50	50～200	50	50～200
SNRIs					
度洛西汀	欣百达	30～60	60,最大 120	30～60	60,最大 120
文拉法辛缓释片[a]	郁复伸	37.5	37.5～225	37.5	37.5～225
TCAs					
氯米帕明[a]	安拿芬尼	25	25～75	25	25～75
丙米嗪[a]	丙米嗪	25	75～150	25	75～150
MAOI					
苯乙肼[a]	拿地尔	15×4d	60～90,分为每日 3 次	15×4d	60～90,分为每日 3 次

（续表）

通用名	商品名	GAD 起始剂量（mg/d）	GAD 剂量范围（mg/d）	PD 起始剂量（mg/d）	PD 剂量范围（mg/d）
其他抗抑郁症药					
安非他酮缓释片[a]	安非他酮缓释片	100 BID 缓释片，150 XL	300 SR 分为 BID	100 BID 缓释片，150 XL	300 SR 分为 BID
安非他酮 XL	安非他酮 XL		300XL		300XL
米氮平[a]	瑞美隆	15 QHS	15～45 QHS	15 QHS	15～45 QHS

Sources：(1) Micromedex® Healthcare Series［Internet database］. Greenwood Village，Colo：Thomson Reuters（Healthcare）Inc.（2）Canadian Psychiatric Association clinical practice guidelines for the management of anxiety disorders. Can J Psychiatry. 2006;51(Suppl. 2):1S-92S.（3）World Federation of Societies of Biological Psychiatry（WFSBP）guidelines for the pharmacological treatment of anxiety，obsessive－compulsive and post－traumatic stress disorders—first revision. World J Biol Psychiatry，2008，9(4):248-312.（4）National Institute for Health and Clinical Excellence（2011）［Generalized anxiety disorder and panic disorder（with or without agoraphobia）in adults］.［113］London：National Institute for Health and Clinical Excellence.

[a] 通用剂型可用

[b] FD 指南不推荐剂量＞40mg/d

表 9.2.8 抗焦虑治疗的其他药物

通用名	商品名	GAD 起始剂量(mg/d)	GAD 剂量范围(mg/d)	PD 起始剂量(mg/d)	PD 剂量范围(mg/d)
加巴喷丁[a]	诺立汀	——	——	300TID	900～3600 分为 TID
普瑞巴林	乐瑞卡	75 BID	200～450 分为 BID 或 TID	——	——
丁螺环酮[a]	布斯帕	5 TID 或 7.5 BID	20～30 分为 BID 或 TID 最高剂量 60	不推荐使用	不推荐使用

Sources：(1) Micromedex® Healthcare Series [Internet database]. Greenwood Village，Colo：Thomson Reuters (Healthcare) Inc. (2) Canadian Psychiatric Association clinical practice guidelines for the management of anxiety disorders. Can J Psychiatry 2006;51(Suppl. 2):1S-92S. (3) World Federation of Societies of Biological Psychiatry (WFSBP) guidelines for the pharmacological treatment of anxiety，obsessive－compulsive and post－traumatic stress disorders—first revision. World J Biol Psychiatry，2008，9(4):248-312. (4) Bech P. Dose-response relationship of pregabalin in patients with generalized anxiety disorder. A pooled analysis of four placebo-controlled trials. Pharmacopsychiatry，2007，40:163-168.

[a] 通用剂型可用

表 9.2.9 治疗焦虑的苯二氮䓬类药物[a,b]

通用名	商品名	起始剂量(mg/d)	剂量范围(mg/d)	T_{max}(h)	半衰期(h)	活性代谢产物
阿普唑仑	安宁神	0.25 TID(IR) 0.5(XR)	0.5～1 TID,最高剂量 4 0.5～1 XR	1～2	12～15	无
氯硝西泮	氯硝西泮	0.25 BID	0.5～1 BID/TID,最高剂量 4	1～4	5～30	无
地西泮	待捷盼	2 BID	2～10 BID,最高剂量 40	0.5～2	20～80	有
劳拉西泮	氯羟安定	1 BID/TID	2 BID/TID,最高剂量 10	2～4	10～20	无
奥沙西泮	去甲羟安定	10 TID/QID	10～30 TID/QID	2～4	5～20	无

Sources: Micromedex® Healthcare Series [Internet database]. Greenwood Village, Colo: Thomson Reuters (Healthcare) Inc.

[a] 应逐渐减量以避免撤退症状,给予最低有效剂量,可能发生耐药

[b] 短效药物应用后可能出现焦虑反跳现象(例如,阿普唑仑)

表 9.2.10　特殊人群首选药物

人　群	药　物	剂　量	说　明
妊娠:前 3 个月	氟西汀,舍曲林,TCAs	正常剂量	避免帕罗西汀和安非他酮
妊娠:中间 3 个月	氟西汀,舍曲林,TCAs	正常剂量	使用 SSRIs 的患者发生肺动脉高压风险略增加
妊娠:后 3 个月	氟西汀,舍曲林,TCAs	剂量稍增	药物代谢和分布体积改变需增加剂量
哺乳期	帕罗西汀,舍曲林,去甲替林	正常剂量	母乳喂养婴儿血清中测不到
老年人	SSRIs 西酞普兰,艾司西酞普兰,舍曲林	起始低剂量;老年人西酞普兰≤20mg	抗胆碱能不良反应和药物相互作用可忽略不计
	BZDs 劳拉西泮,奥沙西泮,替马西泮	劳拉西泮:1～2mg 分为 BID/TID 奥沙西泮:10～15mg TID/QID	老年人慎用 BZDs,因其会有摔倒和加重意识不清的风险

Sources:(1)Yonkers KA, Wisner KI,Stewart DE, et al. The management of depression during pregnancy: a report from the American Psychiatric Association and the American College of Obstetricians and Gynecologists. *Gen Hosp Psychiatry*. 2009; 31: 403－413.(2)Micromedex® Healthcare Series [Internet database]. Greenwood Village, Colo: Thomson Reuters (Healthcare) Inc.

9.3 睡眠障碍

图9.3.1 失眠的评价和处理

初步评估： 报告中表明患者难以入睡或维持睡眠，或尽管能获取充分睡眠，但患者觉醒太早或醒后无精神恢复的效果，包括至少1d的睡眠障碍(疲劳、精神不集中或记忆障碍、情绪变化或易怒、动力或能量不足、担忧无法入睡、工作或驾驶时出差错、由于睡眠不足所致的头痛或胃肠道不适)

↓

确认伴发疾病合并症和药物治疗方案

- 查明并治疗潜在的睡眠障碍(不宁腿综合征、阻塞性睡眠呼吸暂停)或与失眠相关的医疗方面、精神方面和物质滥用等情况(请参考“与失眠相关的疾病”部分)
- 查明和移除可能干扰睡眠的药物和物质
  a.酒精，α受体阻断药、α受体激动药、β受体激动药、β受体阻断药、咖啡因、利尿药、鼻腔减充血药、选择性5-HT再摄取抑制剂、类固醇激素、兴奋剂

↓

非药物治疗(单独应用或与药物治疗合用)

- 睡眠卫生：维持固定的时间表、健康的饮食习惯、定期锻炼、安静的睡眠环境、避免小睡、临近睡眠时限制咖啡因、尼古丁、酒精及过多液体的摄入、睡前避免刺激性活动
- 刺激控制：维持固定的时间表，仅在有睡意时入睡，床仅用于性活动/睡眠，若20min无法入睡，离开床，并尝试放松活动(即阅读)，有睡意时再返回床上，根据需要不断重复上述活动，避免查看时间
- 若患者可使用放松疗法及认知行为治疗，请寻求治疗师的帮助

与失眠相关的疾病：

心血管系统疾病：心绞痛、充血性心力衰竭、呼吸困难、心律失常

内分泌疾病：甲状腺功能减退症/甲状腺功能亢进症、糖尿病

胃肠道疾病：胃食管反流、消化性溃疡、肠易激惹综合征、结肠炎

泌尿系统疾病：尿失禁、良性前列腺增生症、膀胱炎

MSK：关节炎、纤维肌痛、脊柱后凸

神经系统疾病：痴呆、脑卒中、癫痫发作、头痛、偏头痛、神经病变、慢性疼痛肺部疾病：哮喘、慢性阻塞性肺疾病

精神疾病：抑郁、焦虑、躁狂、物质滥用/撤退反应

生殖系统：妊娠、更年期

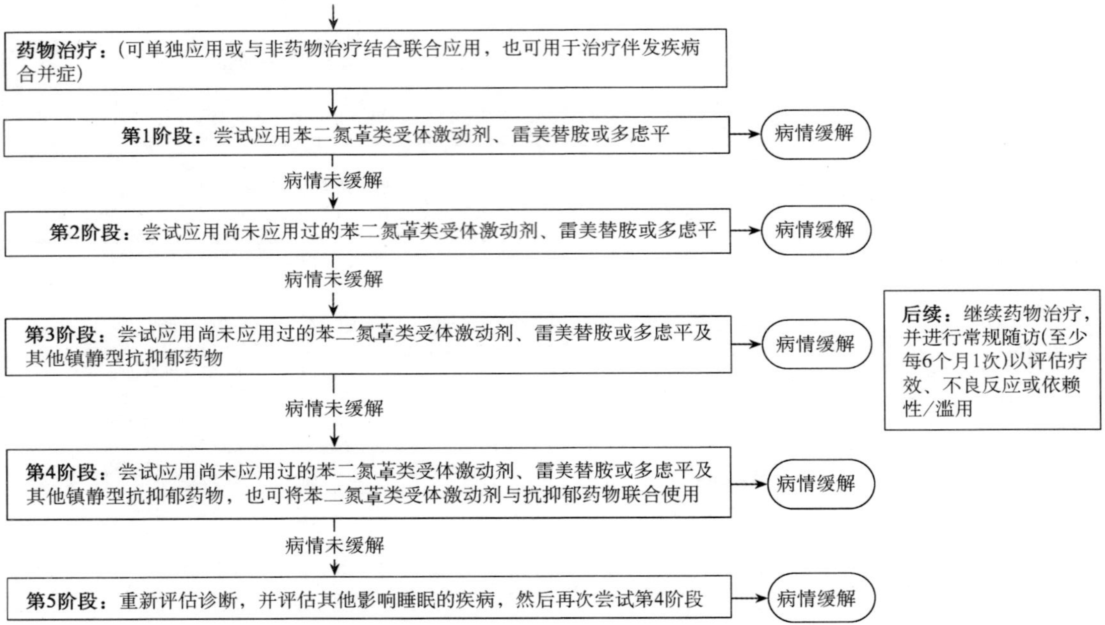
药物治疗：(可单独应用或与非药物治疗结合联合应用，也可用于治疗伴发疾病合并症)
第1阶段：尝试应用苯二氮䓬类受体激动剂、雷美替胺或多虑平
病情缓解
病情未缓解
第2阶段：尝试应用尚未应用过的苯二氮䓬类受体激动剂、雷美替胺或多虑平
病情缓解
病情未缓解
第3阶段：尝试应用尚未应用过的苯二氮䓬类受体激动剂、雷美替胺或多虑平及其他镇静型抗抑郁药物
病情缓解
后续：继续药物治疗，并进行常规随访(至少每6个月1次)以评估疗效、不良反应或依赖性/滥用
病情未缓解
第4阶段：尝试应用尚未应用过的苯二氮䓬类受体激动剂、雷美替胺或多虑平及其他镇静型抗抑郁药物，也可将苯二氮䓬类受体激动剂与抗抑郁药物联合使用
病情缓解
病情未缓解
第5阶段：重新评估诊断，并评估其他影响睡眠的疾病，然后再次尝试第4阶段
病情缓解

Source：Schutte Rodin S，Broch L，Buysse D，Dorsey C，Sateia M．Clinical guideline for the evaluation and management of chronic insomnia in adults．J Clin Sleep Med，2008，4(5)：487-504．

表 9.3.2 治疗失眠的药物及剂量

名 称	可用剂型	剂量(mg QHS)	$T1/2$(h)	说 明	不良反应/注意事项
BZD					
地西泮	通用名 T:2mg,5mg,10mg S:5mg/ml	A:5～10	50～100	长 $T_{1/2}$——遗留作用	呼吸抑制(避免在并存 OSA,COPD,或使用阿片类药物时使用),中枢神经系统抑制(可能会损害能力,增加摔倒风险,避免使用酒精和中枢神经系统抑制剂) 行为改变,睡眠相关性活动(例如睡觉时开车,烹饪,打电话),遗忘 依赖(2 周后会出现戒断症状,在中断药物治疗前需要缓慢减量过程) 潜在滥用风险(所有苯并芘类药物都属于管控药物(G-IV),有物质滥用史患者避免使用) 不推荐长期使用,因其可致依赖性
艾司唑仑	通用名 T:1mg,2mg	A:1～2 E:0.5	10～24		
氟西泮	通用名 C:15mg,30mg	A:15～30 E:15	40～114	长 $T_{1/2}$——遗留作用	
劳拉西泮	通用名 T:0.5mg,1mg,2mg S:2mg/ml	A:2～4	10～20	无活性代谢产物	
替马西泮	通用名 C: 7.5mg, 15mg,22.5mg,30mg	A:15～30 E:7.5	10～40	无活性代谢产物	
三唑仑	通用名 T:0.125mg,0.25mg	A:0.25～0.5 E:0.125～0.25	2.3	短 $T_{1/2}$ 可能致焦虑复发	

（续表）

名称	可用剂型	剂量(mg QHS)	$T_{1/2}$(h)	说明	不良反应/注意事项
BZRA"Z药"					
艾司佐匹克隆	商品名 T：1mg，2mg，3mg	A：2～3 E：1～2	6	"Z药"比BZDs更为首选，因为其依赖/滥用风险降低 艾司佐匹克隆和吡唑坦夜间应用6个月以上都是安全有效的 扎来普隆和吡唑坦对入睡困难是理想药物，吡唑坦控释片对维持睡眠更好	呼吸抑制（避免在并存OSA，COPD，或使用阿片类药物时使用） 中枢神经系统抑制（可能会损害精神/躯体能力，增加摔倒风险，避免合并使用酒精和其他中枢神经系统抑制剂） 行为改变，睡眠相关性活动（例如睡觉时开车，烹饪，打电话），遗忘 潜在滥用风险（风险比苯并芘类药物低，但所有"Z"药都属于管控药物（G-IV），有物质滥用史患者避免使用）
扎来普隆	通用名 C：5mg，10mg	A：10～20 E：5	1		
唑吡坦	通用名 T：5mg，10mg SL：5mg，10mg 喷剂：8.2g	A：10 E：5	2.5		
唑吡坦控释片	无通用名 T：6.25mg，12.5mg	A：12.5 E：6.25	2.5		

（续表）

名　称	可用剂型	剂量(mg QHS)	$T_{1/2}$(h)	说　明	不良反应/注意事项
褪黑素激动剂					
雷美替胺	仅商品名 T:8mg	A:8	1～2.5	不属于管控药物，批准用于维持睡眠	行为改变，睡眠相关性活动(例如睡觉时开车，烹饪，打电话)，激素改变(性欲降低或月经失调)
镇静类抗抑郁症药					
多塞平	仅商品名 T:3mg,6mg	A:6 E:3	15～31		禁止用于 MAOIs 或青光眼和重度尿潴留 中枢神经系统抑制，行为改变；睡眠相关性活动(例如睡觉时开车，烹饪，打电话)
阿米替林	通用名	A:25～50 E:10～25	9～27		抗胆碱能，立位晕厥，EKG 改变，发生癫痫阈值降低
米氮平	通用名	A:15 G:7.5	20～40		体重增加，高脂血症
曲唑酮	通用名	A:25～200	7～10		立位晕厥，阴茎异常勃起，QT 间期延长，低钠血症，头晕，视物模糊，口干

图 9.3.3 发作性睡病的评估和处理

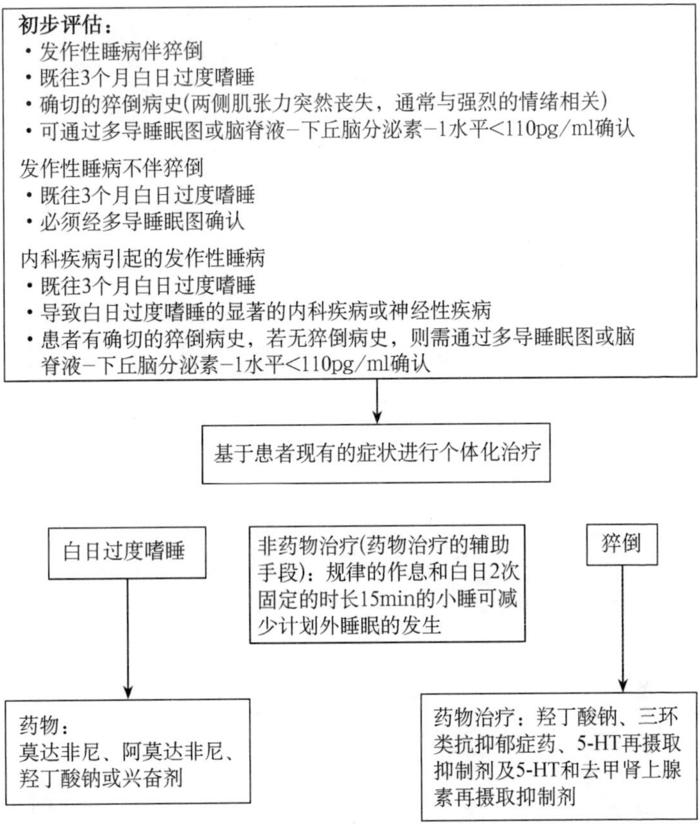
初步评估：
• 发作性睡病伴猝倒
• 既往3个月白日过度嗜睡
• 确切的猝倒病史(两侧肌张力突然丧失，通常与强烈的情绪相关)
• 可通过多导睡眠图或脑脊液-下丘脑分泌素-1水平<110pg/ml确认
发作性睡病不伴猝倒
• 既往3个月白日过度嗜睡
• 必须经多导睡眠图确认
内科疾病引起的发作性睡病
• 既往3个月白日过度嗜睡
• 导致白日过度嗜睡的显著的内科疾病或神经性疾病
• 患者有确切的猝倒病史，若无猝倒病史，则需通过多导睡眠图或脑脊液-下丘脑分泌素-1水平<110pg/ml确认
基于患者现有的症状进行个体化治疗
白日过度嗜睡
非药物治疗(药物治疗的辅助手段)：规律的作息和白日2次固定的时长15min的小睡可减少计划外睡眠的发生
猝倒
药物：
莫达非尼、阿莫达非尼、羟丁酸钠或兴奋剂
药物治疗：羟丁酸钠、三环类抗抑郁症药、5-HT再摄取抑制剂及5-HT和去甲肾上腺素再摄取抑制剂

Source：Morgenthaler TI，Kapur VK，Brown TM，et al. Practice parameters for the treatment of narcolepsy and other hypersomnias of central origin. Sleep，2007，30：1705-1711.

表 9.3.4 治疗发作性睡病的药物剂量[a]

药物	可用剂型	剂量	不良反应	说明
右旋安非他命（阿迪罗）	通用名 T：5mg，10mg，15mg，20mg，30mg	100mg/d，增量每周 10mg 至最大 60mg/d，分为 BID-TID	精神症状，心率增快，血压升高，厌食，失眠，易激惹，头痛，口干，腹痛，烦躁	FDA 认证用于发作性睡病的治疗管控药物（C-Ⅱ） 有物质滥用史患者避免使用
哌甲酯（利他林）	通用名 T：5mg，10mg，20mg	10mg/d（增量每周 10mg）至最大 60mg/d，分为 BID-TID		
阿莫非尼	商品名 T：50mg，150mg，250mg	150～250mg/d	头痛，焦虑，恶心，口干，腹泻，虚弱，失眠，心率增加	FDA 认证用于发作性睡病的治疗管控药物（C-Ⅳ）
莫达非尼	商品名 T：100mg，200mg	起始 200～400mg/d，如仍有嗜睡，中午增加 200mg		
羟丁酸钠	商品名 500mg/ml	4.6～9g QHS 均量分次给药 2.5～4h 后再次给药	6h 内避免需要保持神志清醒的活动，神志不清，头晕，恶心，遗尿	FDA 认证用于发作性睡病的治疗管控药物（C-Ⅲ） 处方人必须进行羟丁酸钠登记计划

[a] SSRIs，SNRIs 及 TCAs 也均可以标准剂量用于发作性睡病的治疗，参见表 9.1.2 获取剂量要求

图 9.3.5 阻塞性睡眠呼吸暂停评估和处理流程

初步评估：

A. 白日过度嗜睡症状不能通过其他因素解释，睡眠期间窒息/喘气，他人所见的呼吸暂停，反复觉醒，无法恢复精神状态的睡眠，白日疲劳感或注意力受损

B. 体格特征：颈围>16cm(女)和>17cm(男)，BMI>30kg/m^2，高血压，上呼吸道狭窄

C. 高危人群：BMI>35kg/m^2，充血性心力衰竭、心房纤颤、难治性高血压、2型糖尿病、夜间心律失常、脑卒中、肺动脉高压、职业卡车司机

D. 睡眠期间每小时可通过多导睡眠图确认>5次的呼吸暂停发作

非药物治疗

- 体重下降(目标BMI<25kg/m^2或更低，或体重下降10%)
- 体位疗法(侧睡)
- 手术
- CPAP设备
- 口腔矫治器
- 睡前应避免摄入乙醇或中枢神经系统抑制药(阿片类制剂/苯并䓬类药物)

药物治疗(在CPAP常规治疗的基础上，本法只作为辅助治疗手段)

- 在应用该治疗前，应排除CPAP治疗依从性差、不良的睡眠习惯，睡眠不足及其他睡眠障碍的患者
- 莫达非尼或阿莫达非尼

Source：Epstein LJ，Kristo D，Strollo PJ，et al. Clinical guidelines for the evaluation，management and long-term care of obstructive sleep apnea in adults. J Clin Sleep Med，2009，5:263-276.

表 9.3.6 治疗阻塞性睡眠呼吸暂停的药物剂量

药 物	可用剂型	剂 量	不良反应	说 明
阿莫非尼	商品名 T:50mg，150mg，250mg	150～250mg/d	头痛，焦虑，恶心，口干，腹泻，虚弱，失眠，心率增加	FDA认证用于阻塞性睡眠呼吸暂停的治疗管控药物(C-Ⅳ)
莫达非尼	商品名 T:100mg，200mg	200～400mg/d		

9.4 不宁腿综合征

图 9.4.1 RLS 评估和处理流程

初步评估：
诊断
基本标准(必须符合下述所有标准)：患者有移动双腿的冲动(通常伴发不适感)，症状最初现于双腿，通常于休息/非活动状态发病或症状加重，伸展或活动时症状缓解，傍晚或夜晚时症状更为恶化
辅助标准(用于确诊疾病)：一级亲属中可能发生的概率为3～5倍；大多数RLS患者对多巴胺受体激动剂有反应；85%的患者可能出现周期性肢体运动
相关特点：发病年龄>50岁的患者，发病通常较为突然且症状严重，发病年龄<50岁的患者，发病通常更为隐匿，常见症状为睡眠障碍，体格检查通常正常，但可用于排除其他疾病
实验室检查：应获取患者铁指标相关检查(铁蛋白、铁饱和度)、肾功能、叶酸、维生素B_{12}及甲状腺功能，用以排除次要病因及相似疾病
确立导致RLS发生的药物类型：抗抑郁药(安非他酮除外)、抗精神病药、甲氧氯普胺、奋乃静、异丙嗪

↓

铁缺乏症：若铁蛋白<25μg/L或铁饱和度<20%，之后给予患者$FeSO_4$ 325mg，每日3次，以及维生素C 100～200mg，每日3次，3～4个月后对患者铁指标进行随访；若铁蛋白>50μg/L且铁饱和度>20%，则可不再给予患者$FeSO_4$

↓

药物治疗：若药物有可能加剧RLS症状，应考虑停药或更换另一种药物；若不能停药，则应对RLS进行治疗(见“药物疗法”部分)

↓

非药物治疗(可单独治疗或与药物治疗联合使用)
- 下午3点后严格限制咖啡因、酒精和尼古丁的摄入
- 在可能发病的无聊时段可进行一些振奋精神状态的活动(视频游戏、谈话、绘画或拼图)
- 早晨安排静坐活动，之后安排一些运动性的活动

↓

药物疗法

→ 间歇性RLS——并非每日发生
↓
左旋多巴/卡比多巴、多巴胺受体激动剂或曲马朵

→ 每日发作的RLS
↓
多巴胺受体激动剂、加巴喷丁或曲马朵
↓
难治性每日发作的RLS
1. 尽管剂量充足，但应答不充分
2. 药物应答随时间减弱
3. 无法耐受的不良反应
4. 症状加重：早晨时症状恶化
↓
药物更换为多巴胺受体激动剂、加巴喷丁、曲马朵、羟考酮，或尝试将多巴胺受体激动剂与加巴喷丁、曲马朵或羟考酮合用

Source: Rye DM, Adler CH, Allen RP, et al. RLS medical bulletin: a publication for healthcare providers. Restless Legs Syndrome Foundation. 2005. www.rls.org. Accessed November 20, 2011.

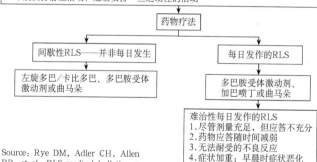

表 9.4.2 治疗 RLS 的药物

药 物	可 用	剂 量	不良反应	说 明
多巴胺受体激动剂				
卡比多巴/左旋多巴(信尼麦,信尼麦 CR)	通用名 T:25/100	25/100 QHS	立位晕厥,运动失调,强迫性赌博,暴饮暴食,性欲亢进,反弹(清晨 RLS),加重(RLS 症状更早出现)	适应证外的 RLS IR 可用 PRN 来乘坐飞机,电影院,午夜惊醒 不推荐用于日常 RLS,引起反弹和加重 不要与蛋白食物同服,因为会增加吸收
普拉克索	通用名 T: 0.25mg, 0.5mg, 1mg, 1.5mg	0.125mg×3d,每 4～7d 剂量加倍,常规剂量 0.5mg/d(最大 2mg/d)	恶心,头痛,立位晕厥,运动失调,强迫性赌博,暴饮暴食,性欲亢进,反弹(清晨 RLS),加重(RLS 症状更早出现)	FDA 认证 IR 制剂用于 RLS 睡前 2～3h 服用 如果加重,则给药时间提前 罗匹尼罗转换为普拉克索 3∶1 的比值
罗匹尼罗	通用名 T: 0.25mg, 0.5mg, 1mg, 2mg, 3mg, 4mg	0.25mg×3d,然后 0.5mg×3d,然后增量每周 0.5mg 至常规剂量 2mg/d(最大 4mg/d)		

（续表）

药物	可用	剂量	不良反应	说明
抗惊厥药				
加巴喷丁（诺立汀）	通用名 C：100mg，300mg，400mg	起始 300mg，每 2 周缓慢增量（300～1800mg/d）	中枢神经系统抑制，头晕，嗜睡，共济失调，周围性水肿	适应证外的 RLS；睡前 2h 使用；剂量＞600mg 则在下午和晚上分次服用，或者 1/3 在中午和 2/3 在晚上 8 点分次服用
阿片类镇痛药				
曲马朵	通用名 T：50mg，100mg，200mg	50～150mg QHS	便秘，恶心，潮红，头晕，嗜睡，失眠	适应证外的 RLS
羟考酮	通用名 T：5mg，10mg，15mg	5～15mg QHS	呼吸抑制，中枢神经系统抑制，头晕，恶心，便秘，物质滥用/依赖	适应证外的 RLS；管控药物（C-Ⅱ）

第十章　妇科疾病

10.1　避孕

10.1.1　已上市的口服避孕药(表)

10.1.2　只含孕激素的口服避孕药(表)

10.1.3　口服避孕药治疗的实施(表)

10.1.4　漏服口服避孕药的补救(表)

10.1.5　口服避孕药的激素成分(表)

10.1.6　紧急避孕药(表)

10.1.7　有慢性健康问题患者的避孕(表)

10.1.8　抗感染、抗病毒、抗生素和抗惊厥药物与口服避孕药的相互作用(表)

10.1.9　口服避孕药和更年期激素疗法禁忌证的比较(表)

本章缩略语列表			
DSG	去氧孕烯	HFI	无激素间期
NGM	诺孕酯	OCs	口服避孕药
DSP	屈螺酮	IUD	宫内节育器
NTE	炔诺酮	VTE	静脉血栓栓塞
EE	炔雌醇	LVN	左炔诺孕酮
NTE ac	醋炔诺酮		

10.1 避孕

10.1.1 已上市的口服避孕药

曾用名[a]	通用名[b]	雌激素成分	孕激素成分	方案[c]	说明
Alesse	Aviane-28, Lessina, Lutera, Sronyx	炔雌醇 20μg	左炔孕诺酮 0.1mg	27/7 HFI	单相
Loestrin Fe 1/20	Junel Fe 1.5/20, Microgestin Fe 1/20	炔雌醇 20μg	醋炔诺酮 1mg	21/7 HFI	单相；HFI 含富马酸亚铁
Nordette	Levora, Portia 28	炔雌醇 30μg	左炔孕诺酮 0.15mg	21/7 HFI	单相
Lo/Ovral	Low-Ogestrel, Cryselle 28	炔雌醇 30mg	炔诺孕酮 0.3mg	21/7 HFI	单相
Loestrin Fe 1.5/30	Junel 1.5/30, Microgestin Fe 1.5/30	炔雌醇 30μg	醋炔诺酮 1.5mg	21/7 HFI	单相；HFI 含富马酸亚铁
Desogen, Ortho-Cept	Apri, Reclipsen, Solia	炔雌醇 30μg	去氧孕烯 0.15mg	21/7 HFI	单相

（续表）

曾用名[a]	通用名[b]	雌激素成分	孕激素成分	方　案[c]	说　明
优思明	Ocella，Zarah	炔雌醇 30μg	屈螺酮 3mg	21/7 HFI	单相
Demulen	Kelnor 1/35，Zovia 1/35	炔雌醇 35μg	二醋酸炔诺醇 1mg	21/7 HFI	单相
Ortho-Cyclen	MonoNessa，Previfem，Sprintec	炔雌醇 35μg	诺孕酯 0.25mg	21/7 HFI	单相
Ortho Novum 1/50	Norinyl 1+50，Necon 1/50	美雌醇 50μg	炔诺酮 1mg	21/7 HFI	单相；美雌醇被转化为炔雌醇
Ovcon-35	Balziva，Zenchent	炔雌醇 35μg	炔诺酮 0.4mg	21/7 HFI	单相
Femcon Fe（可咀嚼）	Zeosa，Generess Fe	炔雌醇 35μg	炔诺酮 0.4mg	21/7 HFI	单相；HFI 含富马酸亚铁；咀嚼片
Modicon-28	Brevicon-28，Necon 0.5/35；Nortrel 0.5/35	炔雌醇 35μg	炔诺酮 0.5mg	21/7 HFI	单相

（续表）

曾用名[a]	通用名[b]	雌激素成分	孕激素成分	方　案[c]	说　明
Ortho-Novum 1/35	Necon 1/35；Norinyl 1＋35；Nortrel 1/35	炔雌醇 35 μg	炔诺酮 1mg	21/7 HFI	单相
Ovcon-50		炔雌醇 50μg	炔诺酮 1mg	21/7 HFI	单相；高剂量
Ovral	Ogestrel	炔雌醇 50μg	炔诺孕酮 0.5mg	21/7 HFI	单相；高剂量
Demulen1/50	Zovia 1/50	炔雌醇 50μg	二醋酸炔诺醇 1mg	21/7 HFI	单相；高剂量
Mircette	Azurette，Kariva 28	炔雌醇 20μg	去氧孕烯 0.15mg	21/2 plcb/5 EE 10μg	双相
Ortho-Novum 10/11	Necon 10/11	炔雌醇 35μg	炔诺酮 0.5mg×10d；1mg×11d	10/11	双相
Estrostep Fe	Tilia Fe，Tri-Legest Fe 28	炔雌醇 20μg×5d；30μg×7d；10μg×9d	醋炔诺酮 1mg×21d	5/7/9/7 HFI	三相；HFI 含富马酸亚铁
Ortho Tri-Cyclen Lo	Tri Lo Sprintec	炔雌醇 25μg	诺孕酯 0.18mg×7d；0.215mg×7d；0.25mg×7d	7/7/7/7 HFI	三相

（续表）

曾用名[a]	通用名[b]	雌激素成分	孕激素成分	方　案[c]	说　明
Cyclessa	Caziant，Cesia，Velivet	炔雌醇 25μg	DSG 0.1mg×7d；0.125mg × 7d；0.15mg×7d	7/7/7/7 HFI	三相
Triphasil	Enpresse 28，Trivora	炔雌醇 30μg×6d；40μg× 5d；30μg× 10d	LVN 0.05mg×6d；0.075mg×5d；0.125mg×10d	6/5/10/7 HFI	三相
Ortho Tri-Cyclen	TriNessa，Tri-Previfem，Tri-Sprintec	炔雌醇 35μg	NGM 0.18mg×7d；0.215mg×7d；0.25mg×7d	7/7/7/7 HFI	三相
Tri-Norinyl	Aranelle，Leena	炔雌醇 35μg	NTE 0.5mg×7d；1mg×9d；0.5mg×5d	7/9/5/7 HFI	三相
Ortho-Novum 7/7/7	Nortrel7/7/7，Necon 7/7/7	炔雌醇 35μg	NTE 0.5mg×7d；0.75mg×7d；1mg×7d	7/7/7/7 HFI	三相

（续表）

曾用名[a]	通用名[b]	雌激素成分	孕激素成分	方　案[c]	说　明
Natazia		戊酸雌二醇 3mg×d；2mg×22d；1mg×2d；2d HFI	诺孕素无×2d；2mg×5d；3mg×17d；无×4d	2/5/17/2/2 HFI	四相
Lo Loestrin Fe		炔雌醇 10μg×26d	NTE ac 1mg×24d	24/2/2 HFI	周期延长；HFI 含富马酸亚铁
Loestrin-24 Fe		炔雌醇 20μg×24d	NTE ac 1mg×24d	24/4 HFI	周期延长；HFI 含富马酸亚铁
LoSeasonique		炔雌醇 20μg×84d；10μg×7d	LVN 0.1mg×84d	84/7	最后 7d 服用低剂量炔雌醇，周期延长
Seasonale	Jolessa，Quasense，Introvale	炔雌醇 30μg×84d	LVN 0.15mg×84d	84/7 HFI	周期延长

（续表）

曾用名[a]	通用名[b]	雌激素成分	孕激素成分	方　案[c]	说　明
Seasonique	Camrese，Amethia	炔雌醇 30μg× 84d；10μg×7d	LVN 0.15mg×84d	84/7	最后 7d，服用低剂量 EE，周期延长
Yaz	Gianvi	炔雌醇 20μg× 24d	DSP 3mg×24d	24/4 HFI	周期延长
Beyaz		炔雌醇 20μg× 24d	DSP 3mg×24d	24/4 HFI	周期延长；每片含左亚叶酸 0.451mg
Lybrel	Amethyst	炔雌醇 20μg	LVN 90μg	28（无 HFI）	连续循环

Sources：（1）Comparison of oral contraceptives：a summary. Pharmacist's Letter/Prescriber's Letter 2007，23(12)：231207（full update June 2010）. Watson Pharmaceuticals.（2）http://www.watson.com/products/product-database-detail.asp? group=business&c=18. Accessed August 4，2011.（3）Teva Pharmaceuticals. http://www.tevausa.com/default.aspx? pageid=76&TherapeuticCategory=Contraceptives Accessed August 8，2011.

[a] 一些老产品已在市场上消失

[b] 不包含目前所有的产品；产品可能随时会被终止。并非所有产品均为 AB 级替代品

[c] 按照剂量要求服用

表 10.1.2 只含孕激素的口服避孕药[a]

曾用商品名	通用名	孕激素成分
Micronor，Nor-QD	卡米拉，艾琳，希瑟，Jolivette，Nora-BE	NTE 0.35mg×28d

[a]美国妇产科协会认为只含孕激素的口服避孕药在下列情况下比复合避孕药更安全：偏头痛，尤其是那些有局灶性神经系统体征的偏头痛；超过 35 岁吸烟或肥胖的女性；血栓栓塞病史；有血管疾病或年龄超过 35 岁的高血压妇女；伴有血管疾病、肾炎或抗磷脂抗体的系统性红斑狼疮；产后少于 3 周；高甘油三酯血症；CAD；CHF；脑血管疾病(ACOG Practice Bulletin，Number 73，2006 ObstetGynecol，2006，107(6)：1453-1472).

表 10.1.3 口服避孕药治疗的实施

第 1 天开始	经期的第一个 24 小时内服药	无须避孕但为了保险起见避孕 7d
周日开始	月经来潮的第一个周日开始服药	服药的前 7d 使用非激素方法避孕
快速开始	在想避孕的那一日服药(常在医生的诊室)，无论月经是否来潮。如果有问题先排除妊娠	服药前 7d 采取避孕措施，或保险起见，直到下次月经来潮

（续 表）

产后(非哺乳期女性)	分娩后 21d 未服用复合激素避孕药	
	没有静脉血栓栓塞症的风险因素,分娩后 21～42d 可以服用口服避孕药	产后 25d 可能会有排卵的风险;非激素避孕有必要在服用口服避孕药前实施,并且在非激素避孕的前 7d 需要根据性行为情况选择
	有静脉血栓栓塞的危险因素(如静脉血栓栓塞症史,剖宫产史),分娩 42d 后可以服用口服避孕药	非激素避孕有必要在服用口服避孕药前实施,并在前 7d 需要根据有无性行为给药

表 10.1.4 漏服口服避孕药的补救

- 在第 1 周和第 2 周,如果漏服 1 片,需要尽快补充服用。这可能会导致一次服用 2 片(无需备份避孕措施)
- 在第 1 周和第 2 周,如果有 2 片漏服,在接下来的 2d 分别服用 2 片(未来 7d 使用备份避孕措施)
- 漏服了组合包里的药,请参阅产品说明书,但一般建议是开始一个新的组合包和使用备份避孕措施
- 对于延长周期的及超过 1 个阶段的口服避孕药,参考产品说明书

表 10.1.5 口服避孕药的激素成分

雌激素
EE——在几乎所有的口服避孕药中存在雌激素
美雌醇——肝代谢成 EE
戊酸雌二醇——酯化形式的雌二醇,水解成雌二醇
孕激素
19-去甲睾酮衍生物
Estranes(轻微的雌激素活性)-NTE,NTE ac,二醋酸炔诺醇
Gonanes-LVN,炔诺孕酮,NGM,DSG,诺孕素(轻度抗雄激素活性)
螺内酯衍生物——DSP(孕激素,抗雄激素和抗皮质激素活性)

Sources: (1) Fritz MA, Speroff L. Clinical Gynecologic Endocrinology and Infertility 8th ed. Philadelphia, PA: Lippincott Williams and Wilkins; 2011. http://ovidsp.tx.ovid.com/sp－3.4.1b/ovidweb.cgi. Accessed August 9, 2011.(2) Lohr PA, Creinin MD. Oral contraceptives and breakthrough bleeding: what patients need to know. J Fam Pract, 2006, 55(10):872-880.

表 10.1.6 紧急避孕药

商品名	步骤	作用机制	方案	监管状态	剂量窗
B计划一步法	1 LVN 1.5mg 片剂	排卵改变	尽快服用1片	年龄＜17岁根据处方服药；年龄≥17岁按说明书	未采取任何避孕措施，最多72h以后
Next Choice	2 LVN 0.75mg 片剂	排卵改变	尽快服用1片；12h后服用第2片	年龄＜17岁根据处方服药；年龄≥17岁按说明书	未采取任何避孕措施，最多72h以后
Ella	醋酸乌利司他30mg片剂(如果患者服用后3h内出现呕吐,需要重复用药)	黄体激素激动剂/拮抗剂延迟或抑制排卵(通过阻止卵泡破裂)	尽快服用1片	遵处方	未采取任何避孕措施，最多120h以后

表 10.1.7 有慢性健康问题患者的避孕

情况	注意事项	首选的避孕药	二线药物	禁忌	说明
减肥手术	减肥手术(空肠Roux-en-Y吻合旁路)降低了口服避孕药的吸收	药物为不需要口服吸收的(注意:没有限制性的程序)		口服避孕药	减肥手术后呕吐也可能减低口服避孕药的效能
母乳喂养	雌激素可能对母乳的质和量产生不利影响	只含孕激素的避孕药	产后1个月使用含有雌激素的避孕药:铜宫内节育器(早期使用脱落率较低,最晚分娩后72h)		在前4周,新生儿可能由于暴露于类固醇激素与LVN释放型宫内节育器而存在风险

（续表）

情况	注意事项	首选的避孕药	二线药物	禁忌	说明
糖尿病	可能损害血糖调控和影响糖类代谢	无血管病变：铜宫内节育器 有血管并发症或糖尿病＞20年：铜宫内节育器	无血管病变：所有类型避孕药 有血管并发症或糖尿病＞20年：含孕激素口服避孕药，植入物，LVN释放型宫内节育器	有血管并发症或糖尿病＞20年：含有雌激素的口服避孕药，长效醋酸甲羟孕酮	长效醋酸甲羟孕酮可能对脂质代谢有不良影响进而可能使肾病、视网膜病和其他血管疾病进展恶化

（续表）

情　况	注意事项	首选的避孕药	二线药物	禁　忌	说　明
癫痫	有些抗癫痫药物可能介导肝细胞酶的活性和减少血清中激素避孕药的浓度	如果服用拉莫三嗪：所有不含有雌激素成分的避孕药（见表10.1.8） 如果服用苯妥英钠、卡马西平、巴比妥类，扑米酮，托吡酯，或奥卡西平：长效醋酸甲羟孕酮或宫内节育器	如果服用苯妥英钠、卡马西平、巴比妥类、扑米酮、托吡酯或奥卡西平：植入物	如果服用拉莫三嗪：含雌激素避孕药 如果服用苯妥英钠、卡马西平、巴比妥类、扑米酮、托吡酯或奥卡西平：口服避孕药（两种类型均可） 一些专家建议使用高剂量口服避孕药（见表10.1.8）	不影响口服避孕药水平的抗惊厥药：乙琥胺、加巴喷丁、左乙拉西坦、噻加宾、丙戊酸和唑尼沙胺

（续表）

情况	注意事项	首选的避孕药	二线药物	禁忌	说明
有深静脉血栓形成(DVT)史或肺栓塞(PE)史的高凝状态	由于雌激素的含量，有增加凝血和血栓栓塞的危险	没有接受抗凝治疗或接受抗凝治疗≤3个月：铜宫内节育器 接受抗凝治疗≥3个月：除了含雌激素的避孕药，其他所有形式的避孕均可	没有接受抗凝治疗或接受抗凝治疗≤3个月：只含孕激素的避孕药	没有接受抗凝治疗或接受抗凝治疗≤3个月：含有雌激素的避孕药，除非没有目前可识别的风险因素 接受抗凝治疗≥3个月：含有雌激素避孕药（但有一些专家认为可以选用）	家族病史不排除使用任何药物

（续表）

情况	注意事项	首选的避孕药	二线药物	禁忌	说明
头痛/偏头痛	含有雌激素的避孕药有增加脑卒中的风险（先兆偏头痛）	非偏头痛：所有类型均可 无先兆偏头痛：铜宫内节育器或只含孕激素的口服避孕药 先兆偏头痛：铜宫内节育器 经期偏头痛：连续或药效延长的雌激素/孕激素复合激素避孕药	无先兆偏头痛：如果年龄小于35岁，各类避孕药物均可使用 如果35岁以上，除了含有雌激素的避孕药，其他均可 先兆偏头痛：含雌激素的除外，所有其他避孕药均可	无先兆偏头痛且35岁以上：含有雌激素避孕药 先兆偏头痛：含有雌激素避孕药	服用含有雌激素避孕药导致（有或无先兆）偏头痛或头痛恶化应停止使用

（续表）

情况	注意事项	首选的避孕药	二线药物	禁忌	说明
高脂血症	口服雌激素可能会增加甘油三酯，孕激素可能会增加低密度脂蛋白和胆固醇的含量	铜宫内节育器	如果总胆固醇、LDL 和（或）甘油三酯升高，慎用含有雌激素/孕激素的复合激素口服避孕药 其他避孕药可使用		相对于含大量雄激素的孕激素，低雄激素的孕激素更适合口服避孕药 使用复合 OC 时，监测血脂异常妇女的空腹血脂

(续表)

情 况	注意事项	首选的避孕药	二线药物	禁 忌	说 明
高血压	雌激素可能会升高血压，女性高血压患者可能增加心血管事件风险	充分控制血压或收缩压 140～159mmHg 或舒张压 90～99mmHg：除了含有雌激素避孕药，其他均可 收缩压≥160mmHg 或舒张压≥100mmHg：铜宫内节育器	收缩压≥160mmHg 或舒张压≥100mmHg：只含孕激素的口服避孕药，植入物或 LVN 释放型宫内节育器	充分控制血压或收缩压 140～159mmHg 或舒张压 90～99mmHg：含雌激素避孕药 收缩压≥160mmHg 或舒张压≥100mmHg：含雌激素避孕药和长效醋酸甲羟孕酮	如果有其他合并症，心血管风险可能更大（例如，高血脂，肥胖） 避孕前，尽量控制血压和持续监测血压 应注意到长效醋酸甲羟孕酮可能对脂质代谢产生负面影响和对肾病、视网膜病或其他血管疾病潜在的进展产生负面影响

（续表）

情况	注意事项	首选的避孕药	二线药物	禁忌	说明
肥胖	肥胖是VTE的一个独立风险因素，使用组合雌激素/孕激素口服避孕药的妇女可能增加VTE风险。 有分歧的报告显示具有较高的失败率	BMI≤40kg/m²：除避孕贴，其他均可	由于使用避孕贴可能降低药效，90kg或以上的女性慎用		有专家建议体重较重的女性用含较高剂量雌激素的口服避孕药，而一些专家表示这增加了血栓形成的风险。 体重较重的女性，减少或消除无药物间期可能是比较好的策略

（续表）

情　况	注意事项	首选的避孕药	二线药物	禁　忌	说　明
类风湿关节炎	雌激素和（或）孕激素可能影响疾病的控制 长效醋酸甲羟孕酮可能会增加骨折的风险	均可		在接受长期皮质类固醇治疗的妇女禁用长效醋酸甲羟孕酮	
吸烟	既往研究显示，35 岁或以上的妇女，口服含≥50μg 雌激素的复合避孕药会增加心肌梗死的风险	年龄<35 岁：均可 35 岁或以上：除含有雌激素成分的避孕药均可		超过 35 岁：含雌激素避孕药	关于含<50μg 雌激素的口服避孕药是否增加心肌梗死的风险，最近的研究相互矛盾

（续表）

情　况	注意事项	首选的避孕药	二线药物	禁　忌	说　明
脑卒中	激素类避孕药能增加高凝状态和脑卒中的危险	铜宫内节育器	LVN 释放型宫内节育器	所有其他	以前口服避孕药和脑卒中的研究使用的是 50μg 的雌激素使用低剂量药物的试验研究结果相互矛盾
系统性红斑狼疮	缺血性心脏疾病，脑卒中和 VTE 的风险增加，特别是抗磷脂抗体阳性的女性	抗磷脂抗体阳性或未知：铜宫内节育器 接受免疫抑制治疗（且抗磷脂抗体阴性）：铜宫内节育器	接受免疫抑制治疗（且抗磷脂抗体阴性）：所有其他均可	抗磷脂抗体阳性或未知：所有其他	

经允许改编自 Contraception for women with chronic medical conditions. Pharmacist's Letter/Prescriber's Letter，2011，27(3):270306. www.therapeuticresearch.com.

表 10.1.8 抗感染、抗病毒、抗生素和抗惊厥药物与口服避孕药的相互作用

药物分类	通用名	降低 OC 的疗效吗？	说明
广谱抗生素	很多	有争议的；大多数证据都不可靠。一部分低激素浓度的妇女可能更易妊娠	保守起见，在短期抗生素治疗期间及停药后至少一周内，长期抗生素治疗期间的头 2 周，使用额外避孕措施
抗癫痫药	卡马西平	是	改变避孕方法；一些专家建议高剂量 OC
	苯巴比妥	是	改变避孕方法；一些专家建议高剂量 OC
	苯妥英钠	是	改变避孕方法；一些专家建议高剂量 OC
	扑米酮	是	改变避孕方法；一些专家建议高剂量 OC
	氯硝西泮	否	
	乙琥胺	否	
	丙戊酸	否	
	奥卡西平	是	改变避孕方法；一些专家建议高剂量 OC
	非氨酯	是	改变避孕方法；一些专家建议高剂量 OC
	托吡酯	是	剂量＞200mg/d
	加巴喷丁	否	

（续表）

药物分类	通用名	降低 OC 的疗效吗？	说　明
抗癫痫药	拉莫三嗪	否	拉莫三嗪可降低孕激素血药浓度 10%～19%（对 EE/LVN OC 进行的研究）；除可能对服用只含孕激素口服避孕药的患者有影响外，临床上对大多数患者不显著。雌激素组分能增强拉莫三嗪的代谢和减少其在血清浓度>50%。同时使用拉莫三嗪和苯妥英钠、苯巴比妥、扑米酮或卡马西平（合用一种 OC）不需要调整拉莫三嗪维持剂量
	左乙拉西坦	否	
	普瑞巴林	否	
	噻加宾	否	
	氨己烯酸	否	
	唑尼沙胺	否	
	拉科酰胺	否	
抗感染药	利福平	是	使用过程中备份避孕措施，治疗后仍备份避孕措施 1 个月
	灰黄霉素	是	备份避孕措施

（续表）

药物分类	通用名	降低 OC 的疗效吗？	说 明
抗病毒药物			
蛋白酶抑制剂	安普那韦/福沙那韦	是	备份避孕措施
	阿扎那韦	否	血浆激素浓度增高，厂商推荐使用口服避孕药最低药物剂量
	达芦那韦	是	备份避孕措施
	茚地那韦	否	
	洛匹那韦/利托那韦	是	备份避孕措施
	奈非那韦	是	备份避孕措施
	利托那韦	是	备份避孕措施
	替拉那韦	是	备份避孕措施

（续表）

药物分类	通用名	降低 OC 的疗效吗？	说　明
非核苷反转录酶抑制剂	依非韦伦	否	一个小规模的研究表明，EE 的血浆浓度会增加；显著性并不完全清楚
	奈韦拉平	是	备份避孕措施
核苷和核苷酸反转录酶抑制剂	很多	否	不是所有的药物都有证据，但是预期不会与 OCs 相互作用，因为它们一般不影响肝细胞酶如细胞色素 P450
CCR5 拮抗剂	马拉韦罗	否	

Sources：（1）Shenfield GM，Griffin JM. Clinical pharmacokinetics of contraceptive steroids. An update. Clin Pharmacokinet，1991，20：15-37.（2）Oral contraceptive（OC）drug interactions. Pharmacist's Letter/Prescriber's Letter，2005，21（9）：210903.（3）Johannsen LC，Patsalos PN. Drug interactions involving the new second and third generation antiepileptic drugs. Expert Rev Neurother，2010，10：119-140.（4）GlaxoSmithKline. Lamictal®（lamotrigine）tablets and chewable dispersible tablets prescribing information. Research Triangle Park；NC，2011 Jul.（5）El-Ibiary SY，Cocohoba JM. Effects of HIV retrovirals on the pharmacokinetics of hormonal contraceptives. Eur J Contracept Reprod Health Care，2008，13：123-132.

表 10.1.9　口服避孕药和更年期激素疗法禁忌证的比较

OCs	更年期激素疗法
DVT/肺栓塞，当前或病史	DVT/肺栓塞，当前或病史
脑血管或冠状动脉疾病	动脉血栓栓塞性疾病（脑卒中，心肌梗死）-当前或近期
已知或怀疑妊娠	已知或怀疑妊娠
已知或怀疑乳腺癌	已知或怀疑乳腺癌
子宫内膜癌或其他可疑雌激素依赖性肿瘤	雌激素依赖性肿瘤
未确诊的生殖器异常出血	未确诊的生殖器异常出血
肝腺瘤或癌或活动肝病	肝功能障碍或疾病
妊娠胆汁淤积性黄疸或以前的使用激素避孕黄疸	
吸烟和年龄＞35 岁	
糖尿病伴血管受累	
头痛伴局灶性神经系统症状	
未控制的高血压	

注：虽然药物是按类贴标签，并非每类药物的所有禁忌证的说明一模一样；以上内容基于多个包装插页的摘要

第十一章　血液学

11.1　贫血

11.1.1　治疗贫血的铁制剂(表)

11.1.2　治疗贫血的促红细胞生成素刺激剂(表)

11.2　静脉血栓栓塞症

11.2.1　内科住院患者静脉血栓栓塞症预防的危险分层和适应证(表)

11.2.2　预防 VTE 的用药方案(表)

11.2.3　治疗 VTE 的药物(表)

11.2.4　预防和治疗静脉血栓栓塞的抗凝血药的监测(表)

11.2.5　与华法林相互作用的药物(表)

11.3　抗凝治疗的并发症

11.3.1　抗凝血药过量的处理(表)

11.3.2　肝素诱导性血小板减少症的药物治疗(表)

本章缩略语列表

ACCP	美国胸科医师学会	K/DOQI	肾疾病预后质量倡议
APA	抗磷脂抗体综合征	LMWH	低分子肝素
CKD	慢性肾病	NCCN	美国国立综合癌症网络
ESA	促红细胞生成素刺激剂	PCC	凝血酶原复合物浓缩制剂
FFP	新鲜冷冻血浆	PPI	质子泵抑制剂
HIT	肝素诱导性血小板减少症	VTE	静脉血栓栓塞

11.1 贫 血

表 11.1.1 治疗贫血的铁制剂

药 物	剂 量	说 明
口服铁制剂		
富马酸亚铁 200mg(含 66mg 铁元素) 325mg(含 106mg 铁元素)	· 大部分患者每日服用 150～200mg 铁元素	· K/DOQI(肾疾病预后质量倡议)指南建议,透析患者每日服用 200mg 的铁元素 · 常见的不良反应有便秘、腹泻、恶心、呕吐和黑便 · 食物、质子泵抑制剂与抗酸剂影响铁的吸收 · 服用维生素 C 源(橙汁或 50～100mg 抗坏血酸片)可以提高对铁的耐受性和吸收(Hum Nutr Appl Nutr, 1986, 40:97) · 缓释剂可以绕过铁吸收部位 · 血红蛋白将缓慢上升,一般每 2～3 周上升 2g/L
葡萄糖酸亚铁 246mg(含 28mg 铁元素) 300mg(含 34mg 铁元素) 325mg(含 36mg 铁元素)		
硫酸亚铁 325mg(含 65mg 铁元素) 220mg/5ml(44mg/5ml 铁元素) 300mg/ml(60mg/5ml 铁元素)		

（续表）

药 物	剂 量	说 明
		• 试验表明静脉给予铁剂或口服铁剂 1～3 个月可用于任何 TSAT（血清转铁蛋白饱和度）≤30%和铁蛋白≤500ng/ml 的 CKD 患者（Kidney Int Suppl，2012，2:279.）
胃肠外铁剂[a]		
Ferumoxytol（Feraheme） 30mg/ml（17ml）	• 慢性肾病(CKD)：每隔 3～8d 静脉推注 510mg	• 静脉给予铁剂的适应证：持续失血，不能耐受或不能吸收口服铁制剂以及对铁制剂无效或不能口服铁制剂正接受促红细胞生成素刺激剂治疗的癌症或透析的患者 • 右旋糖酐铁和葡萄糖酸钠亚铁均有过敏反应的报告，概率分别为 8.7/100 万和 3.3/100 万（Am J Kidney Dis，1999，33:464）
右旋糖酐铁注射剂 （INFeD，Dexferrum） 50mg/ml（1ml，2ml）	• 癌症患者：首次给药 25mg 作试验剂量，观察 1h 无过敏反应，给予 100mg，5min 输注完毕 • 所需铁总剂量＝0.0442(血红蛋白目标值－患者血红蛋白值)×LBW＋(0.26×LBW)[b]	

（续表）

药 物	剂 量	说 明
蔗糖铁注射剂（Venofer） 20mg/ml（5ml，10ml）	CKD：2～5min 静脉推注 100～200mg 每周 1～3 次，累计剂量不超过 1g · 癌症：200mg 静注，1h 给药完毕，每 2～3 周 1 次	· NCCN 指南建议有右旋糖酐铁过敏史的患者使用葡萄糖酸钠亚铁前给予 25mg 的试验剂量 · 右旋糖酐铁延迟（1～2d）输液反应包括关节痛、头晕、畏寒、发热
葡萄糖酸钠铁注射剂（Ferrlecit） 12.5mg/ml（5ml）	CKD：每次透析注射 125mg 超过 1h×8 次 · 癌症：125mg 静注，1h 给药完毕，每周 1 次，共 8 次	

[a] 肠外铁制剂的优势体现在元素铁的含量上

[b] LBW，去脂体重

表 11.1.2 治疗贫血的促红细胞生成素刺激剂

药物	适应证	剂量和剂量调整	说明
促红细胞生成素 α (Epogen,Procrit)	CKD	首次剂量: · 50～100U/kg,3 次/周 剂量调整 · 如果血红蛋白 2 周内上升大于 1g/dl,那么下调剂量≥25% · 如果血红蛋白小于 10g/dl 且 4 周后血红蛋白上升未达到 1g/dl,上调剂量 25% · 透析患者:如果血红蛋白达到 11g/dl,下调剂量或停药 · 非透析患者:如果血红蛋白达到 10g/dl,下调剂量或停药	· 不良反应包括高血压(5%～24%)、血栓事件、水肿、发热、头晕、失眠、头痛、皮肤瘙痒、皮疹、恶心、便秘、呕吐、腹泻、消化不良、注射部位反应、关节痛、咳嗽、癫痫发作 · 血红蛋白 2～6 周后开始上升 · 如果正确使用 8 周(化疗)或 12 周(CKD)无效,停药 · 开始治疗前,评估血压、癫痫发作和静脉血栓的风险 · Epogen 和 Procrit 含人白蛋白
	癌症	首次剂量: · 150U/kg,3 次/周或每周 40 000U 剂量调整 · 如果血红蛋白 2 周内上升大于 1g/dl,那么下调剂量≥25% · 如果血红蛋白小于 10g/dl 且 2 周血红蛋白上升未达到 1g/dl,上调剂量 25%	

（续表）

药物	适应证	剂量和剂量调整	说明
阿法达贝泊汀注射剂（Aranesp）	CKD	初始剂量： ·透析患者：每周 0.45μg/kg，或每 2 周 0.75μg/kg ·非透析患者：每 4 周 0.45μg/kg 剂量调整： ·如果血红蛋白 2 周内上升 >1g/dl，下调剂量 25%服用；如果仍按原速增加，停药或者如有必要减量使用 ·如果血红蛋白小于 10g/dl 且 4 周血红蛋白上升未达到 1g/dl，上调剂量 25% ·透析患者：如果血红蛋白达到或接近 11g/dl，下调剂量或停药 ·非透析患者：如果血红蛋白达到或接近 10g/dl，下调剂量或停药	·不良反应包括水肿（21%）、高血压（4% ～ 20%）、低血压（20%）、疲劳、发热、头痛、头晕、腹泻、便秘、呕吐、恶心、肌肉痉挛、关节痛、上呼吸道感染 ·Aranesp 既有含白蛋白的又有不含白蛋白的制剂 ·透析患者推荐静脉给予 ·Aranesp SingleJect 含有乳胶包装 ·如果正确使用 8 周（化疗）或 12 周（CKD）无效，停药 ·治疗前评估血压、癫痫发作和静脉血栓栓塞的风险

（续表）

药　物	适应证	剂量和剂量调整	说　明
阿法达贝泊汀注射剂（Aranesp）	癌症	初始剂量： · 每周 2.25μg/kg 或每 3 周 500μg，直至化疗结束 剂量调整： · 如果血红蛋白小于 10g/dl 且 6 周血红蛋白上升未达到 1g/dl，上调剂量至每周 4.5μg/kg（每 3 周服药的，剂量合适不予调整） · 血红蛋白 2 周内上升＞1g/dl 的，或可以不输血的患者，下调剂量的 40%；如果血红蛋白超出所需输血的浓度，保持在此下调了 40%的剂量	

经允许改编自 Ryan L. Anemia. In：Attridge R，Miller M，Moote R，Ryan L，eds. Internal Medicine：A Guide to Clinical Therapeutics. New York，NY：McGraw-Hill，2012，chap 21.

11.2 静脉血栓栓塞症

表 11.2.1 内科住院患者静脉血栓栓塞症预防的危险分层和适应证

类　别	VTE 风险(Padua 预测评分)	VTE 风险(IMPROVE 风险评分)	出血风险(IMPROVE 出血风险)
强危险因子	· 癌症发病期(3 分) · VTE 史(3 分) · 活动减少(卧床休息至少 3d——3 分) · 已知血栓形成倾向(3 分)	· 静脉血栓栓塞史(3 分) · 已知血栓形成倾向(3 分)	· 活动性胃十二指肠溃疡 · 入院前 3 个月内出血史 · 血小板计数 < 50.000/mm^3
其他风险因子	· 既往 1 个月内创伤和(或)手术(2 分) · 年龄>70 岁(1 分) · 心脏或呼吸衰竭(1 分) · 急性心肌梗死或缺血性卒中(1 分) · 急性感染或风湿性疾病(1 分) · BMI≥30kg/m^2(1 分) · 持续激素治疗(1 分)	· 癌症(1 分) · 年龄>60 岁(1 分)	· 年龄增加(≥85 岁与<40 岁) · 肝衰竭(INR>1.5) · 严重肾衰竭(GFR < 30ml/min) · 入住 ICU 或 CCU · 中央静脉导管 · 风湿性疾病 · 癌症 · 男性

（续表）

类　别	VTE 风险（Padua 预测评分）	VTE 风险（IMPROVE 风险评分）	出血风险（IMPROVE 出血风险）
分数计算	· 每个风险因素评分相加 · ≥4 分被认为是高风险（11% VTE 风险）	· 计算风险评分在 http：//www. outcomes-umassmed. org/IMPROVE	
预防适应证	· 无风险评分已经得到前瞻性和独立性验证；结合临床判断决定是否需要预防 · 有静脉血栓栓塞高风险（包括危重患者）和低出血风险的内科住院患者考虑药物预防 · 有静脉血栓栓塞高风险和高出血风险的内科住院患者考虑机械预防 · 预防 VTE 的风险、获益和适应证的深入探讨见参考文献 4		

Sources：(1) Barbar S，Noventa F，Rossetto V，et al. A risk assessment model for the identification of hospitalized medical patients at risk for venous thromboembolism：the Padua Prediction Score. J Thromb Haemost，2010，8:2450-2457. (2) Spyropoulos AC，Anderson FA，Fitzgerald G，et al. Predictive and associative models to identify hospitalized patients at risk for VTE. Chest，2011，140:706-714. (3) Decousus H，Tapson VF，Bergmann JF，et al. IMPROVE investigators. Factors at admission associated with bleeding risk in medical inpatients. Chest，2011，139:69-79. (4) Kahn SR，Lim W，Dunn AS，et al. Prevention of VTE in non—surgical patients：antithrombotic therapy and prevention of thrombosis，9th ed：American College of Chest Physicians Evidence—Based Clinical Practice Guidelines. Chest，2012，141(2)(Suppl):195s-226s.

表 11.2.2 预防 VTE 的用药方案

药 物	适应证	剂 量	说 明
肠外抗凝剂			
普通肝素	均使用	5000U SC Q 8～12h	• 在减肥手术的患者中，已经对 BID 30～60mg SC 依诺肝素进行了研究，但是目前还不清楚，此剂量是否有益于肥胖内科住院患者 • 如果肌酐清除率＜30ml/min，达肝素钠半衰期会延长。制造商没有提供剂量调整说明，对于肌酐清除率＜30ml/min 的患者来说，每日剂量 5000U SC 7d 的患者与正常人比较没有显著积累（Arch Int Med，2008，168:1805） • 患者体重≤50kg 或肌酐清除率＜30ml/min 禁用聚糖 • ACCP 指南建议矫形手术的预防，要在手术前、后使用要≥12h，并持续 10～14d（Chest，2012，141（2）（Suppl）:e278）
依诺肝素	一般内科或危重患者 髋关节置换术 膝关节置换术 腹部手术 CrCl（肌酐清除率）≤ 30 ml/min	40mg SC Q 24 h 40mg SC Q 24 h 30mg SC Q 12 h 30mg SC Q 12 h 40mg SC Q 24 h 30mg SC Q 24 h	
达肝素钠（法安明）	一般内科或危重患者 髋关节置换术 腹部手术	5000U SC Q 24 h 手术后 2500U SC×1，之后 5000U SC Q 24h 手术前一个晚上 5000U SC，然后 5000U SC Q 24h	
聚糖（戊聚糖钠）	内科住院患者，普外和骨科手术	2.5mg Q 24h	

（续表）

药　物	适应证	剂　量	说　明
			• ACCP 指南建议腹部手术的药物预防只用于中到高风险的 VTE 和低风险的出血患者[Chest，2012，141(2)(Suppl)：e227]
口服抗凝血药			
达比加群（Pradaxa）	髋关节或膝关节置换手术	手术后 1～4h 口服 110mg，之后每 24h 口服 220mg	• ACCP 指南建议在整形外科手术中，低分子肝素优于其他药剂[Chest. 2012；141(2)(Suppl)：e278] • 达比加群的剂量在加拿大获得批准，截至作者发稿时，达比加群没有获得在美国用于此适应证的批准，而且 110mg 的剂量未上市 • 利伐沙班不建议肌酐清除率＜30ml/min 的患者使用 • 利伐沙班末次给药之后的 18h 内硬膜外导管不应拔出，等待 6h，给予后续剂量后拔出
利伐沙班（拜瑞妥）	髋关节或膝关节置换手术	10mg Q 24h	
华法林	髋关节或膝关节置换手术	调整剂量至国际标准化比率 INR 2～3	

表 11.2.3 治疗 VTE 的药物

药物		剂量	说明
肠外抗凝剂			
达肝素（法安明）	CrCl≥30ml/min	200U/kg 皮下注射，每 24h 一次	• 生产厂家要求达肝素的最高剂量为18 000 U；190kg 以下的患者应用达肝素和 140kg 以下的患者应用依诺肝素有剂量效应关系，专家不建议对肥胖患者设置剂量上限（Ann Pharmacother，2009，43：1064） • 达肝素经肾消除；没有具体的剂量数据供肾功能不全的患者参考；生产商建议肌酐清除率＜30ml/min 的患者监测抗Ⅹa 水平 • 已观察到 BMI＞$27kg/m^2$ 以 1.5mg/kg，每 24h 服用一次依诺肝素有更高的静脉血栓栓塞复发率（*Ann Int Med*，2001，134：191.） • ACCP 指南显示，对于静脉血栓栓塞症的治疗无论是低分子肝素还是聚糖都优于普通肝素（*Chest*，2012，141（2）（Suppl）：e419s） • 普通肝素不经肾消除；肌酐清除率≤20ml/min 的患者可考虑使用
	CrCl＜30ml/min	监测抗Ⅹa 水平	
依诺肝素（依诺肝素）	CrCl＞30ml/min	1mg/kg 皮下注射 每 12h 一次 1.5mg/kg 皮下注射 每 24h 一次	
	CrCl≤30ml/min	1mg/kg 皮下注射 每 24h 一次	
聚糖（戊聚糖钠）	＜50kg	5mg 皮下注射 每 24h 一次	
	50～100kg	7.5mg 皮下注射 每 24h 一次	
	＞100kg	10mg 皮下注射 每 24h 一次	
	CrCl 30～50ml/min	减少剂量 50％	
	CrCl＜30ml/min	禁忌	

（续表）

药　物	剂　量	说　明
普通肝素	80U/kg 快速推注，然后 18U/(kg・h)静脉滴注，调节剂量到目标的活化部分凝血活酶时间(APTT)值或肝素在血液中的水平 333U/kg 皮下注射，然后 250U/kg，皮下注射每 12h 一次(不需要监测)	
口服抗凝血药		
利伐沙班(拜瑞妥)	每12h 口服 15mg，服用 3 周，然后 20mg，每 24h 口服一次	
华法林	初始剂量 5mg，每 24h 口服一次，调整剂量至 INR 2～3 另外，也可以初始剂量 10mg，每 24h 口服一次，共用 2 次，然后 5mg 口服每 24h 一次	• 华法林可同肠外抗凝药一起使用 • 有出血或高凝状态的患者，避免用两次 10mg 这种方式作为起始剂量 • 老年患者考虑以每 24h 口服 2.5mg 作为起始剂量

表 11.2.4 预防和治疗静脉血栓栓塞的抗凝血药的监测

药物	适应证	实验室检查	参考值	说明
达肝素钠(法安明)	静脉血栓栓塞症的预防	抗Ⅹa值	0.2～0.5IU/ml (5000U)	绘制第二次或第三次服用4h后的检查结果值
	静脉血栓栓塞症的治疗	抗Ⅹa值	1.05IU/ml	
依诺肝素(依诺肝素)	静脉血栓栓塞症的预防	抗Ⅹa值	0.2～0.4IU/ml	调整列线图(数值调到0.6～1.0倍参考值)： · 绘制第二次或第三次服用4h后的检查结果值 · <0.35,上调剂量25% · 0.35～0.49,上调剂量10% · 0.5～1,剂量保持不变,第二天再绘,1周绘一次 · 1.1～1.5,下调剂量20% · 1.6～2,此数值保持3h,下调剂量30%
	静脉血栓栓塞症的治疗	抗Ⅹa值	0.6～1.0IU/ml (1mg/kg BID) 1.0～2.0IU/ml (1.5mg/kg QD)	

（续表）

药物	适应证	实验室检查	参考值	说明
				・<2，此数值居高不下，下调剂量 40%直到<0.5 ・如果没达到目标，下一次服药后重绘
普通肝素	静脉血栓栓塞症的治疗	活化部分凝血活酶时间 肝素水平（鱼精蛋白滴定法） 肝素水平（抗Ⅹa值）	1.5～2.5 倍对照值 0.2～0.4 U/ml 0.3～0.7 U/ml	调整列线图（数值调到 0.3～0.7 倍肝素参考值）： ・按大剂量服用 6h 后开始绘制 ・<0.15，80U/kg，大剂量使用，上调 4U/(kg・h) ・0.15－0.29，40U/kg 大剂量使用，上调 2U/(kg・h) ・0.3－0.7，剂量不需调整 ・0.71－1，下调 2U/(kg・h) ・>1，数值保持 1h，下调 3U/(kg・h)

（续表）

药　物	适应证	实验室检查	参考值	说　明
华法林	静脉血栓栓塞症的治疗和预防	国际标准化比值	2～3	· 大多数静脉血栓栓塞症的患者都应治疗3个月
	复发性静脉血栓栓塞症伴抗磷脂抗体综合征	国际标准化比值	2.5～3.5	· 低出血风险，无明显诱因的静脉血栓栓塞症患者或继发于肿瘤的静脉血栓栓塞症患者，考虑长期治疗 · 更多推荐见参考文献3

Sources：(1)Nutescu EA，Spinler SA，Wittkowski A，Dager WE. Low-molecular-weight heparins in renal impairment and obesity：available evidence and clinical practice recommendations across medical and surgical settings. Ann Pharmacother，2009，43:1064-1083. (2)Garcia DA，Baglin TP，Weitz JI，Samama MM. Parenteral anticoagulants：antithrombotic therapy and prevention of thrombosis，9th ed：American College of Chest Physicians Evidence-Based Clinical Practice Guidelines. Chest，2012，141(2)(Suppl)：e24S-e43S. (3)Kearon C，Akl E，Comerota AJ，et al. Antithrombotic therapy for VTE disease：antithrombotic therapy and prevention of thrombosis，9th ed：American College of Chest Physicians Evidence-Based Clinical Practice Guidelines. Chest，2012，141(2)(Suppl)：e419S-e494S.

表 11.2.5 与华法林相互作用的药物

相互作用的药物	国际标准化比值	一般起病时间	临床意义
胺碘酮	↑	1～3 个月	强效 3A4 抑制剂，相互影响发生率很大
丙戊酸	↑	<24h	瞬态效应，不需要调整华法林剂量
辛伐他汀、洛伐他汀、氟伐他汀、罗苏伐他汀	↑	1 周内，或者时间长一些	一项研究表明辛伐他汀能增加 INR 27%（*Thromb Haemost*，2003，89:949）；使用普伐他汀或阿托伐他汀
苯巴比妥	↓	1 个星期到 1 个月	降低华法林作用的 38%～40%
非诺贝特	↑	1 周内	根据多个病例报告；根据既往经验，减少华法林 20% 剂量（*Ann Pharmacother*，2003，37:212）；可能出现相互影响，但比吉非贝齐少
甲氧苄啶/磺胺甲噁唑	↑	2d 到 1 周	根据多个病例报告；根据经验可减少剂量或替代抗生素
氧雄龙（和其他合成的类固醇）	↑	服用 4 周后呈渐进性	在一项研究中，华法林的半衰期增加了一倍；每周监测 INR 直至稳定状态

（续　表）

相互作用的药物	国际标准化比率	一般起病时间	临床意义
度洛西汀，氟西汀	↑	1～2 个月	一个病例报告显示，度洛西汀使得 INR 为 19，而一旦停用，INR 立刻下跌；可使用西酞普兰、舍曲林、帕罗西汀、依地普仑、文拉法辛或去甲文拉法辛
阿瑞吡坦	↓	3d 内	正规的服用阿瑞吡坦 3d，可使 INR 平均跌幅 14％
氟康唑，伏立康唑，咪康唑	↑	不确定，有可能几日内	口服或经阴使用咪康唑均有药物相互影响的报告；伊曲康唑、酮康唑、特比萘芬和泊沙康唑药物之间相互作用的概率低

11.3 抗凝治疗的并发症

表 11.3.1 抗凝血药过量的处理

临床情况	推荐处理措施
国际标准化比值>5.0	如果没有明显出血，忽略或减少剂量
国际标准化比值 5.0～9.0	如果没有明显出血，停用 1～2 次，停用华法林，并给予维生素 K 2.5mg 口服一次
国际标准化比值>9.0	如果没有明显出血，停用华法林，并给予维生素 K 2.5～5mg 口服一次
应用华法林后造成的严重出血	停用华法林，维生素 K 10mg 静脉给予(10min 给药)，加上新鲜冷冻血浆或凝血酶原复合物浓缩制剂
静脉滴注普通肝素后造成的严重出血	停止静脉滴注肝素，在过去的 3h 内给予的肝素每 100U，输鱼精蛋白 1mg
皮下注射普通肝素时造成的严重出血	停用肝素，按每 100U 肝素剂量给予鱼精蛋白 1mg 计算，首先给 50mg 静脉给予，10min 注射完，剩余量在 8～12h 输完
皮下注射依诺肝素时造成的严重出血	停用依诺肝素，每 1mg 依诺肝素给药 1mg 鱼精蛋白；如果出血继续，可以每 1mg 依诺肝素再用 0.5mg 鱼精蛋白

（续　表）

临床情况	推荐处理措施
皮下注射达肝素时造成的严重出血	停用达肝素，每 100U 达肝素给药 1mg 鱼精蛋白；如果持续出血，可以每 100U 达肝素再用 0.5mg 鱼精蛋白

Sources：(1) Garcia DA, Baglin TP, Weitz JI, Samama MM. Parenteral anticoagulants: Antithrombotic therapy and prevention of thrombosis, 9th ed: American College of Chest Physicians Evidence-Based Clinical Practice Guidelines. Chest, 2012, 141(2)(Suppl):e24S-e43S. (2) Ansell J, Hirsh J, Hylek E, et al. Pharmacology and management of the vitamin K antagonists, 8th ed: American College of Chest Physicians Evidence-Based Clinical Practice Guidelines. Chest, 2008, 133:160-198. (3) Ryan L. Anticoagulation. In: Attridge R, Miller M, Moote R, Ryan L, eds. Internal Medicine: A Guide to Clinical Therapeutics. New York, NY: McGraw-Hill, 2012.

表 11.3.2 肝素诱导性血小板减少症的药物治疗

药物	剂量	说明
阿加曲班	• 初始注射剂量 2mg/(kg·min)(实际体重) • 心力衰竭，全身水肿，多器官功能障碍或曾做过心脏手术的危重患者以 0.5～1.2mg/(kg·min)的低初始剂量滴注 • 首剂量 2h 后，测量活化部分凝血活酶时间，然后保持活化部分凝血活酶时间为基线的 1.5～3 倍 • 当阿加曲班≤2mg/(kg·min)和华法林结合使用时 INR＞4.0，过渡到只用华法林 • 如果阿加曲班剂量＞2mg/(kg·min)，降低剂量至 2mg/(kg·min)，并剂量减少 4～6h 后测量 INR	检测肝素诱导性血小板减少症可能性的 4T 预测试验： • 血小板减少：血小板计数下降：＞50%，并且最低下降＞20 000＝2 分；30%～50%或最低下降 10 000～19 000＝1 分；＜30%或最低下降＜1 万＝0 分 • 血小板计数下降的控制：5～10d 开始或如果在最近 30d 使用过肝素，血小板下降时间≤1d＝2 分；5～10d 持续下降，但目前还不清楚(例如，缺少血小板计数)，开始下降在 10d 后，或过去 30～100d 用过肝素，血小板减少≤1d＝1 分；最近未使用过肝素，血小板计数下降＜4d＝0 分 • 血栓形成或其他后遗症：确认新的血栓形成，皮肤坏死，或大剂量静脉给予
比伐卢定 (Angiomax)	• 初始注射剂量 0.15mg/(kg·h)(肾功能正常) • 肌酐清除率 30～60ml/min：初始注射剂量 0.08～0.1mg/(kg·h) • 肌酐清除率＜30ml/min：初始注射剂量 0.04～0.05mg/(kg·h) • 目标活化部分凝血活酶时间为基线的 1.5～2.5 倍	

（续表）

药　物	剂　量	说　明
重组水蛭素（Refludan）	· 静脉推注 0.2mg/kg(仅当血栓存在的情况下使用) · 输液：初始 0.05～0.1mg/(kg・h)；4h 后测部分活化凝血活酶时间，之后每日一次，部分活化凝血活酶时间保持在基线的 1.5～2.5 倍 · 剂量调整：部分活化凝血活酶时间偏低，上调剂量的 20%；部分活化凝血活酶时间值偏高，暂停输液 1h，然后下调剂量 50% · 开始使用华法林时，保持部分活化凝血活酶时间值为基线的 1.5 倍；直到华法林国际标准化比值 2～3；停用重组水蛭素后，INR 将略有下降	普通肝素后急性全身反应＝2 分；渐进性或复发性血栓形成，非坏死性（红斑）皮肤损害，或怀疑血栓尚未证明＝1 分；无＝0 分 · 血小板减少症的其他原因存在：无＝2 分；可能＝1 分；有＝0 分 · 把以上四个得分相加，从而得出从 0 到 8 预测分。患肝素诱导性血小板减少症的预测概率是：0～3 分低概率（0.9%）；4～5 分中间概率（11.4%）；6～8 分高概率（34%） · 肝素诱导性血小板减少症最敏感和最特异的试验是洗涤血小板血清素释放试验和肝素诱导的血小板激活试验 · 肝素诱导性血小板减少症抗体酶联免疫吸附试验（ELISA）仅检测 HIT

（续表）

药　物	剂　量	说　明
		IgG 抗体，比其他方法特异性更好 · 阿加曲班用于肾衰竭患者的治疗；对于晚期肝疾病，虽然暂无具体的建议，但是要求较低的剂量 · 使用华法林需要血小板 > 15 万/mm^3；加用直接凝血酶抑制剂直到 INR 达到治疗标准

Sources：(1) Lo GK, Juhl D, Warkentin TE, et al. Evaluation of pretest clinical score (4 T's) for the diagnosis of heparin-induced thrombocytopenia in two clinical settings. J Thromb Haemost, 2006, 4:759-765. (2) Linkins LA, Dans AL, Moores LK, et al. Treatment and prevention of heparin-induced thrombocytopenia: Antithrombotic Therapy and Prevention of Thrombosis, 9th ed: American College of Chest Physicians Evidence-Based Clinical Practice Guidelines. Chest, 2012, 141:e495S-530S.

第十二章　重症监护

12.1　快速诱导插管(表)
12.2　镇静和镇痛
12.2.1　镇静药(表)
12.2.2　阿片类药物(表)
12.2.3　肌肉松弛药(表)
12.3　血管加压药和正性肌力药(表)
12.4　治疗高血压的静脉用药方案(表)
12.5　治疗心房颤动伴快速心室反应的药物(表)
12.6　心血管高级血压支持
12.6.1　心搏骤停(表)
12.6.2　治疗室上性快速性心律失常药物(表)
12.6.3　室性心律失常(表)
12.6.4　心动过缓(表)
12.7　脓毒症的治疗目标(表)

本章缩略语列表			
ACS	急性冠状动脉综合征	PEA	无脉性电活动
ACLS	高级心血管生命支持	RASS	Richmond 镇静评分量表
CI	心脏指数	RSI	快速诱导插管
CVD	心血管疾病	SBP	收缩压
CVP	中心静脉压	$ScvO_2$	中心静脉血氧饱和度
HR	心率	SvO_2	静脉血氧饱和度
ICP	颅内压力	VF	心室颤动
IO	骨内注射	VT	室性心动过速
MAP	平均动脉压		

12.1 快速诱导插管

表 12.1.1 快速诱导插管

药　物	剂　量	适应证	说　明
预处理(非常规)			
利多卡因	100mg	颅内压升高	缓解颅内压
芬太尼	2～3μg/kg	颅内压升高,脑血管疾病	减少儿茶酚胺释放
诱导麻醉			
依托咪酯	0.3mg/kg	紧急快速诱导插管	可能会导致肾上腺功能不全
氯胺酮	1.5mg/kg	在脓毒症患者或气道反应性的快速诱导插管的患者	心血管疾病和高血压患者慎用。可用阿托品预处理
异丙酚	1.5mg/kg	气道反应性或癫痫持续状态需快速诱导插管的患者	对心血管系统有负面影响,静脉推注给药可能引起低血压
咪达唑仑	0.2～0.3mg/kg	供快速诱导插管的替代药	反应不同
肌肉松弛药			
琥珀酰胆碱	1.5mg/kg	快速诱导插管的理想肌肉松弛药	高钾血症患者禁用
罗库溴铵	1mg/kg	琥珀酰胆碱禁忌时快速诱导插管使用	持续时间最长达 60min;肝衰竭患者药物作用时间延长
维库溴铵	0.15mg/kg	当琥珀酰胆碱和罗库溴铵不可用时使用	持续时间最长达 60min;快速诱导插管初次剂量 0.01mg/kg;肾衰竭和肝衰竭患者药物作用时间延长

12.2 镇静和镇痛

表 12.2.1 镇静药

药 物	初始剂量	剂量调整[a]	说 明
异丙酚	5～20μg/(kg・min)	5μg/(kg・min) 每 5min 一次	最大速度 50μg/(kg・min)(机构不同,数据会有调整);不良反应:低血压,高血脂(1.1kcal/ml),心肌抑制。在某些制剂中含有亚硫酸盐
咪达唑仑	1mg/h	1mg/h 每 15min 一次	与细胞色素 CYP 3A4 相互作用;注射液中含苯甲醇
劳拉西泮	0.5mg/h	0.5～1mg/h 每 15min 一次	注射液中含有丙二醇和聚乙二醇。与丙戊酸合用时,减少剂量 50%。肾和肝损害的患者谨慎使用
美托咪啶	0.4μg/(kg・h)	0.1μg/(kg・h) 每 15min 一次	最大速率 0.7μg/(kg・h);剂量相关的心动过缓和低血压;添加辅助性咪达唑仑。FDA 表示可 24h 使用;最好不超过 5d

[a] 剂量调整应根据 Richmond 镇静评分量表

表 12.2.2　阿片类药物

药　物	初始剂量	剂量调整[a]	说　明
吗啡	1mg/h	1mg/h 每 1h 一次	肾衰竭、低血压和支气管痉挛的患者药物作用时间延长
氢吗啡酮	0.2mg/h	0.2mg/h 每 1h 一次	在肾衰竭、肝衰竭和低血压的患者中药物作用时间延长
芬太尼	25μg/h	25～50μg/h 每 15min 一次	肾衰竭患者中药物作用时间不延长，快速静脉给予芬太尼引起胸壁肌肉强直

[a]剂量调整应根据 Richmond 镇静评分量表和疼痛评分量表

表 12.2.3　肌肉松弛药

药物	静脉给予	起始静脉滴注剂量	最高剂量	说　明
阿曲库铵	0.1mg/kg	2μg/(kg・min)	10μg/(kg・min)	在肾衰竭或肝衰竭患者中药物活性无延长
维库溴铵	0.1mg/kg	0.8μg/(kg・min)	1.7μg/(kg・min)	肾衰竭和肝衰竭患者中药物活性会延长
罗库溴铵	0.6 mg/kg	4 μg/(kg・min)	16μg/(kg・min)	肝衰竭患者中药物活性会延长

精彩拾贝

- 监测应通过四个成串刺激(TOF)。这种方法使用四个电脉冲测量外周神经刺激
- 剂量调整应该达到的 TOF 目标:2/4
- 潜在阻滞药物包括皮质类固醇类、氨基糖苷类、克林霉素、四环素类、黏杆菌素、钙通道阻滞剂、呋塞米、锂和ⅠA 类抗心律失常药

12.3 血管加压药和正性肌力药

表 12.3 血管加压药和正性肌力药

药　物	剂量(目标)	剂量调整(最高剂量)	说　明
升压药			
多巴胺	2.5μg/(kg·min) (MAP>60)	2.5μg/(kg·min) Q 5min [20μg/(kg·min)]	1～3μg/(kg·min)=多巴胺能; 3～10μg/(kg·min)=β1 受体激动剂; >10μg/(kg·min)=α1 受体激动剂,收缩血管;与碳酸氢盐不能合用
去甲肾上腺素	5～10μg/min 或 0.1μg/(kg·min) (MAP>60)	10μg/min Q 5min (30μg/min)	主要是增加全身血管阻力;如果发生外渗,静脉给予酚妥拉明 5～10mg;与碳酸氢盐不能合用
肾上腺素	1μg/min 或 0.1μg/(kg·min) (MAP>60;CI>2)	1μg/min Q 5 min (10μg/min)	正性肌力和正性变时作用;与碳酸氢盐不能合用

（续表）

药　物	剂量(目标)	剂量调整(最高剂量)	说　明
苯肾上腺素	25μg/min 或 0.5μg/(kg·min) (MAP>60)	25μg/min Q 5min (180μ/min)	纯α受体激动剂，对心脏有较小的影响，能与碳酸氢盐合用
加压素	0.04U/min	固定剂量 (0.04 units/min)	对酸中毒和缺氧患者有作用； Y 形能与碳酸氢盐合用
正性肌力药			
多巴酚丁胺	2.5μg/(kg·min) (MAP>60;CI>2)	2.5μg/(kg·min) Q5min	增加心排血量；由于β受体激动作用可能会导致低血压。不能和肝素、氢化可的松、头孢唑啉和青霉素一同使用；不能与碳酸氢盐混合使用
米力农	0.25μg/(kg·min) (MAP>60;CI>2)	0.25μg/(kg·min) Q 10min [0.75μg/(kg·min)]	肾衰竭患者调整剂量；Y 形和注射器能与碳酸氢盐一起使用

12.4 治疗高血压的静脉用药方案

表 12.4 治疗高血压的静脉用药方案[a]

药 物	剂 量	剂量调整	说 明
地尔硫草	5mg/h	5 mg/h Q 15 min	适用于心房颤动患者；对于高血压急症患者不常规应用；最高剂量为 15mg/h
艾司洛尔	50μg/(kg · min)	50μg/(kg · min)Q 5～10min	主动脉夹层患者首选；最大速度 300μg/(kg · min)
拉贝洛尔	0.5mg/min	0.5mg/min Q 5min	急性卒中首选；最高剂量为 300mg/24h
尼卡地平	5mg/h	5mg/h Q 15min	首选急性卒中；最高剂量为 15mg/h；可能会导致反射性心动过速；冠状动脉缺血患者慎用
硝酸甘油	5μg/min	5μg/min Q 3～5min	急性冠状动脉综合征首选；最大速率为 100μg/min
硝普钠	0.5μg/(kg · min)	0.5μg/(kg · min) Q3～5min	急性心力衰竭首选；最大速度 3μg/(kg · min)；氰化物毒性；肾和肝病患者慎用；颅内压增高患者慎用
氯维地平	1mg/h	1mg/h Q 5～10min	最大速率为 32mg/h；配方中含有蛋和大豆成分；血脂紊乱患者慎用
肼屈嗪	5～10mg Q 4～6h	不用于静脉滴注	子痫患者首选；会引起反射性心动过速
依那普利	0.625mg Q 4～6h	不用于静脉滴注	最高剂量为 5mg Q 6h；急性肾衰竭患者禁用
酚妥拉明	5～20mg Q 2～4h	不用于静脉滴注	用于肾上腺素危象

[a] 见表 1.1.7 高血压急症的药物

12.5 治疗心房颤动伴快速心室反应的药物

表 12.5 治疗心房颤动伴快速心室反应的药物

药物	负荷剂量	维持剂量	剂量调整(目标)	说明
地尔硫䓬	0.25mg/kg	5～15mg/h	5mg/h Q15min(SBP<160mmHg；HR<100 次/分)	收缩性心力衰竭禁用
维拉帕米	0.075～0.15mg/kg	不用于静脉滴注	不详	收缩性心力衰竭禁用
艾司洛尔	500μg/kg	50～200μg/(kg·min)	50μg/(kg·min) Q5～10min (SBP<160mmHg；HR<100 次/分)	哮喘患者禁用
美托洛尔	2.5～5mg	不用于静脉滴注	不详	给予 3 次；哮喘慎用
普萘洛尔	0.15mg/kg	不用于静脉滴注	不详	哮喘患者禁用
胺碘酮	150mg	0.5～1mg/min	固定值	可产生毒性反应的器官：肺、皮肤、甲状腺、视神经、肝；可用于有旁路患者
地高辛	0.5mg×1，之后 0.25mg Q 6h×2 次；或 0.25 Q2h，最高剂量为 1.5mg	0.125～0.25mg/d	不详(HR<100 次/分)	监测地高辛药物浓度(0.8～2.0ng/ml)；肾功能不全的患者减少维持剂量

12.6 心血管高血压支持

表 12.6.1 心搏骤停

药 物	适应证	剂 量	说 明
肾上腺素	心室颤动/无脉性室性心动过速/心跳停搏/无脉性电活动	1mg 静脉给予 Q3～5min	首先静脉注射，如来不及建立静脉通道则可 1mg 心内注射或 2～2.5mg 气管注入
加压素	心室颤动/无脉性室速/心脏停搏/无脉性电活动	40U 静脉给予	可替代第一或第二剂量肾上腺素；还可以给予心内注射
胺碘酮	心室颤动/无脉性室性心动过速	300mg	可再次给予 150mg
利多卡因	心室颤动/无脉性室性心动过速	1～1.5mg/kg	随后以 0.5～0.75mg/kg Q5～10min（最大 3mg/kg）使用；没有胺碘酮的情况下使用
镁	心室颤动/尖端扭转型无脉性室性心动过速	1～2g 溶于 10ml 5%的葡萄糖注射液	不推荐常规使用，出现尖端扭转型除外
碳酸氢钠	酸中毒，服用三环类抗抑郁药过量	1mEq/kg	没有使用标准，在特定情况下使用

表 12.6.2 治疗室上性快速性心律失常药物

药 物	剂 量	说 明
腺苷	6mg	若再次给药，剂量为 12mg；支气管痉挛患者慎用；与卡马西平、咖啡因、茶碱相互影响
地尔硫䓬	0.25mg/kg	缓慢注射，5～15mg/h；心力衰竭患者禁用；用于窄的 QRS 波群
维拉帕米	2.5～5mg	每 10min 重复 5mg；最高剂量为＝30mg
美托洛尔	5mg	每15min 重复一次至最多 15mg；预激合并心房颤动/心房扑动禁用
艾司洛尔	500μg/kg	按照 50μg/(kg·min)的剂量输注；预激合并心房颤动/心房扑动禁用
普鲁卡因胺	100mg	每5min 给药一次，直至心律失常得到控制、出现低血压、QRS 波时间延长了 50%，或累积剂量达到 17mg/kg 除外；可用于预激合并心房颤动
胺碘酮	150mg 10min 注射完毕	以1mg/min 速率静脉输注，6h 后改为 0.5mg/min[用时超过 24h 的总剂量(不应超过为 2.2g/24h)]
地高辛	0.5mg×1；然后 0.25mg Q 6h×2	维持量在 0.125～0.25mg/d；起效慢

表 12.6.3 室性心律失常

药　物	适应证	剂　量	说　明
胺碘酮	单型性稳定室性心动过速；正常QT间期的多形性室性心动过速	150mg 10min注射完毕	以1mg/min静脉输注，6h后改为0.5mg/min[用药24h以上]
普鲁卡因胺	单型性稳定室性心动过速	100mg	每5min给药一次，直至心律失常得到控制、发生低血压，QRS波时间延长50%，或累积剂量达到17mg/kg
索他洛尔	单型性稳定室性心动过速	1.5mg/kg 5min注射完毕	QT间期延长和充血性心力衰竭禁用
利多卡因	单型性稳定室性心动过速	1～1.5mg/kg	随后每5～10min按照0.5～0.75mg/kg静脉给予(最高剂量为不超过3mg/kg)；按照1～4mg/min，静脉滴注
镁	多型性尖端扭转型室性心动过速	1～2g溶于10ml 5%的葡萄糖溶液	存在尖端扭转型室性心动过速时使用

表 12.6.4 心动过缓

药物	剂量	说明
阿托品	0.5mg 静脉给予	每 3～5min 给药一次（最高剂量为 3mg）
多巴胺	2～10μg/(kg·min)	
肾上腺素	2～10μg/(kg·min)	

表 12.7 脓毒症的治疗目标

变量	目标	处理措施	说明
中心静脉压	8～12mmHg	如果<8mmHg，快速给予生理盐水注射（500ml）和积极的液体复苏（速率控制在 150～200ml/h）	胶体也可以使用
收缩压/平均动脉压	90～140mmHg/65～90mmHg	如果<90mmHg/<65mmHg，采取升压治疗；评估肾上腺皮质激素（ACTH 兴奋试验）	ACTH 兴奋试验：静脉给予 ACTH 250μg；在 0min，30min 和 60min 时测量皮质醇；等待试验结果期间，每 6h 给予 2mg 地塞米松静脉推注

（续 表）

变 量	目 标	处理措施	说 明
静脉血氧饱和度 中心静脉血氧饱和度	≥65% ≥70%	如果 $ScvO_2$＜70%且血红蛋白＜10g/dl，输血；如果 $ScvO_2$＜70%且血红蛋白＞10g/dl，点滴多巴酚丁胺	如果 HR＜100 次/分且收缩压＞100mmHg，给予多巴酚丁胺
心率	≤120 次/分	如果＞120 次/分，重新评估升压药	
乳酸	＜2	如果＞2，4～6h 重新检测	
传染源	控制来源	根据需要外科治疗；应用广谱抗生素	根据培养和药敏试验结果每 12～24h 重新评估抗生素的作用

第十三章　液体和电解质

13.1	**液体失衡和钠紊乱**
13.1.1	液体成分及用途(表)
13.1.2	低钠血症评估流程(图)
13.1.3	低钠血症处理流程(图)
13.1.4	高钠血症评估和治疗流程(图)
13.1.5	钠代谢紊乱的用药方案(表)
13.2	**钾和镁代谢紊乱**
13.2.1	钾和镁的补充(表)
13.2.2	高钾血症的药物治疗(表)
13.3	**钙和磷代谢紊乱**
13.3.1	钙和磷的补充(表)
13.3.2	治疗高钙血症的药物(表)

本章缩略语列表			
ADH	抗利尿激素	LR	乳酸林格液
CDI	中枢性尿崩症	NDI	肾性尿崩症
D5W	5%葡萄糖溶液	1/2 NS	半浓度生理盐水(0.45%生理盐水)
DDAVP	去氨加压素	NS	生理盐水
DI	尿崩症	UOP	尿量
HCTZ	氢氯噻嗪	SIADH	抗利尿激素分泌异常综合征

13.1 液体失衡和钠紊乱

表 13.1.1 液体成分及用途

液体成分	主要适应证	说　明	剂　量
低渗液体			
5%葡萄糖溶液	维持体液	糖尿病患者可能会影响血糖控制；为每一个细胞提供水	· 维持剂量按 4∶2∶1的规则： · 1～10kg 部分，4ml/(kg·h) · 10～20kg 部分，2ml/(kg·h) · 超过 20kg，每增加 1kg，剂量增加 1ml/(kg·h)
1/2 NS——0.45% NaCl（Na^+ 77mmol/L，Cl^- 77mmol/L）	维持体液	长期使用造成低钠血症；与等渗液相比，又增加渗透压风险	

（续表）

液体成分	主要适应证	说明	剂量
等渗液体			
NS——0.9% NaCl（Na^+ 154mmol/L；Cl^- 154mmol/L）	补液；低血容量；休克	防止体液过多；大量输注造成高氯性代谢性酸中毒	・使用剂量差别很大，取决于患者的体液状态和临床情况
乳酸林格等渗盐溶液（Na^+ 130mmol/L，Cl^- 109mmol/L 乳酸 28mmol/L，K^+ 4mmol/L Ca^{++} 3mmol/L）	补液；低血容量	乳酸盐在肝转化为碳酸氢根，肝硬化患者可能积聚导致乳酸性酸中毒	
高渗液体			
3% NaCl（Na^+ 513mmol/L，Cl^- 513mmol/L）	严重症状性低钠血症	过快纠正液体会造成渗透脱髓鞘综合征［急性低钠血症>12mmol/(L・d)，慢性低钠血症>8mmol/(L・d)时］	・初始速率＝每小时所需增加的血清［Na^+］(mmol/h)×患者体重(kg)（例如：70kg 体重患者↑ Na^+ 1mmol/(L・h)＝输入 70ml/h，Am J Med，2007，120(11A)：S1）

（续表）

液体成分	主要适应证	说明	剂量
			• 备用算法：1L 3%盐水对血清[Na^+]的作用＝（513－血清钠）/（TBW＋1），其中男性 TBW＝0.6×体重（kg），女性 0.5×体重（kg），提高 1mmol/（L·h）＝1/（1L 3%盐水提升血清[Na^+]的作用）

图13.1.2 低钠血症评估流程

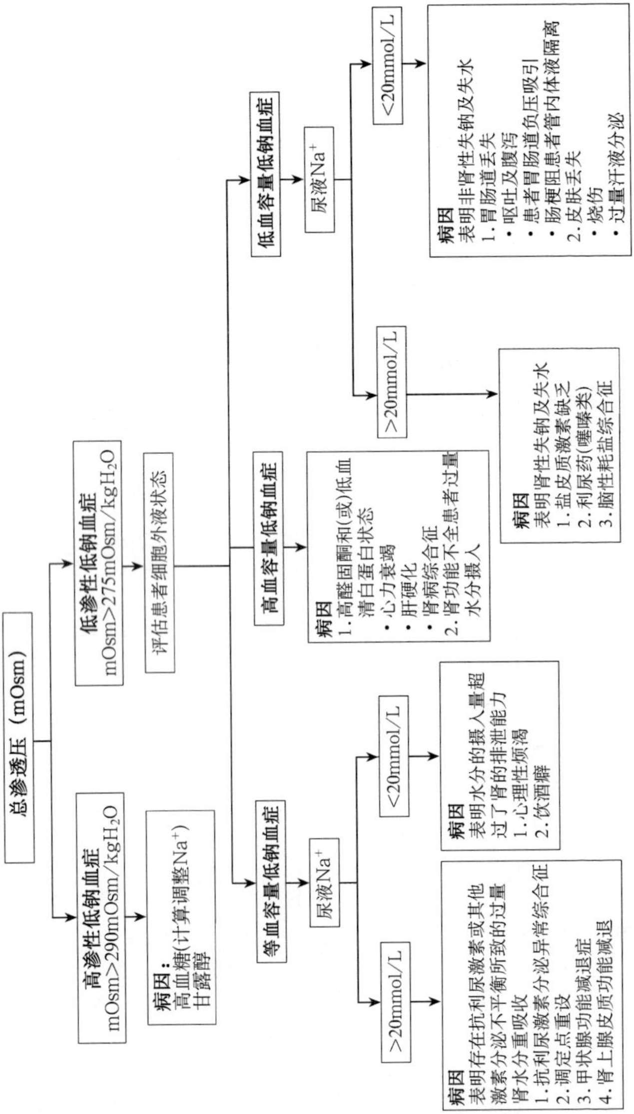

图13.1.3 低钠血症处理流程

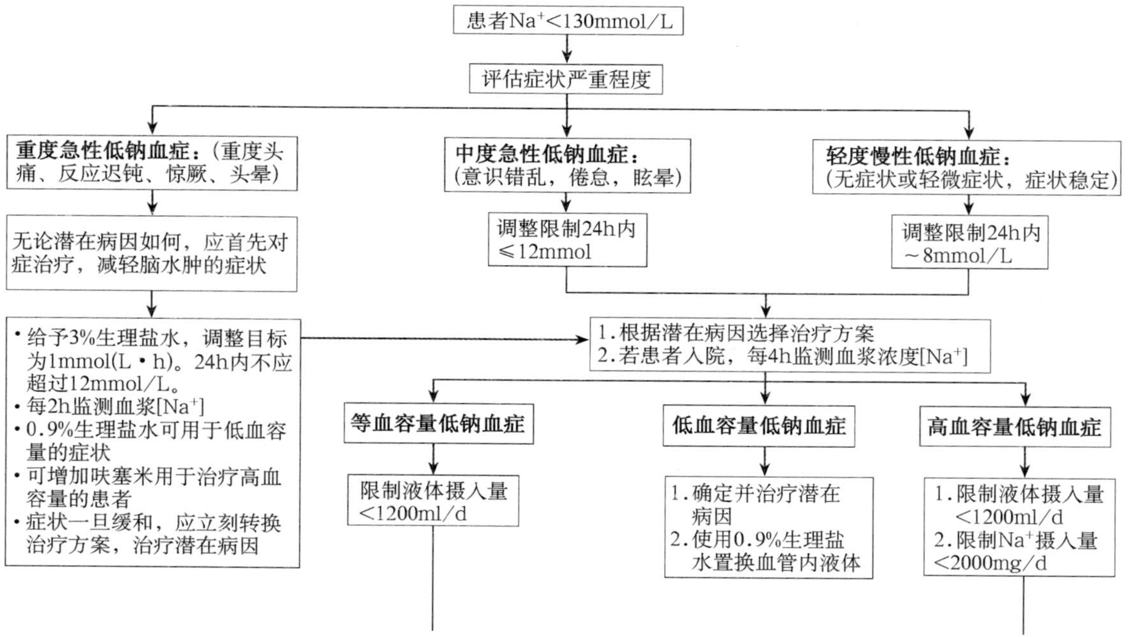
患者Na⁺<130mmol/L
评估症状严重程度
重度急性低钠血症：（重度头痛、反应迟钝、惊厥、头晕）
中度急性低钠血症：（意识错乱，倦怠，眩晕）
轻度慢性低钠血症：（无症状或轻微症状，症状稳定）
无论潜在病因如何，应首先对症治疗，减轻脑水肿的症状
调整限制24h内≤12mmol
调整限制24h内～8mmol/L
• 给予3%生理盐水，调整目标为1mmol(L・h)。24h内不应超过12mmol/L。
• 每2h监测血浆[Na⁺]
• 0.9%生理盐水可用于低血容量的症状
• 可增加呋塞米用于治疗高血容量的患者
• 症状一旦缓和，应立刻转换治疗方案，治疗潜在病因
1. 根据潜在病因选择治疗方案
2. 若患者入院，每4h监测血浆浓度[Na⁺]
等血容量低钠血症
低血容量低钠血症
高血容量低钠血症
限制液体摄入量<1200ml/d
1. 确定并治疗潜在病因
2. 使用0.9%生理盐水置换血管内液体
1. 限制液体摄入量<1200ml/d
2. 限制Na⁺摄入量<2000mg/d

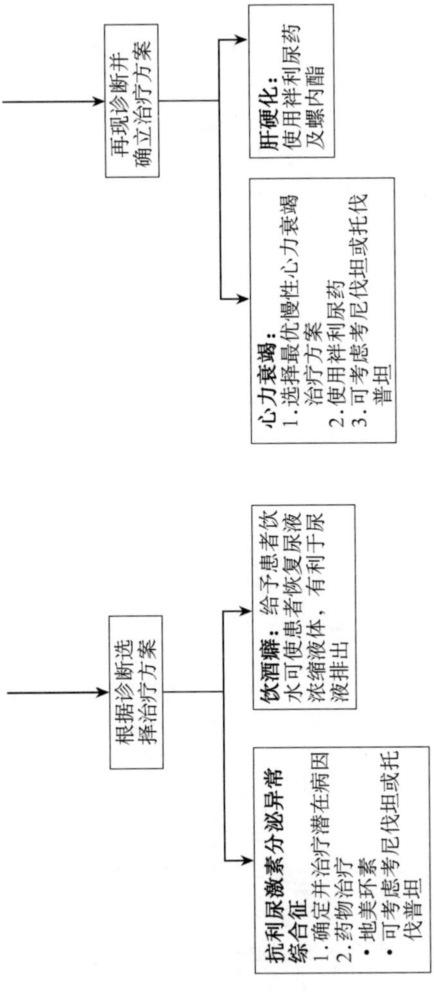
再现诊断并确立治疗方案
肝硬化：使用袢利尿药及螺内酯
心力衰竭：
1.选择最优慢性心力衰竭治疗方案
2.使用袢利尿药
3.可考虑考尼伐坦或托伐普坦
根据诊断选择治疗方案
饮酒癖：给予患者饮水可使患者恢复尿液浓缩液体，有利于尿液排出
抗利尿激素分泌异常综合征
1.确定并治疗潜在病因
2.药物治疗
·地美环素
·可考虑考尼伐坦或托伐普坦

图13.1.4 高钠血症评估和治疗流程

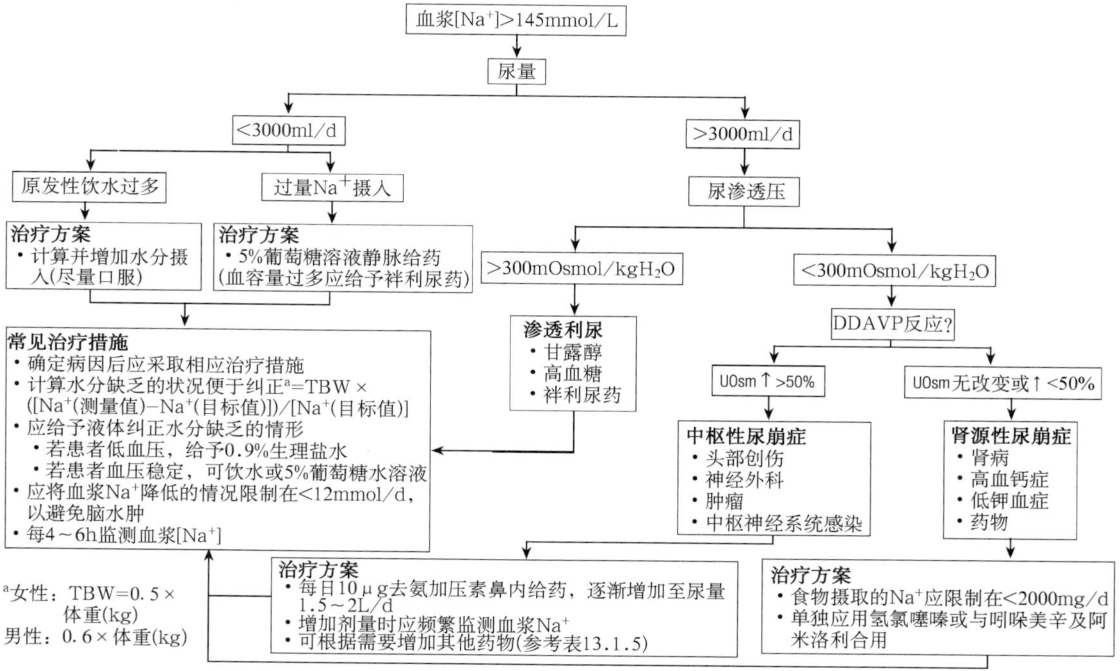

表 13.1.5 钠代谢紊乱的用药方案

药　物	适应证	剂　量	说　明
低钠血症			
3%盐水	伴急性重症症状的低钠血症	输液速度＝每小时需要补的[Na^+](mmol/h)×体重(kg)(见表 13.1.1)	• 为防止渗透脱髓鞘综合征，急性低钠血症血清[Na^+]的校正速度≤12mmol/(L·d)，慢性低钠血症≤8mmol/(L·d) • 预防渗透脱髓鞘综合征，一整日的液体校正率比一个小时的更有预见性(Kidney Int，1992，41(6)：1662)
地美环素	慢性，轻度抗利尿激素分泌异常综合征	以300mg BID 开始；最高剂量 600mg BID；3～4d 药效达到最高	• 发生肾毒性可出现头晕、头痛、恶心、腹泻最常见 • 空腹服用；为避免药物形成螯合物而失活，不要与乳制品或抗酸药同服 • 肾功能不全禁用 • 3～4d 达峰值

（续表）

药　物	适应证	剂　量	说　明
考尼伐坦（Vaprisol）	继发于心力衰竭或急性症状性 SIADH 的高容量性低钠血症	在30min 内负荷 20mg 静脉给予，之后 20mg 静脉滴注持续 24h；最多给药 4d	• 可能引起低血压或输注部位疼痛（用中央静脉） • 为防止渗透脱髓鞘综合征，急性低钠血症血清[Na^+]的校正速度≤12mmol/（L·d），慢性低钠血症≤8mmol/（L·d） • 由于 V_1 受体受到阻滞，可能出现低血压，肝硬化患者禁用（Kidney Int，2006，69:2124）
托伐普坦（Samsca）	慢性 SIADH，高容量低钠血症	以15mg PO QD 开始；最高剂量 60mg PO QD	• 在 24h 内起效 • 口渴限制了使用剂量
高钠血症			
去氨加压素	伴液体限制的中枢性尿崩症	滴鼻：初始 0.1mg 每日一次；最高剂量为 0.2mg BID 皮下：0.1～0.2mg BID PO：0.1mg QD	• 治疗 CDI 的一线用药 • 调节剂量至尿量 1.5～2L/d • 鼻内比 PO 更方便估计用量 • 高变异患者，SC 和 PO 方式的药效大约是鼻内 1/10

（续表）

药　物	适应证	剂　量	说　明
氢氯噻嗪	肾性尿崩症；与去氨加压素合用治疗中枢性尿崩症	25mg QD 至 BID	• 治疗 NDI 的一线用药
吲哚美辛	与氢氯噻嗪合用治疗肾性尿崩症	50mg Q8～12h	• 抵消肾前列腺素对 ADH 的抑制
阿米洛利	与氢氯噻嗪合用治疗肾性尿崩症	5～10mg QD	• 继发于 Li^{2+} 的 NDI 一线用药 • 监控高钾血症 • 可与氢氯噻嗪合用

13.2 钾和镁代谢紊乱

表 13.2.1 钾和镁的补充

置换	药品	剂量	说明
口服氯化钾[a]	片剂:8,10,20mEq 的 XR 粉剂:20mEq	10～40mEq 口服至每日 4 次	• 缺 K^+ 量估计:血清钾 3.0～3.5 时,每 0.1mEq 血清钾补 10mEq;血清钾<3.0 时,每 0.1mEq 血清钾补 20mEq • 轻度或无症状低钾血症口服补钾 • 有症状的或严重低钾血症选择静脉给予 • 静脉给予>10mEq/h 时,密切监测钾离子浓度 • 见表 13.3.1,如果伴随低磷血症,可使用磷酸钾
静脉给予氯化钾[a]	氯化钾注射液	周边静脉:10mEq/h 中央静脉:一般 10～20mEq/h 直到最高剂量为 40mEq/h	
口服氧化镁	片剂:400mg(Mag-Ox) 胶囊:140mg (Uro-Mag)	与餐同服 400mg	• 并发的低镁血症如不校正,低钾血症难以校正 • 口服镁和食物同服更好吸收 • 氯化镁片还含有 110mg 的钙 • 服用氧化镁常见的不良反应为腹泻 • 50%的镁由尿中排出,可能需要数日治疗达到正常,特别是口服给药途径
口服氯化镁	片剂: 64mg (Slow-Mag, Mag 64)	与餐同服 64～128mg	
口服乳酸镁	片剂: 84mg(Mag-Tab SR)	与餐同服 84～168mg	
静脉给予硫酸镁	$MgSO_4$ 40mg/ml 或 80mg/ml 输注	1～2g/h 滴注,根据需要重复使用	

[a] 钾也可作为磷酸盐(K-Phos)补给,可用制剂和剂量见表 13.3.1

表 13.2.2 高钾血症的药物治疗

药 物	剂 量	说 明
步骤 1——保护心脏		
葡萄糖酸钙：10% 1g；10、50、100ml 安瓿	1g，静脉推注，2min 注射完毕；可每 10min 重复一次	• 1g=93mg 元素钙 • 效果短暂，根据需要每 10min 重复一次
步骤 2——向细胞内转移 K^+		
胰岛素（常规）：100U/ml，10ml 安瓿	10U 静脉给予；也可以与 500ml D5W 一起静脉滴注或推+1 安瓿 D50	• 降低 [K^+] 0.5～1.0mEq/L（Nephrol Dial Transplant，1989，4(3)：228） • 20min 起效；持续时间 4～6h
沙丁胺醇：2.5mg/3ml	10mg 雾化	• 起效时间/功效类似于胰岛素；能提高其他药的效果 • 使用胰岛素可能造成低血糖（Kidney Int，1990，38：869） • 心动过速常见；可诱发冠状动脉粥样硬化性心脏病心绞痛
碳酸氢钠：50mEq/50ml 安瓿	150mEq 加入 1L D5W 中；输注 4h	• 只能在代谢性酸中毒时使用；如果需要的话可以重复；≥4h 才有效（*Kidney Int*，1992，41：369）
步骤 3——排 K^+		
聚苯乙烯磺酸钠：为 15g/4 茶匙粉剂	15g PO 或保留灌肠，最多 QID	• 不建议与山梨糖醇合用，有继发肠坏死的风险（J Am Soc Nephrol，2010，21：733） • 起效～1h；持续时间～6h
呋塞米：10mg/ml 安瓿	20～80mg 静脉给予 Q6h	• 参考数据有限；输液量不够添加 NS

13.3 钙和磷代谢紊乱

表 13.3.1 钙和磷的补充

药　物	剂　型	剂　量[a]	说　明
口服钙剂			
碳酸钙	片剂和混悬液（多种强度）	每日与餐同服 1000～2000mg 元素钙[b]	· 40％的元素钙 · 酸性 pH 条件下药物最大吸收；与餐同服；服用质子泵抑制剂和 H_2 受体阻断剂，吸收减少
枸橼酸钙	片剂（多种强度）	每日 1000～2000mg 的元素钙[b] 分 2～3 次服用	· 21％元素钙 · 药物吸收与 pH 无关（与食物一起或不一起服用均可）
注射钙剂			
氯化钙	100mg/ml 注射液	中央静脉 1g 缓慢静脉推注（超过 10min），或 1～2g 溶于 100ml（D5 W 或生理盐水）输注 1h，根据需要重复	· 27.3％元素钙 · 继发于血管刺激需要中央静脉 · 会造成严重的组织损伤，不要肌内注射或皮下注射 · 症状性低钙血症用静脉给予钙剂的方式

（续表）

药物	剂型	剂量[a]	说明
葡萄糖酸钙	500mg 片剂；100mg/mL 注射液	1g 静脉推注或 1～2g 溶于 100ml（D5 W 或 NS），输注 15min，根据需要重复	• 9.3%元素钙 • 症状性低钙血症用静脉给予钙剂的方式 • 外周静脉滴注或给予肌内注射
口服磷			
磷酸钾	Neutra-Phos-K（8mmol PO_4/14.25mEq K^+）颗粒	1～3 包，每日 3 次	• 8mmol PO_4 = 250mgPO_4 • 如果血清[K^+]正常或偏高，使用低 K^+ 配方（见下面的钠磷酸钾）
钠磷酸钾	8mmol PO_4 具有不同 Na^+ 和 K^+ 的量（见注释）	1～3 包/片，每日 3 次	• Neutra-Phos（8mmol PO_4/7mEq Na^+/7mEq K^+）颗粒 • K-Phos Neutral（8mmol PO_4/13mEq Na^+/1.1mEq K^+）片 • Uro-KP-Neutral（8mmol PO_4/10.9mEq Na^+/1.27mEq K^+）片

（续表）

药　物	剂　型	剂　量[a]	说　明
注射磷酸盐			
磷酸钠	每毫升注射溶液 3mmol PO_4/4mEq Na^+	15mmol PO_4 加在 250ml(D5W 或 1/2 NS)或 30mmol 加在 250ml D5W，输注 3h，根据需要重复	· 15mmol 加在 250ml 1/2 NS 或 30mmol 加在 250ml D5W 可以产生等渗液 · 不要给予高钙血症的患者注射或同钙剂一起静脉给予
磷酸钾	每毫升注射溶液 3mmol PO_4/4.4mmol K^+	15mmol PO_4(22mEq 的 K^+)加在 250ml(NS 或 D5W)输注 3h，根据需要重复	· 可通过中央静脉给予 30mmol 3h 以上 · 不要给予高钙血症患者注射或同钙剂一起静脉给予 · 输液 3h 后，给予 15mmol 和 30mmol 剂量平均血清[PO_4]增加分别为 0.80mg/dl 和 1.34mg/dl（Ann Pharmacother，1997，31:683）

[a]剂量代表低钙血症患者需要的钙量，并不反映真实补钙剂量

[b]仔细检查产品标签。有些补钙剂的标签上有元素剂量，有些则没有

表 13.3.2 治疗高钙血症的药物

药物	剂量	说明
液体复苏		
0.9%盐水；预混袋	起初 200ml/h	• 一线治疗 • 恢复血容量，加快肾钙的排泄 • 调节至尿量 100～150ml/h
双膦酸盐类药物		
帕米膦酸二钠（阿可达）；30mg，90mg 安瓿	60～90mg 静脉给予 2～24h	• 开始产生活性时间 48h • 用药 3d 内，大约 25%的患者都会经历流感样疾病；症状包括发热、关节痛和肌痛 • 可有肾毒性：肾功能损害患者使用的安全水平没有明确规定；唑来膦酸在血肌酐高达 4.5mg/L 的患者中进行过研究；肾功能不全患者要延长输液时间并确保充分水化
唑来膦酸（择泰）4mg 安瓿	4mg 静脉给予 15～60min	
伊班膦酸钠（Boniva）；3mg 安瓿	2～4mg 静脉给予 2h	
辅助治疗		
降钙素；400IU 安瓿	4IU/kg Q 12 h	• 6h 内起效；由于产生耐受性，有效期 48h • 与液体和双膦酸盐一起使用 • 肾衰竭患者使用安全 • 过敏反应，发病率少见，一旦发生可能很严重

（续表）

药　物	剂　量	说　明
糖皮质激素；各种制剂	泼尼松 20～60mg/d 或换算成其他糖皮质激素	• 2～5d 起效 • 抑制肠道钙吸收，因此治疗由过量维生素 D（结节病，即维生素 D 摄入过量）导致的高钙血症最有效 • 一旦血清钙稳定下来，量就要逐渐减少
硝酸镓；25mg/ml 安瓿	200mg/m^2；24h 输注使用 5d	• 48h 起效 • 肾毒性 8%～12.5%（Prod Info Ganite，2003） • 如果血肌酐＞2.5 禁用

第十四章　疼痛管理

14.1　非阿片类镇痛药

14.1.1　NSAIDs 及对乙酰氨基酚用药方案(表)

14.1.2　NSAIDs 不良反应(表)

14.1.3　辅助镇痛药物(表)

14.2　阿片类镇痛药物

14.2.1　基于临床表现的阿片类药物推荐方案(表)

14.2.2　首次治疗患者的阿片类药物用药方案(表)

14.2.3　阿片类药物等效剂量转换表格(表)

14.2.4　芬太尼透皮贴片转换表格(表)

14.2.5　美沙酮转换表格(表)

14.2.6　阿片类药物的不良反应(表)

本章缩略语列表			
AKI	急性肾损伤	IR	速释型
COX	环氧酶	NSAIDs	非甾体类抗炎药
CR	控释型	TDS	透皮给药
ER	缓释型	VAS	可视疼痛评分
ICP	颅内压	XR	缓释型

14.1 非阿片类镇痛药

表 14.1.1 NSAIDs 及对乙酰氨基酚用药方案

<table>
<tr><th>药物名称</th><th>用药方案</th><th>备注信息</th></tr>
<tr><td colspan="3">非选择性 NSAIDs(环氧酶-1 及环氧酶-2 抑制剂)</td></tr>
<tr><td>阿司匹林</td><td>325～1000mg,口服 Q4～6h</td><td rowspan="8">· 尽管药物相关数据有限,其他 NSAIDs 似乎可影响阿司匹林抗血小板的药效 (J Clin Pharm, 2008, 48:117; J Am Coll Cardiol, 2004, 43:985.);在服用阿司匹林 2h 后给予其他 NSAIDs
· 由于酮咯酸可致急性肾损伤的发生风险,其静脉给药疗程应限制在 5d 内(AnnIntMed, 1997, 126: 193)
· 由于 NSAIDs 所可能导致的不良反应,该类药物为最常见的可引发患者入院治疗的药物类型之一(Br J Clin Pharmacol, 2007, 63:136)。请参考表 14.1.2
· 对需要使用 NSAIDs 治疗的患者而言:若存在心血管疾病高风险,则考虑萘普生;若存在胃肠道疾病风险,考虑环氧酶-2 抑制剂;若同时存在上述两种风险,则在给予萘普生的同时添加 PPI 药物(Aliment Pharmacol Ther, 2009, 29:481)</td></tr>
<tr><td>双氯芬酸</td><td>50mg,口服 Q8h</td></tr>
<tr><td>依托度酸</td><td>200～400mg,口服 Q6～8h</td></tr>
<tr><td>非诺洛芬</td><td>200mg,口服 Q4～6h</td></tr>
<tr><td>布洛芬</td><td>200～400mg,口服 Q4～6h</td></tr>
<tr><td>酪洛芬</td><td>25～50mg,口服 Q6～8h</td></tr>
<tr><td>酮咯酸</td><td>15～30mg 静脉给药 Q6h</td></tr>
<tr><td>萘普生</td><td>250mg,口服 Q6～8h,或 500mg,口服 Q12h</td></tr>
</table>

（续表）

药物名称	用药方案	备注信息
选择性 NSAIDs(环氧酶-2 抑制剂)		
塞来昔布	200mg，口服，Q12h	· 高剂量的美洛昔康及萘丁酮会丧失环氧酶-2 选择性；研究表明，15mg 的美洛昔康与 7.5mg 的美洛昔康相比，导致胃肠道出血的风险增加（Am J Med，2004，117:100） · 磺胺类药物过敏患者对塞来昔布的交叉灵敏度较低（Drug Safety，2003，26:187）
美洛昔康	7.5～15mg，口服，每日 1 次	
萘丁酮	1000～2000mg，口服，每日 1 次	
其他药物		
对乙酰氨基酚	325～1000mg，口服 Q4～6h	· 对乙酰氨基酚既往的最高剂量通常为 4g/d(肝病患者最高剂量为 2g)；2011 年，美国 FDA 建议将最高剂量降低至 2.6g/d，以避免对乙酰氨基酚在肝病患者中使用时，过量给药发生率持续上升的情形

表 14.1.2 NSAID 不良反应

器官系统	不良反应	说　明
心血管系统	· 心力衰竭恶化 · 冠状动脉粥样硬化性心脏病患者心肌梗死的风险增加 · 高血压	· ACC/AHA 建议心力衰竭(Circulation. 2009;119(14):e391)或心肌梗死后(J Am Coll Cardiol, 2007, 50:e1)患者应尽可能避免 NSAID 的使用 · 萘普生导致心肌梗死的风险较低(Aliment Pharmacol Ther, 2009, 29:481) · 心力衰竭患者使用 NSAID 后可能因继发于液体潴留和全身的血管收缩而导致住院治疗的风险增加(Arch Intern Med, 2009, 169:141) · 既往罹患心肌梗死的患者在短期或长期应用 NSAID 物后可导致心肌梗死及死亡的风险轻微升高(Circulation, 2011, 123:2226);萘普生所致风险最低 · 患者应用 NSAID 后可能导致血压的轻微升高,并对高血压药物的药效产生轻微减弱影响(Semin Nephrol, 1995, 14:244);阿司匹林此风险低(Ann Int Med, 1994, 121:289)

（续表）

器官系统	不良反应	说　明
胃肠道系统	· 消化不良 · 胃和十二指肠溃疡	美国胃肠道病学会制订的胃肠道毒性风险分级（Am J Gastroenterol，2009，104:728.）： · 高风险＝既往有复合消化道溃疡的病史，且中度风险因素＞2 · 中度风险＝年龄＞65 岁，高剂量 NSAID 的应用，单纯性溃疡病史，与阿司匹林、皮质类固醇或抗凝药共用 · 低风险＝无危险因素
血液系统	· 血小板抑制作用 · 中性粒细胞减少	· 血小板功能异常或血小板减少症患者（＜50 000）应避免使用 NSAID · 中性粒细胞减少症发病率＜1％
肾	· 急性肾损伤 · 慢性肾衰竭	· 血流动力学所导致的急性肾损伤通常发生于应用 NSAID 后的第一周；依赖前列腺素进行肾血流灌注（即，肾功能不全或有效体液容积不足）的患者也会产生急性肾损伤；低剂量阿司匹林和布洛芬导致急性肾损伤的风险较低；NSAID 极少引起继发于间质性肾炎的急性肾损伤 · 慢性肾病与大剂量、长时间应用 NSAID 相关联
皮肤	· 皮疹 · Stevens-Johnson 综合征、中毒性表皮坏死松解症	

表 14.1.3 辅助镇痛药物

药物名称	适应证	用药方案	说明
抗惊厥药物			
加巴喷丁:100mg,300mg、400mg,胶囊;600mg,800mg,片剂;250mg/5ml,口服,溶液型	神经性疼痛	初始剂量为100mg,口服,每日3次,逐渐增加剂量,每3日增加100mg,每日3次;300-3600mg/d分次给药,每日3次	肾功能不全患者需调整剂量(肌酐清除率<60ml/min);尚无证据表明药物相互作用;不宜突然中断用药;需监测患者情绪变化及自杀意念
普瑞巴林(Lyrica):25mg,50mg,75mg,100mg,150mg,200mg,225mg,300mg胶囊	神经性疼痛	初始剂量为150mg,口服,分次给药,每日2次/3次;最高剂量为450mg,每日2次/3次	
拉莫三嗪(Lamictal):25mg,50mg,100mg,200mg,片剂;2mg,5mg,25mg咀嚼片,25mg,50mg,100mg,200mg,300mg,缓释型片剂;25mg,50mg,100mg,口腔崩解片	神经性疼痛	初始剂量为25mg QOD,持续给药2周;之后25mg,每日1次,持续给药2周;之后每1~2周按照25~50mg/d增加剂量;最高剂量通常为50~400mg/d	不宜突然中断用药

（续表）

药物名称	适应证	用药方案	说　明
托吡酯：15mg，25mg，粉剂胶囊；25mg，50mg，100mg，200mg，片剂	神经性疼痛	初始剂量为 25～50mg，每日 1 次；每周按照 25～50mg 增加剂量；200mg，每日 2 次已经过研究；最高剂量为 1600mg/d	相关数据有限
丙戊酸：125mg，250mg，500mg；软胶囊速释型及缓释型；250/5ml，口服溶液型	神经性疼痛	初始剂量为 125mg，每日 3 次；维持给药；维持剂量为 500～1000mg，每日 3 次	监测药物水平（<100μg/ml）；CYP-450 抑制剂；需监测药物相互作用
抗抑郁症药			
度洛西汀（Cymbalta）：20、30、60mg，胶囊	糖尿病神经病变，纤维肌痛	初始剂量为每日 20mg；通常剂量为 20～60mg/d（每日 1 次或分次给药，每日 2 次）	本药可能导致血压升高；需监测患者情绪变化及自杀意念
文拉法辛（Effexor）：25mg，37.5mg，50mg，75mg，100mg，片剂；37.5mg，50mg，75mg，150mg，225mg 缓释型片剂；37.5mg，50mg，75mg，150mg 缓释型，胶囊	神经性疼痛	初始剂量为 37.5～75mg/d；可每 4d 按照 75mg/d 逐渐增加剂量；通常剂量为 75～225mg/d，分次给药，每日 2 次或每日 3 次	本药可能导致血压升高，需监测

（续表）

药物名称	适应证	用药方案	说　明
阿米替林：10mg，25mg，50mg，75mg，100mg，150mg，片剂 去甲替林：10mg，25mg，50mg，75mg，胶囊； 10mg/5ml，口服溶液型 地昔帕明：10mg，25mg，50mg，75mg，100mg，150mg，片剂	神经性疼痛	初始剂量为25mg，睡前口服给药；年老及体弱患者剂量为10mg；通常剂量为25～100mg，睡前给药；给药1～2周（最多4周）开始出现药效；每隔几日调整增加剂量可降低不良反应发生风险	抗胆碱能作用随选择性5-羟色胺再摄取抑制剂的应用逐渐增加；由于可能使惊厥风险增加，应避免与曲马朵合用；抗胆碱能作用：阿米替林>去甲替林>地昔帕明
糖皮质激素			
地塞米松：0.5mg，0.75mg，1mg，1.5mg，2mg，4mg，6mg，片剂；0.5/5ml，1mg/30ml 口服溶液、注射液	脊髓受压，颅内压升高	给予患者40～100mg负荷剂量地塞米松或等效剂量，静脉给药（甲泼尼龙40～80mg，静脉给药）或最初24～72h给予患者10～20mg，静脉给药，Q6h	高剂量给药不宜超过72h；若无药效，应迅速减量；若疼痛改善，应逐渐减量至最低药效水平
甲泼尼龙：4mg，8mg，16mg，32mg，片剂、注射溶液及混悬液	神经压迫，内脏膨隆，颅内压升高 骨痛，恶心，食欲缺乏	地塞米松4～8mg，口服，Q8～12h；甲泼尼龙20～40mg，口服，Q8～12h 地塞米松4～12mg/d	本药应用时间应限制在2～3个月，之后药物不良反应比药效更甚

（续表）

药物名称	适应证	用药方案	说　明
其他药物			
利多卡因贴片(Lidoderm)5％	疱疹后神经痛	每日给予1枚贴片，维持12h；1～3枚贴片	临床经验支持将本药应用于外周神经痛的治疗
帕米膦酸钠（Aredia）：3mg/ml，6mg/ml，9mg/ml（注射液）；30mg，90mg(重组粉剂）	骨痛	90mg，静脉给药，每4周给药1次；可逐渐将给药间隔缩短为每3周；肾功能不全患者应减少剂量	继发于多发性骨髓瘤、乳腺癌、前列腺癌患者的溶骨性病变若持续进展，药效减少
唑来膦酸（Zometa，Reclast）：4，5mg/100ml，4mg/5ml注射液		4mg，静脉给药，每4周给药一次；可逐渐将给药间隔缩短为每3周；肾功能不全患者应降低剂量	

Reproduced with permission from Scullion BF，Ryan L. Pain. In：Attridge R，Miller M，Moote R，Ryan L，eds. Internal Medicine：A Guide to Clinical Therapeutics. New York，NY：McGraw-Hill，2012，chap 45. Table 45-3.

14.2 阿片类镇痛药物

表 14.2.1 基于临床表现的阿片类药物推荐方案

临床表现	阿片类药物用药方案
阿片未耐受患者急性发作性疼痛	• 静脉给予短效药物或需要时口服给药(请参考表 14.2.2) • 若疼痛控制效果不佳,应监测疼痛反应、增加药物剂量并重新制订阿片类药物的用药方案
阿片未耐受患者急性剧烈疼痛	• 吗啡,1～5mg,静脉给药(或同等剂量的其他阿片类药物) • 15min 后重新对疼痛进行评估,若可视疼痛评分未降低 2～4 分,应将吗啡剂量加倍 • 如果疼痛未得到控制,则重复进行 1 个循环 • 密切监测呼吸频率及感觉中枢,可用纳洛酮 • 一旦急性疼痛得到控制,应重新制订合理的阿片类药物用药方案
阿片未耐受患者慢性疼痛	• 在适当的给药间隔内给予患者短效或长效的阿片类药物(请参考表 14.2.2) • 爆发性疼痛应按需给予阿片类药物;经验法则是给予患者相当于 10%～15%的一日总剂量的药物(每次给药) 示例:每 12h 给予吗啡控释型 15mg 以及每 4h 按需给予吗啡速释型 5mg

（续 表）

临床表现	阿片类药物用药方案
已经应用阿片类药物的患者无法控制的持续疼痛	· 轻度至中度疼痛：将每日阿片类药物总剂量增加 25%～50% · 中度至重度疼痛：将每日阿片类药物总剂量增加 50%～100% · 每 24h 可增加剂量
长期应用阿片类药物患者的药物减量	· 由于药物所致的不良反应，需降低剂量；可引入辅助疼痛药物或其他镇痛手段 · 将预定的剂量降低 30%～50%，并监测患者病情变化

Sources：(1) McPherson，MLM. Demystifying Opioid Conversion Calculations：A Guide for Effective Dosing. Bethesda，MD：American Society of Health-System Pharmacists，2009. (2) Weissman DE. Opioid Dose Escalation，2nd ed. Fast Facts and Concepts. July，2005，20. http://www.eperc.mcw.edu/fastfact/ff_020.htm

表 14.2.2 首次治疗患者的阿片类药物用药方案

药物名称	产品剂型	常用剂量	药效发生时间	药效持续时间	说　明
口服短效阿片类药物					
可待因	15mg、30mg、60mg	30mg，口服，Q4～6h	30min	4～6h	
氢可酮	本药只可与不同剂量的对乙酰氨基酚及布洛芬合用	5～10mg，口服，Q4h	30min	4h	根据对乙酰氨基酚含量限制每日总剂量；每日对乙酰氨基酚不超过 4g；肝脏疾病患者应避免使用本药
氢吗啡酮	2mg、4mg、8mg	2～4mg，口服 Q4h	30min	4h	
吗啡	10mg、15mg、30mg	15mg，口服 Q4h	30min	4h	
羟考酮	5mg、10mg、15mg、20mg、30mg	5～10mg，口服 Q4h	30min	4h	本药也可与不同剂量的对乙酰氨基酚合用
羟吗啡酮	5mg、10mg	5～10mg，口服 Q4～6h	1h	4～6h	
他喷他多（Nucynta）	50mg、75mg、100mg	50mg，口服 Q4～6h	30～60min	4～6h	

（续表）

药物名称	产品剂型	常用剂量	药效发生时间	药效持续时间	说　明
曲马朵	50mg	50mg，口服 Q6h	30～60min	4～6h	
注射用阿片类药物					
丁丙诺啡	0.3mg/ml	0.3mg，静脉给药 Q6h		6h	若给予阿片依赖患者 mu 受体激动剂，可导致药物戒断反应
芬太尼	0.05mg/ml	0.05～0.1mg 静脉给药/皮下注射 Q1～2h	本药即刻产生药效	1～2h	
氢吗啡酮	1mg/ml	0.5～1mg，静脉给药 Q4h	5～10min	2～4h	
美沙酮	10mg/ml	2.5mg 静脉给药/皮下注射，Q4～8h	10～20min	4～6h	静脉给予的药效为口服的 2 倍
吗啡	多种强度：0.5～50mg/ml	2～5mg 静脉给药/皮下注射 Q2～4h	5～10min	2～4h	

（续表）

药物名称	产品剂型	常用剂量	药效发生时间	药效持续时间	说　明
羟吗啡酮	1mg/ml	0.5 静脉给药/皮下注射 Q4～6h	5～10min	3～6h	
口服长效阿片类药物					
氢吗啡酮缓释型（Exalgo）	8mg、12mg、18mg	8mg，口服，每日1次		24h	
吗啡控释型	15mg、30mg、60mg、100mg、200mg	15mg，口服 Q12h		8～12h	
吗啡缓释型（Kadian，Avinza）	Kadian：10mg、20mg、30mg、50mg、60mg、80mg、100mg、200mg Avinza：30mg、45mg、60mg、75mg、90mg、120mg	10～30mg，口服，每日1次		24h	• Kadian 药效可维持 24h，每 12h 给药 1 次 • 可将胶囊内容物洒在苹果酱上或通过胃管给药；应指导患者不宜咀嚼苹果酱内的药物颗粒 • Avinza 不宜与酒精合用

（续表）

药物名称	产品剂型	常用剂量	药效发生时间	药效持续时间	说　明
羟考酮控释型（OxyContin）	10mg、15mg、20mg、30mg、40mg、60mg、80mg	10mg，口服 Q12h		8～12h	
美沙酮	5mg、10mg、40mg，片剂；5mg/ml、10mg/ml 溶液型	普通患者每 4～8h 给予 2.5～5mg；老年患者每 12～24h 给予 2.5mg	10～15min	4～8h	· 本药药物半衰期较长，但临床药效持续时间较短，需 4～7d 的达到药物累积 · 本药滴定方法之一可采取给药的第一个 7 日内，每 4 次按需给药时剂量为 5～10mg，第 7 日则采取每日 2 次或 3 次的用药方案，以达到总的剂量要求

（续表）

药物名称	产品剂型	常用剂量	药效发生时间	药效持续时间	说明
他喷他多缓释型（Nucynta缓释型）	50mg、100mg、150mg、200mg、250mg	50mg，口服，每日1次		24h	
曲马朵缓释型（Ultram缓释型）	100mg、200mg、300mg	100mg，口服，每日1次		24h	

表 14.2.3 阿片类药物等效剂量转换表格

药物名称	等效剂量(mg)		逐步转换法则
	口服药物	注射用药物	
吗啡	30	10	• 计算 24h 内患者服用的不同种类阿片类药物的总剂量 • 参考该表将每种阿片类药物 24h 内的剂量转换为口服用吗啡的等效剂量，将各种吗啡的等效剂量相加，得到一日内口服吗啡的等效总剂量 • 参考该表确定相当于口服吗啡等效剂量的新品种阿片类药物的用药方案 • 由于不同阿片类药物的不完全交叉耐受，新品种阿片类药物的剂量应降低 25%～50%，以避免过量用药
氢吗啡酮	7.5	1.5	
羟考酮	20	—	
氢可酮	30	—	
羟吗啡酮	10	1	
芬太尼	—	0.1(100μg)	
哌替啶	300	75	
曲马朵	120	—	
丁丙诺啡	0.4	0.3	

表 14.2.4　芬太尼透皮贴片转换表格

芬太尼透皮给药(g/h)	吗啡(mg/d)		逐步转换法则
	口服给药	静脉给药	
25	50	17	其他阿片类药物到芬太尼透皮贴片的转换法则： 1. 计算阿片类药物的每日总剂量,包含长效及短效制剂 2. 使用转换表(表 14.2.1)将每日总剂量转换为口服吗啡等效剂量 3. 将口服吗啡等效剂量转换为芬太尼透皮贴剂,并计算每位患者的贴片尺寸 特点： ·年老患者、肝肾损害患者或既往用药方案疗效尚佳的患者应适当减少尺寸 ·若既往方案疗效不佳,应增大贴片尺寸 4. 镇痛效果显著需等待 12h,镇痛效果最佳时期在贴片后 36h 左右 ·首个 12h 需提前给予患者长效阿片类药物及少量给予短效药物,直至疼痛缓解 芬太尼透皮贴片到其他阿片类药物的转换法则： ·使用转换表以确定口服吗啡转换为芬太尼透皮贴片的每日等效剂量。 ·根据患者临床表现确定等效的口服及静脉给药的阿片类药物用药方案。 ·移除贴片后 24h,经由皮肤吸收的芬太尼逐渐减少。新的药物方案需等待 12～24h 后再使用,可暂时给予少量短效的阿片类药物维持镇痛状态
50	100	33	
75	150	50	
100	200	67	
125	250	83	
150	300	100	
175	350	117	
200	400	133	
225	450	150	
250	500	167	
275	550	183	
300	600	200	

Sources：(1) ScullionBF, Ryan L. Pain. In：Attridge R, Miller M, Moote R, Ryan L, eds. Internal Medicine：A Guide to Clinical Therapeutics. New York, NY：McGraw-Hill, 2012, chap 45. (2) McPherson, MLM. Transdermal and parenteral fentanyl dosage calculations and conversions. In：Demystifying Opioid Conversion Calculations：A Guide for Effective Dosing. Bethesda, MD：American Society of Health-System Pharmacists, 2009, chap 5. (3) Weissman DE. Converting to/from Transdermal Fentanyl. 2nd ed. Fast Facts and Concepts, July 2005, 2. http://www.eperc.mcw.edu/fastfact/ff 002.htm

表 14.2.5 美沙酮转换表格

<table>
<tr><th>口服吗啡一日
等效总剂量(mg)</th><th>口服吗啡:美沙酮每日
等效剂量(mg:mg)</th><th>说　明</th></tr>
<tr><td>＜100</td><td>4:1</td><td rowspan="6">·将吗啡转换为美沙酮的步骤复杂，由于患者的个体差异，转换方式不完全相同
·该转换并不呈现直线关系，按照毫克的比例来计算时，通常吗啡剂量越高等量的吗啡所需的美沙酮剂量更低
·该表格仅反映了目前已公开发表的转换比例之一；此处所呈现的比例通常比文献中的其他途径更为保守</td></tr>
<tr><td>101～300</td><td>8:1</td></tr>
<tr><td>301～600</td><td>10:1</td></tr>
<tr><td>601～800</td><td>12:1</td></tr>
<tr><td>801～1000</td><td>15:1</td></tr>
<tr><td>＞1000</td><td>20:1</td></tr>
<tr><td colspan="2">逐步转换步骤(按照比例)
1. 将 24h 内服用的各类阿片类药物用量相加，得出 24h 内阿片类药物总剂量
2. 根据表格将 24h 内每类阿片类药物总剂量转换为口服吗啡的等效剂量，将每类阿片类药物的等效剂量相加，得出每日口服吗啡等效剂量
3. 按照上述比例将每日口服吗啡等效剂量转换为美沙酮剂量</td><td>另一种药物转换步骤
1. 按照逐步药物转换方式进行第 1 步及第 2 步的操作
2. 按照 10:1的比例将吗啡每日等效剂量转换为美沙酮的用药剂量(若患者＞65 岁或每日吗啡用量＞1000mg 则按照 20:1的比例进行转换)
3. 根据需要，每 3h 给予计算的美沙酮用量(最高剂量为 30mg)</td></tr>
</table>

（续　表）

口服吗啡一日等效总剂量(mg)	口服吗啡:美沙酮每日等效剂量(mg:mg)	说　明
4. 由于不完全交叉耐受的存在,需将计算所得的美沙酮剂量降低 30%～50%,分次给药,每 8h 给药 1 次		4. 连续给药 6d,6d 后,计算第 5 日到第 6 日的美沙酮总用量的均值,该均值即为重新换算所得的美沙酮每日拟定用量(分次给药,BID)

Sources:(1)Scullion BF, Ryan L.Pain. In: Attridge R, Miller M, Moote R, Ryan L, eds. *Internal Medicine: A Guide to Clinical Therapeutics*. New York, NY: McGraw-Hill; 2012:chap 45.(2) McPherson, MLM. Methadone: A Complex and Challenging Analgesic, But Its Worth It. In: Demystifying Opioid Conversion Calculations: A Guide for Effective Dosing. Bethesda, MD: American Society of Health—System Pharmacists, 2009, chap 6. (3) Gazelle G, Fine PG. Methadone for the Treatment of Pain. 2nd ed. Fast Facts and Concepts, July 2006, 75. http://www.eperc.mcw.edu/fastfact/ff_075.htm

表 14.2.6 阿片类药物的不良反应

受累系统	症 状	说 明
心血管系统	· 低血压(静脉推注给药时更为常见) · QTc 间期延长(美沙酮)	· 美沙酮应用时应监测心血管系统的变化,获取基线心电图,并在第 30 日,之后每年检查心电图,并告知患者相关风险,若 QTc＞500ms,应立即停药;应核实药物相互作用(Ann Int Med,2009;150:387)
中枢神经系统(CNS)	· 停药反应:瞳孔散大、出汗、心动过速、焦虑、高血压 · 中枢神经系统抑制效应:镇静、嗜睡、意识模糊 · 其他:欣快感、意识模糊、精神错乱、幻觉	· 连续应用阿片类药物 1～2 周的患者若停药,存在药物撤退反应的发生风险 · 撤退反应通常在最后 1 次用药 6～12h 后(短效阿片类药物)或美沙酮用药 72～96h 后出现 · 每 2d 按照 25%的比例减量可避免药物撤退反应的发生
胃肠道	恶心、呕吐、便秘	· 按照药物方案服药的患者应遵循排便计划方案,并服用刺激性泄剂(通常为番泻叶)以避免便秘的发生
呼吸系统	· 呼吸抑制:患者初始症状可能为浅而快的呼吸,之后出现呼吸减慢或呼吸暂停	呼吸抑制通常发生于中枢神经系统抑制效应、镇静、嗜睡或瞳孔缩小之后;应将这些症状作为呼吸抑制的预警信号
皮肤	皮肤瘙痒	· 组胺释放相关;吗啡、可待因、哌替啶通常比其他阿片类药物更能促进组胺释放
泌尿系统	尿潴留,排尿困难	

第十五章　泌尿系统疾病

15.1　良性前列腺增生

15.1.1　良性前列腺增生的治疗流程(图)

15.1.2　良性前列腺增生的药物疗法(表)

15.2　尿失禁

15.2.1　尿失禁的药物疗法(表)

本章缩略语列表			
BPH	良性前列腺增生	PSA	前列腺特异性抗原
IR	速释型	ER	缓释型

15.1 良性前列腺增生

图 15.1.1 良性前列腺增生的治疗流程

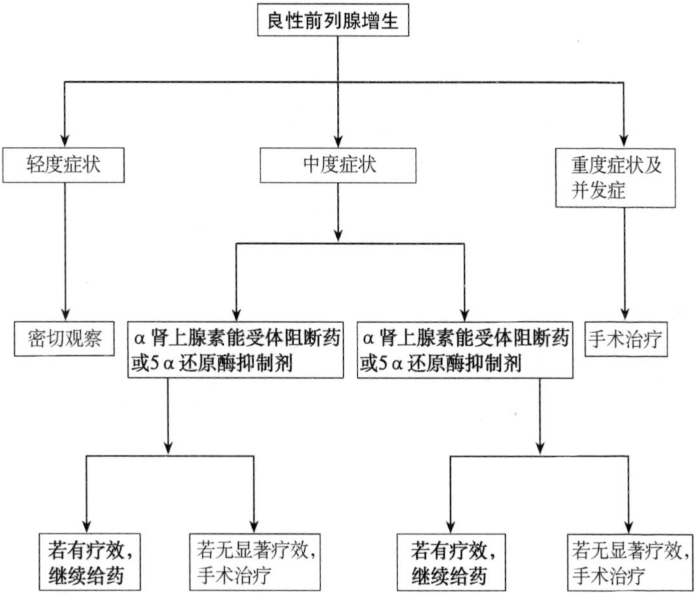

Reproduced with permission from Talbert RL, DiPiro JT, Matzke GR, Posey LM, Wells BG, Yee GC. Benign Prostatic Hyperplasia. In: Talbert RL, DiPiro JT, Matzke GR, Posey LM, Wells BG, Yee GC, eds. Pharmacotherapy: A Pathophysiologic Approach. 8th ed. New York, NY: McGraw-Hill, 2011, chap 93

表 15.1.2 良性前列腺增生的药物疗法

药物名称	药物剂量	峰值起始时间	说明
非选择性 α 肾上腺素受体阻断药			
阿夫唑嗪(Uroxatral)	10mg,每日 1 次	1 周	· 直立性低血压、晕厥、头晕常见于多沙唑嗪、哌唑嗪和特拉唑嗪;最初几次给药更易发生上述症状;10%的患者将会由于强烈的不良反应而停止用药(Int J Clin Pract, 2008, 62:1547);4～6 周内,应从低剂量开始给药,并逐渐增加剂量,直至患者得以耐受 · 由于哌唑嗪不良反应较多,不推荐使用本药(J Urol, 2003, 170:530) · 由于阿夫唑嗪血清浓度较低,前列腺浓度较高,其心血管副作用发生率低;无需剂量调整 · 这些药物不会对前列腺特异性抗原、前列腺大小或疾病进展产生影响
多沙唑嗪(Cardura)	1～8mg,每日 1 次	2～6 周	
多沙唑嗪 GTS(Cardura XL)	4～8mg,每日 1 次	1 周	
哌唑嗪(Minipress)	0.5～2mg,每日 2 次	2～6 周	
特拉唑嗪(Hytrin)	1～10mg,每日 1 次	2～6 周	
选择性 α 肾上腺素受体阻断药			
西洛多辛(Rapaflo)	8mg,每日 1 次	1 周	· 坦索罗辛和西洛多辛心血管系统不良反应的发生率较低 · 常见的不良反应包括流感样疾病、疲劳、鼻塞和射精功能障碍
坦索罗辛(Flomax)	0.4～0.8mg,每日 1 次	1 周	

（续表）

药物名称	药物剂量	峰值起始时间	说 明
5α还原酶抑制剂			
度他雄胺（Avodart）	0.5mg，每日1次	3～6个月	· 大约10%的患者出现性功能方面的不良反应，包括勃起功能障碍、射精功能障碍、性欲减退 · 本药可使前列腺缩小，并降低前列腺特异性抗原；应将测得的前列腺特异性抗原值加倍，以反映服药患者的实际药效（J Urol，2003，170:530） · 非那雄胺和度他雄胺可分减少前列腺癌超过7和4年的发病率达25%（N Engl J Med，2003，349:215；N Engl J Med，2010，362:1192）
非那雄胺（Proscar）	5mg，每日1次	3～6个月	

15.2 尿失禁

表 15.2.1 尿失禁的药物疗法

药物名称	适应证	药物剂量	说明
抗毒蕈碱药物			
达非那新(Enablex)	急迫性尿失禁	7.5～15mg,每日1次	· 抗毒蕈碱的药物是急迫性尿失禁的一线药物 · 一项对比性试验的系统性综述发现托特罗定速释型与奥昔布宁速释型相比,耐受性更好;但琥珀酸和弗斯特罗定的疗效比托特罗定缓释型更佳,但弗斯特罗定不良反应发生率更高(Cochrane Database Syst Rev, 2012, 1: CD005429) · 口干、便秘、头晕和视觉障碍是常见的不良反应,患者服用奥昔布宁速释型和托特罗定速释型时发生率最高,而应用奥昔布宁贴片、凝胶和索利那新时发生率最低
弗斯特罗定(Toviaz)	急迫性尿失禁	4～8mg,每日1次	
奥昔布宁(Ditropan, Anturol, Gelnique, Oxytrol)	急迫性尿失禁	速释型(Ditropan):2.5～5mg,每日2～4次; 缓释型(DitropanXL):5～30mg,每日1次 贴片(Oxytrol):每3～4日给予3.9mg 凝胶(Gelnique):每次给予少量,每日1次 凝胶(Anturol):84mg(3次原点),每日1次	

（续表）

药物名称	适应证	药物剂量	说明
托特罗定(Detrol)	急迫性尿失禁	速释型(Detrol)：1～2mg，每日2次 缓释型(DetrolLA)：2～4mg，每日1次	• 老年痴呆患者若在服用胆碱酯酶抑制剂的同时服用抗毒蕈碱药物，功能下降则更为显著（Drug Aging，2003，20：437）
曲司氯胺(Sanctura，generics)	急迫性尿失禁	60mg，每日1次	
索利那新(Vesicare)	急迫性尿失禁	5～10mg，每日1次	
抗抑郁药物			
度洛西汀(Cymbalta)	压力性尿失禁	40～80mg，每日1次	• 服用丙米嗪时常见抗胆碱能不良反应（口干、头晕、便秘）及直立性低血压；应以低剂量开始给药，并于夜间服用，以减少不良反应的发生 • 服用度洛西汀常见恶心；随时间推移，不良反应将缓解 • 这两种药物均有一定疗效
丙米嗪	急迫性尿失禁，压力性尿失禁	25～100mg，QHS	

（续表）

药物名称	适应证	药物剂量	说　明
α肾上腺素受体激动药			
伪麻黄碱	压力性尿失禁	15～60mg，每日 3 次	• 高血压、缺血性心脏病、心律失常及肾衰竭患者避免使用本药
去氧肾上腺素	压力性尿失禁	10mg，每日 4 次	
拟胆碱类药物			
氯贝胆碱	弛缓性膀胱	25～50mg，每日 3～4 次	• 空腹服用本药